便秘中西医诊疗实践

主　编　王晓鹏　颜　帅　季利江

副主编　张　丹　王晓田　乐音子　杨会举　刘利峰
　　　　徐　琴　庞永奎　刘佃温

编　委　（按姓氏笔画排序）
　　　　卫　军　王吉恒　王金榜　王晓田　王晓鹏
　　　　田　帅　乐音子　朱　俊　刘天浩　刘利峰
　　　　刘佃温　孙小东　孙明明　苏联麟　李　岩
　　　　李　桓　李科伟　杨　筱　杨会举　杨建华
　　　　吴本升　张　丹　陈　宁　陈　浩　陈映辉
　　　　陈淑君　季利江　周　胗　周　莉　庞永奎
　　　　宗　阳　郝　敏　姚志兵　钱逸飞　徐　琴
　　　　徐治中　常为伟　董宏利　蒋　捷　甄曙光
　　　　颜　帅

U0276985

中国协和医科大学出版社

图书在版编目（CIP）数据

便秘中西医诊疗实践／王晓鹏，颜帅，季利江主编. —北京：中国协和医科大学出版社，2019.12

ISBN 978-7-5679-1356-1

Ⅰ.①便… Ⅱ.①王… ②颜… ③季… Ⅲ.①便秘-中西医结合-诊疗 Ⅳ.①R574.62

中国版本图书馆 CIP 数据核字（2019）第 194532 号

便秘中西医诊疗实践

主　　编：王晓鹏　颜　帅　季利江
策划编辑：刘　华
责任编辑：张　宇　李亚欢

出版发行：**中国协和医科大学出版社**
　　　　　（北京东单三条九号　邮编100730　电话65260431）
网　　址：www. pumcp. com
经　　销：新华书店总店北京发行所
印　　刷：北京朝阳印刷厂有限责任公司

开　　本：889×1194　　1/32
印　　张：10.5
字　　数：210 千字
版　　次：2019 年 12 月第 1 版
印　　次：2019 年 12 月第 1 次印刷
定　　价：68.00 元

ISBN 978-7-5679-1356-1

（凡购本书，如有缺页、倒页、脱页及其他质量问题，由本社发行部调换）

编　委

（按姓氏笔画排序）

卫　军　（常熟市中医医院）
王吉恒　（河南省肿瘤医院）
王金榜　（河南省肿瘤医院）
王晓田　（河南德和原生物科技有限公司）
王晓鹏　（苏州市中医医院）
田　帅　（郑州市骨科医院）
乐音子　（苏州市中医医院）
朱　俊　（成都中医药大学）
刘天浩　（暨南大学中医学院）
刘利峰　（南京医科大学附属江苏盛泽医院）
刘佃温　（河南中医药大学第三附属医院）
孙小东　（吴江区七都镇卫生院）
孙明明　（苏州市中医医院）
苏联麟　（南京中医药大学）
李　岩　（河南中医药大学第三附属医院）
李　桓　（河南中医药大学第一附属医院）
李科伟　（新郑市人民医院）
杨　筱　（苏州市中医医院）
杨会举　（河南中医药大学第三附属医院）
杨建华　（苏州市中医医院）
吴本升　（苏州市中医医院）

张　丹　（江苏省中医院）

陈　宁　（三亚市中医院）

陈　浩　（东南大学附属中大医院）

陈映辉　（苏州市中医医院）

陈淑君　（河南中医药大学第一附属医院）

季利江　（常熟市中医医院）

周　胗　（南京中医药大学）

周　莉　（吴江区七都镇卫生院）

庞永奎　（吴江区第五人民医院院）

宗　阳　（苏州市中医医院）

郝　敏　（浙江中医药大学）

姚志兵　（吴江区第五人民医院）

钱逸飞　（苏州市第三中学）

徐　琴　（太仓市中医医院）

徐冶中　（苏州市中医医院）

常为伟　（河南中医药大学第一附属医院）

董宏利　（苏州市中医医院）

蒋　捷　（常熟市中医医院）

甄曙光　（苏州市中医医院）

颜　帅　（苏州市中医医院）

作者简介

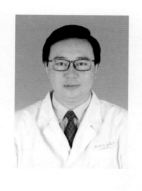

王晓鹏，医学硕士，副主任中医师，副教授，硕士研究生导师。1999 年毕业于南京中医药大学。现任苏州市中医医院肛肠科主任，中华预防医学会肛肠疾病预防与控制专业委员会委员，中国便秘联谊会理事，江苏省中医药学会肛肠专业委员会青年委员，苏州市中医学会肛肠专业委员会副主任委员。主持及参与省、市级课题 10 项，发表 SCI 论文 3 篇，在国家级及省级学术刊物上发表学术论文 20 余篇，主编《溃疡性结肠炎治疗》。率先在苏州市开展肛瘘经括约肌结扎术（LIFT 术）和肛瘘镜（VAAFT 技术），LIFT 术荣获苏州市医学新技术二等奖。擅长以中西医结合治疗各种内痔、外痔、混合痔、肛裂、肛瘘、肛周脓肿、直肠脱垂、结肠癌、直肠癌及各种顽固性便秘等结肠、直肠、肛门疾病。

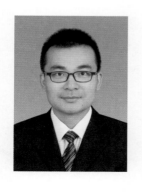

颜帅，医学博士，中药学博士后在读。中国医师协会中西医结合医师分会肛肠病学专家委员会青年委员，中华预防医学会肛肠疾病预防与控制专业委员会青年委员，中国便秘联谊会常务理事。2017 年度全国百佳优秀住院医师，"科教强卫工程"江苏省青年医学人才，苏州市第五批姑苏卫生青年拔尖人才。主

要从事中医药防治肛肠疾病研究，主持国家自然科学基金青年基金，主持江苏省自然科学基金、中国博士后基金、江苏省中医药管理局及市级科研项目5项，参编专著5部，发表SCI论文6篇；获国家发明专利1项，任《医学研究杂志》审稿专家，荣获江苏省中医药科学技术一等奖，中国中医药研究促进会科学技术进步奖三等奖。

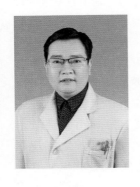

季利江，医学硕士，副主任中医师，南京中医药大学兼职副教授。2005年毕业于南京中医药大学中医外科（肛肠专业）。长期从事肛肠外科医疗、教学及科研工作，对肛肠疾病的诊治积累了丰富的临床经验。第三批姑苏卫生重点人才，第一批常熟市卫生拔尖人才。近几年完成省、市级科研立项10余项；获得江苏省中医药科技进步奖、苏州市及常熟市科技进步奖10余项；主编专著1部，在国家级及省级学术刊物上发表学术论文50余篇；先后获得"第二届江苏省中医药优秀青年之星""首届南京中医药大学中医励耘奖""常熟市技术创新能手"等荣誉。

序

　　"吴中多名医，吴中多著述，温病创自吴医"是吴门医派的特点，而处在吴中大地中心的苏州自然也是一直继承着这一传统，著书立说绵延不绝。

　　苏州市中医医院自创立以来，著作也是层出不穷。《黄一峰医案》《奚凤霖医案》《吴中医籍》等在中医界有着广泛的影响。苏州市中医医院的中医外科在 60 年代也由江苏人民出版社出版了《中医外科临证手册》，奠定了苏州市中医医院中医外科在全国的学术地位。

　　近日，由我院肛肠科王晓鹏主任会同苏州肛肠界志同道合者编写了《便秘中西医诊疗实践》一书。本书汇集了国内外便秘相关的众多资料，从历史沿革叙述了便秘的中西医发病机制的发展过程及诊断标准的变迁，治疗方面涵盖了基础的药物治疗、生物反馈治疗、各类神经刺激疗法、心理疗法以及目前最新的肠道菌群疗法等。全书对便秘的病名沿革、病因病机、诊治方法等方面都进行了全面论述，相较于其他便秘专著还特别增加了历代医家对便秘治疗的临床经验总结。因此，对专科医生以及医学从业人员获取便秘知识有着很好的指导作用。

　　愿我们的编者继承创新，用理论结合实践，不断翻开一页页的历史新篇章，弘扬吴门中医的传承。

张一辉

2019 年 11 月 1 日于银花精舍

前　　言

随着现代人们饮食结构的改变及在精神心理、社会等多种因素的影响下，慢性便秘的患者逐渐增多。在慢性便秘的病因中，大部分为功能性便秘（functional constipation，FC）。功能性便秘是一种消化道常见疾病，临床表现为排便次数减少、粪便干结、排便费力。在中国慢性便秘诊治指南（2013，武汉）中将功能性便秘分为慢传输型便秘（slow transit constipation，STC）、排便障碍型便秘（defecatory disorder，DD）、混合型便秘和正常传输型便秘（normal transit constipation，NTC）。

随着人口老龄化进程和生活节奏不断加快，流行病学调查显示便秘的发病率呈上升趋势，我国老年人和儿童便秘患病率分别为18.1%和18.8%，欧洲发病率在16%~19.2%，严重影响人们的生存和生活质量，是多种疾病的好发因素。便秘既可见于临床多种疾病，也可独立成病。便秘对结肠癌、乳腺癌、肝性脑病、心力衰竭、急性心肌梗死、脑血管疾病、糖尿病、高血压、头痛及痔疮等多种急慢性疾病的发生及预后具有重要影响，甚至可危及生命。便秘的病因可能与多种因素有关，对于便秘的诊断和治疗需要众多相关学科（肛肠外科、消化内科、放射学科、针灸科、康复医学、心理学等）的协作。单一的治疗手段对便秘的治疗常难以取得令人满意的结果，因此影像学、肛门直肠测压等多种检查方法及药物、生物反馈、心理疗法等综合治疗逐渐受到重视。

本书从中医和西医的角度分别介绍便秘的各种病因、诊断方法、临床治疗方法及历史沿革，最为重要的是梳理便秘的中西医发病机制，包含新近火热的肠道菌群、粪菌移植和心理学的疗法。与其他便秘专著相比，本书不但介绍了最新的便秘诊治的进展，而且对便秘以往所有的诊治方法均有一定篇幅的介绍，希望大家在便秘的临床诊疗中能开拓眼界与思路。同时还增加了便秘的临床和实验研究，便于阅读者快速地掌握临床和基础研究动态。书中还列举了全国各地专家治疗便秘的经验方，方便读者查阅，希望本书能成为临床医务工作者和患者的良师益友。

不积跬步何以至千里，本书能成功撰写归功于国内工作在临床一线的编委们的悉心努力，他们均是有着丰富临床经验和学术水平的医务工作者，在繁忙的工作中抽出宝贵的时间为本书的撰写、组织编辑和出版工作付出了辛勤的劳动。

我们坚信本书的出版必将受到广大从事慢性便秘诊治工作相关的临床医生的欢迎并有所收益。由于编写时间仓促，书中不妥和错误之处在所难免，我们殷切希望使用本书的各位同道提出宝贵意见和建议，以便再版时及时修正。

最后，我们衷心感谢中国协和医科大学出版社以这样革新的形式对本书出版的鼎力支持。还要特别感谢中国博士后科学基金项目（2017M620220），中华中医药学会"青年人才托举工程"项目（CACM-QNRC2-C13），江苏省中医药管理局科技项目（YB2017061），江苏省中药药效与安全性评价重点实验室开放课题项目（JKLPSE201819），苏州市中西医结合科研基金项目

（SYSD2018212），苏州市第十九批产业技术创新专项（民生科技）项目（SYS201775，SYS201776），苏州市第五批姑苏卫生人才培养项目（GSWS2019065），苏州市科技发展计划民生科技→关键技术应用研究（SS2019073），苏州市产业技术创新专项（民生科技——医疗卫生应用基础研究）项目（SYSD2016136），苏州市科技发展计划（应用基础研究——医疗卫生）项目（SYSD2015172，SYSD2016136），苏州市中医医院院级青年科技项目（YQN2015007，YQN2016012，YQN2017003，YQN2017004）为本书顺利出版给予的资助！

王晓鹏　颜　帅　季利江
2019 年 11 月

目　录

上篇　便秘中医诊疗

第一章　概述 …………………………………………………（ 3 ）

第一节　中医病名溯源 ………………………………………（ 3 ）

第二节　便秘的病因病机 ……………………………………（ 6 ）

第三节　便秘临床表现 ………………………………………（ 31 ）

第二章　便秘诊疗标准 ………………………………………（ 35 ）

第一节　中华人民共和国中医药行业标准——中医病

　　　　证（便秘）诊断疗效标准（2012 版）………（ 35 ）

第二节　功能性便秘诊疗指南 ………………………………（ 36 ）

第三章　中药及复方治疗便秘 ………………………………（ 39 ）

第一节　单味中药治疗便秘 …………………………………（ 39 ）

第二节　常用单味中药治疗便秘的机制 …………………（ 43 ）

第三节　中药复方治疗便秘 …………………………………（ 52 ）

第四节　中药复方治疗便秘的机制举例 …………………（ 62 ）

第四章　针灸治疗便秘 ………………………………………（ 69 ）

第一节　引言 …………………………………………………（ 69 ）

第二节　经络腧穴与针刺得气 …………………………（70）

第三节　针刺选穴 …………………………………………（74）

第四节　针刺单穴治疗便秘 ………………………………（77）

第五节　针刺穴位处方 ……………………………………（81）

第六节　艾灸治疗便秘 ……………………………………（85）

第七节　耳穴贴敷治疗便秘 ………………………………（89）

第八节　拔罐疗法治疗便秘 ………………………………（92）

第九节　外治疗法治疗便秘 ………………………………（95）

第十节　小结与展望 ………………………………………（97）

第五章　便秘治疗小验方 …………………………………（98）

第一节　小儿便秘 …………………………………………（98）

第二节　孕期便秘 …………………………………………（101）

第三节　老年便秘 …………………………………………（101）

第四节　化疗后便秘 ………………………………………（103）

第五节　习惯性便秘 ………………………………………（103）

第六节　产后便秘 …………………………………………（105）

第七节　糖尿病性便秘 ……………………………………（106）

第八节　高血压性便秘 ……………………………………（106）

第九节　骨折术后便秘 ……………………………………（108）

第十节　中风后便秘 ………………………………………（112）

第六章　便秘治疗经典方 …………………………………（115）

第一节　《太平圣惠方》 …………………………………（115）

第二节　《太平惠民和剂局方》 …………………………（126）

第三节 《三因方》 …………………………………… （129）

第四节 《琐碎录》 …………………………………… （130）

第五节 《仁斋直指方》 …………………………… （130）

第六节 《朱氏集验方》 …………………………… （133）

第七节 《严氏济生方》 …………………………… （135）

第八节 《严氏济生续方》 ………………………… （136）

第九节 《澹寮方》 …………………………………… （137）

第十节 《东垣试效方》 …………………………… （138）

第十一节 《兰室秘藏》 …………………………… （141）

第十二节 《世医得效方》 ………………………… （141）

第十三节 《肘后方》 ……………………………… （145）

下篇　便秘西医诊疗

第七章　便秘的发病机制 ………………………… （149）

第一节　排便生理 …………………………………… （149）

第二节　便秘病因 …………………………………… （151）

第三节　便秘分类 …………………………………… （154）

第八章　便秘临床诊断 …………………………… （170）

第一节　肛门直肠压力测定 ……………………… （170）

第二节　结肠运输试验 …………………………… （179）

第三节　球囊逼出试验 …………………………… （182）

第四节　排粪造影 ………………………………… （182）

第五节　盆底表面肌电图 …………………………………（192）

第六节　肛管 B 型超声 ……………………………………（197）

第七节　乳果糖呼氢试验 …………………………………（199）

第九章　便秘的西药治疗 ……………………………………（200）

第十章　便秘的手术治疗 ……………………………………（211）

第一节　便秘手术治疗的发展 ……………………………（211）

第二节　便秘的诊断和分型 ………………………………（212）

第十一章　便秘的生物反馈治疗 ……………………………（246）

第一节　生物反馈疗法的概念和机制 ……………………（246）

第二节　生物反馈疗法治疗便秘的发展历程 ……………（248）

第三节　生物反馈疗法治疗便秘的研究进展 ……………（249）

第四节　生物反馈疗法治疗便秘流程 ……………………（254）

第十二章　便秘的其他疗法 …………………………………（261）

第一节　一般疗法 …………………………………………（261）

第二节　电刺激治疗便秘可能的机制 ……………………（268）

第三节　肠道微生态治疗 …………………………………（270）

第四节　益生菌在便秘治疗中的应用 ……………………（271）

第五节　抗生素在便秘治疗中的应用 ……………………（272）

第六节　结肠水疗 …………………………………………（272）

第七节　精神心理治疗 ……………………………………（274）

第八节　精神因素导致便秘的可能机制 …………………（275）

第十三章　肠道菌群在治疗便秘中的作用 …………………（279）

第一节　肠道菌群和便秘的相关性 ………………………（291）

第二节　粪菌移植在便秘临床领域的研究 ……………（294）

第三节　肠道菌群在便秘领域的实验研究 …………（298）

参考文献 …………………………………………（302）

上篇 便秘中医诊疗

第一章　概　　述

第一节　中医病名溯源

　　祖国医学对于便秘的认识，有着悠久的历史，翻阅盘点古籍中有关便秘的病名形形色色，虽然称谓不同，但就症状描述来讲都是指便秘。中医学对便秘一症的认识肇端于《黄帝内经》，发展于金元，完善于明清，对便秘的治疗经验不断丰富。

　　在先秦时期，便秘主要作为一个临床症状被记载，并未成为一个独立的病。就相关文献记载而言，马王堆帛书《阴阳十一脉灸经》中有"水与闭同则死"的记载，提出了"闭"的称谓。在《黄帝内经》中，与便秘相关的称谓有"大便难""后不利""不得前后""膈肠不便""不得大小便""大便干燥""前后不通""前后痛涩""大小便不利""大便不利""便溲难""不能大便""时窘之后""大肠结"等。如《素问·至真要大论》云："太阴司天，湿淫所胜……大便难。"《素问·厥论》云："太阴之厥，则腹胀后不利。"从这些相关用语来看，已经注意到了"不利""难""不通""闭"等程度上的差别，但都是一些描述性的用语，且多为二便同论。因此，在先秦至西汉时期，便秘并未成为一个独立的病。

　　东汉至南北朝时期的医学文献，如《伤寒杂病论》《脉经》等，都对便秘作了相关记载。《神农本草经·序录》提及"夫大病之主……大小便不通"，并记载了一些药物可以利大小便。在

《伤寒杂病论》中，与便秘相关的称谓有不更衣、阴结、阳结、大便硬、大便难、脾约、闭、大便必坚、不大便等；在《脉经》中则有不得大小便、大便难、大便不利、九窍闭塞不能、不得前后、闭塞不通、泾溲不利、秘塞之病、大便坚、大便则坚等相关记载。从这些相关记载，尤其是《伤寒杂病论》的记载来看，这一时期对便秘的描述包含有以下三方面：其一，排便间隔延长，如"不大便六七日"；其二，粪便排出困难，如"大便难"；其三，粪质干硬，如"燥屎五六枚""大便必坚"。足见，这一时期的医家对便秘的观察已比较全面。另外，《伤寒杂病论》所使用的"阴结""阳结""脾约"等称谓，尤其是"脾约"，已不是单纯的描述性用语，已有病因病机的内涵。再结合张仲景对便秘的病因病机及治法方药的相关论述，可以说，在这一时期，虽然便秘还没有成为一个独立的病，但已具备了成为一个独立病种的相关内涵。

隋唐时期，对便秘病名的说法有了更多。隋代医家巢元方《诸病源候论》一方面沿用前人的称谓，如"大便难""大便不通"，一方面又提出了"大便秘难"及"秘涩"的称谓。以病为纲，是书《诸病源候论》下列有"大便难"和"大便不通"两候，自此开始，正式将大便的相关病变作为独立的病来讨论。孙思邈的《备急千金要方》称便秘为"秘涩"，并专列一节论述，包含论一首，方四十四首，灸法十五首，便秘则正式独立成病。《外台秘要》则将便秘分为"大便难""大便不通""秘涩"三节论述。这一时期的文献中，《诸病源候论》侧重于病因病机的探讨，《备急千金要方》《千金翼方》及《外台秘要》在继承《诸病源候论》的基础上，提出了大量的治疗方药。

金元时期，医家对便秘的病名有些新的认识，如《太平圣惠方》所使用的病名有"大肠风热秘涩""虚劳大便难""脚气大小便秘涩"等；杨士瀛、危亦林及《太平惠民和剂局方》中则直称"秘涩";陈言以"秘结"称之;张子和以"大便涩滞"名之;东垣则称"大便结燥";严用和亦以"秘结"称之,同时使用了"风秘""湿秘""热秘""冷秘""气秘"等称谓;朱丹溪称其为"燥结"。值得一提的是,朱肱首次使用了"大便秘"的称谓。从朱氏著作来看,凡是仲景原文者,一仍其旧,凡为朱氏注文者,则多以"大便秘"名之。但朱氏未对便秘进行专门论述,而是作为伤寒的一个症状进行论述。因此,"大便秘"并未成为一个正式的病名。这一时期关于便秘的相关病名,明显不同于此前的单纯性描述,而是采用病因病机与症状描述相结合的方式。如严用和《济生方》所提出的"风秘""湿秘""热秘""冷秘""气秘",其中的"风""湿""热""冷""气"即是病因病机。

直到清代沈金鳌在《杂病源流犀烛》中才首次提出便秘的病名,"大便秘结,肾病也……故成便秘之症"。被广泛接受认可,一直沿用至今。古籍中对便秘的称谓繁多,有的篇名与书中的论述称谓也不相同,称谓虽异,终指便秘。从民国时期的相关文献来看,医家所使用便秘虽有不同,但渐趋统一。综合历代文献有关便秘的称谓主要有以下数种。

不同朝代的便秘病名

便秘名称	朝　　代	作者及著作
大便难	存在分歧 隋	《黄帝内经》 巢元方《诸病源候论》
后不利	存在分歧	《黄帝内经》
脾约	汉	张仲景《伤寒论》
大便不通	隋 明	巢元方《诸病源候论》 李中梓《医宗必读》

续　表

便秘名称	朝　　代	作者及著作
大便秘	宋	朱肱《类证活人书》
	明	戴元礼《证治要诀》
秘涩	金元	刘完素《素问玄机原病式》
秘	金元	张元素《医学启源》
大便结燥	金元	李东垣《兰室秘藏》
秘结	南宋	严用和《严氏济生方》
	明	张介宾《景岳全书》
	明	孙文胤《丹台玉案》
	明	虞抟《医学正传》
	明	方隅《医林绳墨》
	清	李用粹《证治汇补》
大便秘结	清	陈士铎《石室秘录》
	清	沈金鳌《杂病源流犀烛》
燥结	明	方广《丹溪心法附余》
燥屎	清	周学海《读医随笔》
便秘	清	沈金鳌《杂病源流犀烛》
	清	尤怡《金匮翼》
	清	唐容川《血证论》

第二节　便秘的病因病机

纵观历代医家对便秘病因病机的认识是十分丰富的，每个历史时期、每种流派都有其侧重。

一、西汉以前关于便秘的病因病机

西汉时期以前的医学著作流传于后世者较少，今可见者仅

《黄帝内经》《难经》及出土文献。由于在这一时期，便秘仅是一个临床症状，尚未成为一个独立的病，因此在文献中对便秘的记载呈散布状态。在上述文献中以《黄帝内经》的相关记载最多，并构建了对便秘认识的基本框架。

（一）《黄帝内经》关于便秘的病因病机

《黄帝内经》关于便秘未作专门论述，其内容散见全书。对于便秘的病因病机，《黄帝内经》从不同角度进行了认识和描述。

1. 脏腑密切相关，尤以脾肾为著

与肾相关者，如《灵枢·邪气脏腑病形》论五脏之病脉及见症时明确提出"肾脉……微急为沉厥奔豚，足不收，不得前后"。再如《素问·至真要大论篇》在论述阴痹时，指出阴痹可伴见"大便难"，以阴痹虽与湿淫相关，但其本则在肾，故此大便难亦与肾相关。再参以《灵枢·五邪》之论阴痹，其文为"邪在肾，则病骨痛阴痹，阴痹者，按之而不得，腹胀腰痛，大便难，肩痛颈项强痛，时眩。取之涌泉、昆仑，视有血者尽取之"，其行文与《素问·至真要大论》很相似，其治取昆仑、涌泉，足可知其从肾论治。故此处大便难当责之于肾。又如《素问·刺疟篇》论肾疟者可见"肾疟者，令人洒洒然，腰脊痛，宛转，大便难，目眴眴然，手足寒"，治以刺足太阳少阴。《素问·刺腰痛篇》之腰痛伴大便难者刺足少阴。足少阴之脉属肾，足太阳之脉属膀胱，膀胱又与肾相表里，是知此两处之大便难均责之于肾。

与脾相关者，如《灵枢·口问》明确提出"中气不足，溲便为之变，肠为之苦鸣"。若系他病影响脾者，亦可致便秘，如《素问·标本病传论篇》论述疾病在五脏间传变时，指出若心病，五日则闭塞不通，身痛体重。王冰以为病之传变者，多传

之于己所胜者，故心病传肺，肺传肝，肝传至脾，则脾病而闭塞不通，身痛体重。再如《素问·厥论》论述太阴之厥时指出，"太阴之厥，则腹满䐜胀，后不利，不欲食，食则呕，不得卧"，从"不欲食，食则呕"来看，当是气机上逆而不下行，故致后不利。此处之厥是逆的意思，并不一定是上逆，只是与顺相对而言，即指其气机不顺，异于平素。若是三阴俱逆，则不得前后。《灵枢·杂病》也提到了"厥而腹响响然，多寒气，腹中，便溲难""腹满，食不化，腹响响然，不能大便""心痛，腹胀啬啬然，大便不利"，其治均取足太阴。

在五脏中，除脾肾之外，《灵枢·杂病》还提及了肝经病变亦可致便秘，如"心痛引小腹满，上下无常处，便溲难，刺足厥阴"。胃为六腑之一，其气下行，若胃病而气机失常则可见便秘诸症，如《灵枢·胀论》论诸胀之病形，其中胃胀者，"腹满，胃脘痛，鼻闻焦臭，妨于食，大便难"，此系胃气不降故尔。是知胃属腑，其气机以下行为顺，若胃气不降，甚则转而上逆，则可见腹满、大便难诸症。六腑中，除胃之外，《内经》还认为小肠病者，亦可见便秘之症，如《灵枢·邪气藏府病形第四》云："小肠病者，小腹痛，腰脊控睾而痛，时窘之后。"

2. 与人体气机不调相关

《素问·通评虚实论》曰："隔塞闭绝，上下不通，则暴忧之病也。"王冰谓："然愁忧者，气闭塞而不行，故隔塞否闭，气脉断绝，而上下不通也。气固于内，则大小便道偏不通泄也。何者？藏府气不化，禁固而不宣散，故尔也。"

六腑以通为用，其气机以下行为顺，若气机上逆则二便失常为病。如《素问·骨空论》云："此生病，从少腹上冲心而痛，不得前后，为冲疝。"与《灵枢·杂病》中的"厥气走喉而不能言，手足清，大便不利，取足少阴"及"腹满，大便不利，腹大，亦上走胸嗌，喘息喝喝然，取足少阴"，此系肾经气机上逆而致大便不利。

《素问·气穴论篇》云："背胸邪系阴阳左右，如此其病前后痛涩，胸胁痛而不得息，不得卧，上气短气偏痛。脉满起斜出尻脉，络胸胁，支心贯膈，上肩加天突，斜下肩交十椎下。"王冰认为"寻此支络脉流注病形证，悉是督脉支络自尾骶出，各上行，斜络胁，支心贯膈，上加天突，斜之肩而下交于七椎"。从王冰注及原文来看，此处之前后痛涩，当为二便痛涩之意，而二便痛涩责之于邪气扰及督脉，其气不顺。

《素问·缪刺论篇》云："人有所堕坠，恶血留内，腹中满胀，不得前后。"此处之"不得前后"系堕坠损伤，瘀血停内所致。故《内经》还提到了瘀血亦可致便秘。

（二）《难经》关于便秘的病因病机

《难经》对便秘的相关论述见"十六难"，云："脉有三部九候，有阴阳，有轻重，有六十首，一脉变为四时。离圣久远，各自是其法，何以别之？然，是其病有内外证。其病为之奈何？然，假令得肝脉，其外证：善洁，面青，善怒；其内证：脐左有动气，按之牢若痛；其病：四肢满，闭癃，溲便难，转筋。有是者肝也，无是者非也……"肝主疏泄，若疏泄失常，则气机之开合失常，故可见溲便难。

二、东汉至南北朝时期对便秘病因病机的认识

在东汉至南北朝时期的相关文献中，便秘并未成为一个独立的病。因此，对于便秘的病因病机，只能对相关文献进行分析，从侧面来反应这一时期医家对便秘病因病机的认识。

（一）《神农本草经》

在《神农本草经》关于药物的具体论述中提到了以下药物

可以治疗"大小便不通"。榆皮"主大小便不通，利水道，除邪气，肠胃邪热气，消肿。性滑利"；苋实"主青盲，明目，除邪，利大小便，去寒热"；蠡实"主皮肤寒热，胃中热气，风寒湿痹，坚筋骨，令人嗜食止心烦满，利大小便，长肌肤肥大"；百合"主邪气腹胀，心痛，利大小便，补中益气"；紫参"主心腹积聚，寒热邪气，通九窍，利大小便"；防己"主风寒，温疟，热气，诸痫，除邪，利大小便"；桃花"主除水气，破石淋，利大小便，下三虫，悦泽人面"；大戟"主蛊毒，十二水，腹满急痛积聚，中风皮肤疼痛，吐逆，颈腋痈肿，头痛，发汗，利大小肠"；泽漆"主皮肤热，大腹水气，四肢面目浮肿，丈夫阴气不足，利大小肠，明目，轻身"。其中榆皮、桃花、大戟、泽漆、防己的主要作用是治疗水肿的，其治疗的大小便不通，当是水肿病的大小便不通。苋实、蠡实、紫参等所治之大小便不通似为热结胃肠秘致。百合所治之大小便不通，似为扶正以通下，与其他几味药又不同。

（二）《伤寒杂病论》

1. 瘀热所致便秘　《伤寒论》第 257 条云："病人无表里证，发热七八日，脉虽浮数者，可下之。假令已下，脉数不解，今热则消谷喜饥，至六七日不大便者，有瘀血，属抵当汤。"从本条"今热则消谷喜饥"及"有瘀血"来看，可知此条之"六七日不大便"为瘀热相结所致。方用抵当汤破血逐结，方中水蛭、虻虫直入血络破血逐瘀，桃仁活血化瘀通便，大黄导瘀热泻积滞。太阳之邪随经陷于下焦，与血相结。因病属瘀热相结，其治当活血清热，若徒用下法，不知活血，其热不去，病自难解，如此条便是。

2. 实热、津伤致胃肠阻滞　仲景认为"凡伤寒之病，多从风寒得之，始表中风寒，入里则不消矣"，明确指出了外感风寒之邪，入里化热，热结胃肠，致大便秘结。仲景还论及"若表已解，而内不消，非大满，犹生寒热，则病不除"，指出若热结不实，未致大满，犹可见寒热之象。仲景此处通过对疾病由表至里，逐渐演变的过程的描述，充分说明了外感之邪入里化热而致便秘的道理。对于实热内结之论治，仲景治以苦寒攻下之承气，依其力量大小及侧重点不同而分为大承气、小承气及调胃承气。承者，从手，上奉之意。承气，意谓使胃肠之气上下接续相贯。《灵枢·平人绝谷》云："胃满而肠虚，肠满而胃虚，更虚更满，故气得上下，五脏安定，血脉和利，精神乃居。"若胃肠但满不虚，则气不得上下，必结滞不通。从三承气及桃核承气来看，名为承气，根在大黄。仲景对此三方的应用有一定的原则可循。第 209 条云："阳明病，潮热，大便微硬者，可与大承气汤。不硬者，不可与之。若不大便六七日，恐有燥屎，欲知之法，少与小承气汤，汤入腹中，转矢气者，此有燥屎也，乃可攻之。若不转矢气者，此但初头硬，后必溏，不可攻之。"从此条来看，阳明病必得大便硬与潮热并见，方可知燥屎已成，可以大承气汤治之。若数日未便，然未见潮热，则如第 208 条所谓"其热不潮，未可与承气汤"。于此证之治，仲景提出以小承气汤少量服之，若汤入腹中，转矢气，则燥屎已成，方可攻之。若不转矢气，则不可攻之。由此亦可看出，小承气汤之运用较大承气汤灵活，在一定程度上可补充大承气汤之处。若胃气热结，而未至燥实者，可用调胃承气汤和胃开结涤热，故调胃承气汤之力为三方中最弱者。

至于津伤之由，有素体津液不足，复加邪热损伤者。如"阳明病，其人多汗，以津液外出，胃中燥，大便必硬，硬则谵语，小承气汤主之"。此属津亏热结所致之便秘。亦有太阳病治不得法，过用汗、下及利小便，致津液损伤，如第 186 条所谓"太阳病发汗、若下、若利小便，此亡津液，胃中干燥，因转属阳明，不更衣，内实，大便难者，此名阳明也"。仲景治以小承气，意在急下存阴。若未见潮热、谵语，则待其自解或以导法通之，如第233条"阳明病，自汗出，若发汗，小便自利者，此为津液内竭，虽硬不可攻之，当须自欲大便，宜蜜煎导而通之，若土瓜根及大猪胆汁皆可为导"。此处之大便硬系津液内竭所致，因不见潮热、谵语等证，知非实热结滞，故不可妄攻，或待其"自欲大便"，或以蜜煎导之，土瓜根及猪胆汁等亦可用。

胃肠涩滞除实热、津伤之外，尚有寒邪凝滞所致者，如《金匮要略·腹满寒疝宿食病篇》所论"趺阳脉微弦，法当腹满，不满者必便难，两胠疼痛，此虚寒从下上也，当以温药服之""夫瘦人绕脐痛，必有风冷，谷气不行，而反下之，其气必冲，不冲者，心下则痞"。前者之便难系寒邪从下而受，致大肠阴凝，腑气不通。后者之"谷气不行"为风冷之邪客于肠中所致。至于其治，当"以温药服之"。《金匮要略·消渴小便利淋病脉证并治篇》中"趺阳脉浮而数，浮即为气，数即为消谷而大坚（一作紧）。气盛则溲数，溲数即坚，坚数相搏，即为消渴。""趺阳脉数，胃中有热，即消谷引食，大便必坚，小便即数。"都强调了津液亏少是导致杂病便秘中的重要原因。

3. 结胸所致便秘 《伤寒论》第137条谓："太阳病，重发汗而复下，不大便五六日，舌上燥而渴，日晡所小有潮热，从心下至少腹硬满而痛不可近者，大陷胸汤主之。"大陷胸汤系仲景为大结胸证所设，因此此处之便秘当系大结胸所致。至于结胸证之病机，仲景认为系"热入"与"水结在胸胁"。胸为清阳之所聚，今水热之邪结于胸，则气机升降失常，上为胸胁痛、硬、满及短气烦躁，下则心胃脘腹及少腹硬满、大便秘结不通。仲景以大陷胸汤治之，方用大黄、芒硝、甘遂。大黄、芒硝攻下泻热，而甘遂之功在于逐水。曹颖甫《经方实验录》曾引王季寅先生《同是泻药》一文，文中论及王季寅先生患结胸证服药之体会。王季寅先生谓"前所服硝黄各剂，下咽即觉药力直达少腹，以硝黄之性下行最速故也。今服此药，硝黄之力竟不下行，盘旋胸腹之间，一若寻病者然。逾时，忽下黑色如棉油者碗许，顿觉胸中豁朗，痛苦大减"，此方治水全在甘遂一药。结胸证以大陷胸汤治之，水热之邪从大便而去，胸中复其清阳之位，升降复常，在下秘结之大便自通。与大结胸证相对应的是小结胸证，仲景治以小陷胸汤，药用黄连、半夏、栝楼。从仲景原文来看，小结胸证并无大便秘结的相关记载。但从历代医家对小陷胸汤的应用来看，便秘是小陷胸汤主治症之一。

4. 血虚便秘 《金匮要略·妇人产后病脉证治篇》言："问曰：新产妇人有三病，一者病痉，二者病郁冒，三者大便难，何谓也？师曰：新产血虚，多出汗，喜中风，故令病痉；亡血复汗，寒多，故令郁冒；亡津液，胃燥，故大便难。血虚津亏，肠失濡润，故大便难。"《金匮要略·妇人产后病脉证治篇》言："产妇郁冒，其脉微弱，不能食，大便反坚，但头汗出。所以然者，血虚而厥，厥而必冒。冒家欲解，必大汗出。以血虚下厥，孤阳上出，故头汗出。所以产妇喜汗出者，亡阴血虚，阳气独盛，故当汗出，阴阳乃复。大便坚，呕不能食，小柴胡汤主之。"此为产后血虚兼外感而致便秘，阴衰于内，阳张于外，含肠胃内燥而大便难，故予小柴胡汤和利枢机，扶正达邪，使风邪外出，津液得留，复润肠道。其阐述了妇人产后便秘主要是因于新产血虚，启发了后人对血虚便秘的认识。

（三）王叔和《脉经》

王氏主要从脏腑角度认识便秘，在脏腑之中又独重脾胃。"病先发于脾，闭塞不通。"

王氏认为脾胃实可见便秘之症，如脾实则"苦肠中伏伏而坚，大便难""腹胀，泾溲不利"。其因在于"胃气不转""谷气不通"。若是脾胃虚弱，亦可见便秘之症，如脾气弱则"病利，下白肠垢，大便坚，不能更衣"。

肺脉歌曰："肺脉浮兼实，咽门燥又伤，大便难且涩，鼻内乏馨香。"浮脉歌曰："尺部见之风入肺，大肠干涩故难通。"杂病歌曰："内实腹胀痛满盈，心下牢强干呕频，手足烦热脉沉细，大小便涩死多真。"

上述条文，揭示了便秘与肺的关系，这与《内经》中"肺与大肠相表里"的理论是相符的。清代傅山也有相似的见解，《傅青主男科·大便不通》云："此症人以为大肠燥也，谁知是肺气燥乎，盖肺燥则清肃之气，不能下行于大肠，而肾经之水，仅足自顾，又何能旁流以润涧哉，夫大肠居于下流，最难独治，必须从肾以润之，从肺以清之，启其上窍，则下窍自然流动通利矣，此下病上治之法也。"可见，这对于启迪后世医家从治肺治气着手治疗便秘，起了极为重要的作用。

同时，作为脉象研究的专书，有很多关于脉象的讲述，如"右手关上阴实者，脾实也""左手寸口人迎以前脉阴阳俱实者，手少阴与太阳经俱实也""右手关上脉阴阳俱实者，足太阴与阳明经俱实也""肾脉微急……不得前后""中央如外者，足阳明也……微滑，苦大便不利"。又如论脾脉如"鸟之喙，此谓不及"。除以脉象定病机外，还有从脉象定治疗者，如"尺脉实，……宜服当归汤，加大黄一两，以利大便"。

（四）陈延之《小品方》

陈延之认为便秘多系热邪内结所致。如"卷第一·治虚满水肿诸方"之葱豆洗汤，其方所治之证，本有虚热及实热在内，又外伤风冷湿邪，热邪闭于里，故见小便不利，大便难，四肢肿；再如"卷第三·治渴利诸方"引张仲景文"足太阳者，是膀胱之经也，膀胱者是肾之腑也，而小便数，此为气盛，气盛则消谷，大便硬；衰则为消渴也"，指出热邪客于下焦，致邪盛而小便数，热结于内则消谷而大便硬；又如"卷第四·治发黄患淋诸方"指出发黄之人可见"大便时闭"，若"已服诸汤，余热不除"者，治以苦参散方，其方用苦参、黄连、葶苈子、瓜蒂、黄芩、黄柏、大黄等药，具苦寒清热利湿之效，是知，此处之"大便时闭"系热邪所为；"卷第四·治发黄患淋诸方"之地肤汤治下焦热结，若大小行皆闭者，加大黄三两，此亦为苦寒清热之法；又如"卷第七·妊胎诸方"之半夏茯苓汤治妊娠恶阻之病，若食少胃中虚生热，大行闭塞，小行赤少者，宜加大黄三两，除地黄加黄芩一两；至于妊娠子淋，见大小便不利者，则治以甘遂汤。此等治法皆系苦寒清泻之途。又如"卷第九·治寒食散发动诸方"指出，若系犯温积久，腹中有干粪不去者，则宜销酥蜜膏治之，津润腹内，则干粪即下，若不可，则服大黄、朴硝等下之。此系先用润下之法，不效则继以苦寒攻下。此外，在本书"卷第二·治头面风（论杂风状）诸方"中指出，若风邪入于腰股四肾肾俞之中，则"便出曲难不利"。若系折风之为病，其脉绝则时而泄利，其脉闭则结不通。通过对比的文法反映出，折风之伤人，可致大便结而不通。

三、隋唐时对便秘病因病机的认识

（一）巢元方《诸病源候论》

《诸病源候论》在"卷之十四·大便病诸候第十九"中对便秘作了专门论述。《诸病源候论·大便病诸候》曰："大便难者，由五脏不调，阴阳偏有虚实，谓三焦不和，则冷热并结故也。""大便不通者，由三焦五脏不调，冷热之气不调，热气偏入肠胃，津液竭燥，故令糟粕否结，壅塞不通也。"对于诸病见便秘者，则散见于相关诸候中，如"解散大便秘难候""解散大小便秘难候""伤寒大便不通候""时气大便不通候""热病大便不通候""温病大便不通候""发痈大小便不通候""疽大小便不通候""妇人杂病诸候""妊娠大小便不通候""妊娠大便不通候""妊娠大小便不利候""产后大小便不通候""产后大便不通候""小儿伤寒大小便不通候""小儿杂病诸候"等。

隋代医家巢元方受《五脏别论》"魄门亦为五脏使，水谷不得久藏"的启发，指出便秘与三焦五脏均有关，为进一步全面认识本病的病因病机开拓了思路。

细究巢元方立论强调了两个因素：其一为肠胃本实；其二为冷热之气与之相结。脏虚腑实，本属常理，故肠实为生理而非病，但若与邪结，则为邪为病。这种邪气与糟粕相结的思路与《伤寒论》相似，但《伤寒论》以热为主，是书亦以热为主，却同时提到了冷的存在。《伤寒论》所论之热来于外感，而是书之冷热邪气则来于三焦五脏之不调，属于内生。此外，是书还论及了便秘的脉象，指出左手寸口人迎以前之脉为手少阴也，其脉沉实，则苦便难。右手关上脉阴实者，脾实也，亦苦便难。若右关紧而滑直者，大便亦难。若尺脉滑而浮大，此为阳干于阴，其人苦小腹痛满，不能尿，尿即阴中痛，大便亦然。其中便秘见尺脉浮大者，为阳干于阴。后世则认为此症系气流于下，多用补中益气汤治疗。

便秘作为常见的临床症状，可见于多种疾病。《诸病源候论》对多种疾病的论述都提及了便秘，对这些相关疾病的病因病机进行探讨，可从侧面反应巢氏对便秘的认识。

因湿热所生者。是书在论述黄疸时，认为黄疸系感染时气湿毒，再加脾胃本有热，两者相合，遂成湿热之患，而湿热阻滞可致二便不通。

因热所生者。是书在论述多种疾病时，均提及热邪可致便秘，虚劳致三焦不调，则生寒热，其热滞于下焦，则致大便难。骨蒸之病有五，分骨、脉、皮、肉、内。肉蒸者，其根在脾，热结于内，致大便秘结；服解散者，由于散势不宣，热气积于肠胃，可致大便难；伤寒未经汗吐下，故其津未伤，但脉洪大实数，腹内胀满，小便赤黄，大便难，此系脏腑有结热之故；伤寒之热因人而异，有肺热、肝热、心热、脾热、肾热之别，其热在肾者，可致腹满大便难；脏腑不调，则生客热，热客下焦，则大便难。

因热结加津伤者。外感热病，或因发汗利小便致津液损伤，或因热传于里，而致便秘。如太阳中风，火劫发汗，伤津助热，可致便难；伤寒为病，其脉沉而喘满，病已在里，不知治里，徒发其表，致津液损伤而见便难；伤寒过经不解者，为坏伤寒，此系邪热留于脏腑，大便干燥；患时气、温病，由脾胃积热太过，又发汗过多，津液伤损，从而致大便不通。

因宿食者。是书在论述温病食复时，提及温病新瘥之后，脾胃气虚，又食难消之物，食积于内，与余热相结，致二便不通，且发热复起。

疝病所致者。《内经》曾论及疝病可致大便难，但仅指出疝者系寒痛也，未明言其理。是书在《内经》基础上，加以发挥，进一步指出，疝者，痛也，痛之因为阴气积于内，复加寒气，两者相加而致痛。大便秘者，一因寒气，二因痛则气耗，气虚不能推动。

痈疽所致者。是书在论述痈疽时，指出痈疽之病系寒客于经络，寒搏于血，血涩不通，郁而化热，热邪流入肠胃，故令大小便不通。对于妇人产后便秘，仲景认为妇人产后失血，故致便秘，是书进一步指出，肠胃素有热，再加产后失血，津液不足，故而成病。

（二）孙思邈《备急千金要方》

《备急千金要方·秘涩门》之练中丸治"主宿食不消，大便难方"，从其行文叙述及孙氏将其置于秘涩门，可知孙氏已明确认识到宿食可致便秘。因此，明确提出宿食可致便秘，当始于《备急千金要方》。《千金方·闭塞》云："人有因时疾瘥后，得秘塞不通，遂致夭命，大不可轻之，所以备述。虽非死病，凡人不明药饵者，拱手待毙，深可痛哉。单复诸方，以虞仓卒耳。凡大便不通，皆用滑腻之物，及冷水并通也，凡候面黄者，即知大便难。"孙思邈提出大便不通也有死候，不可掉以轻心，并提出以滑腻之物，及冷水为简便用方，对于肠燥便秘之轻证可以试用。

（三）王焘《外台秘要》

《外台秘要》所引许仁则之文虽有"气秘""风秘"一证，并提出相应治方，但于"气秘""风秘"之病因病机未作解释，故只能从治方用药反推，以测许氏对"气秘""风秘"之认识。从许氏所用治"风秘"五味大黄丸之药（大黄、大麻子、芒硝、干葛、桑根白皮）来看，其立法用药与《伤寒论》《肘后方》《备急千金要方》《千金翼方》及《外台秘要》所引其他治便秘之法有明显的区别，即在清热润燥的基础上，加入有祛风作用的干葛和桑根白皮，由此推测许氏所论之"风秘"在病机上存在风、热、津伤的特点。应用风药以治便秘，这一特点在宋金元时期得到了极大的发展。至于"气秘"一证，许氏之认识仅存"自须仍前疗气法，服巴豆等三味丸，及疗水气葶苈等诸方取利"一语，故无从推断其对"气秘"之认识。另外，从"若是风秘"及"若缘气秘"的用语来看，"风秘"和"气秘"在当时应当已经是约定俗成的说法，是有固定内涵。因此，可以说，"风秘"与"气秘"当始于唐。

四、宋金元时期对便秘病因病机的认识

（一）《太平圣惠方》

《太平圣惠方》主要继承了《诸病源候论》的观点，但又有所发展。卷二十三论述大肠风热所致便秘时指出，"夫大肠风秘涩不通者。是五脏气不调。阴阳偏有虚实。三焦不和。冷热并结也。胃为水谷之海。化谷精之气。流行荣卫。其糟粕传行大肠出焉。五脏三焦既不调和。冷热壅涩。结在肠胃。其肠胃本实，而又冷热气相并。津液枯燥。结聚大肠。胃中干涩。故令大便不通也"。以上观点出自《诸病源候论》，但《诸病源候论》仅指出五脏三焦不调和，从而冷热邪气内生，《太平圣惠方》则进一步明确提出所谓的冷热邪气实系大肠风热。卷二十九论述虚劳所致便秘时指出，"夫虚劳之人。脾肺损弱，谷食减少，气血阻隔，阴阳不和，胃气壅滞，上焦虚热，流注大肠，故令秘涩也"，此处指出虚劳一方面导致气机壅滞，另一方面又导致上焦虚热，流注大肠，故令秘涩。在其后的五条治方文字中都提及气滞、气壅滞，再结合其用药来看，在气滞与客热两个因素里，当以气滞为主。《诸病源候论》曾指出虚劳三焦不和，则生寒热，其热客下焦，则大便难。本书之观点显然受到了《诸病源候论》的影响，但在《诸病源候论》的基础上进一步指出了"脾肺损弱"和"胃气壅滞"的观点，较《诸病源候论》进一步细化。从这些论述可以看出，当时已认识到虚劳会导致诸如便秘、心烦、发热等实症的出现，但从用药来看，仅为对症治疗，未治虚劳之本。直至李东垣提出内伤脾胃学说及阴火学说，才对这一临床现象从理论到临床进行了完善。对于

脾胃所致大小便秘涩，此书认为系外感风毒，风毒气盛，不得宣通，致五脏不知，三焦壅滞，风热之气，在于肠胃，与糟粕相合，遂致二便不得流通，故而秘涩。从其立论可以看出仍然未脱离《诸病源候论》的认识，只是在《诸病源候论》的基础上指出了三焦壅滞的原因在于外感风毒。总之，不论是大肠风热、虚劳还是脾胃，其因虽有不同，但在病机认识有相似之处，即都强调了三焦脏腑不和，从而导致气机失调，胃肠壅滞。从这点来看，在理论认识上仍未走出《诸病源候论》的认识，但已有所发展。

（二）朱肱《类证活人书》

宋代医家朱肱首次提出"大便秘"这一名词，解析了张仲景之阳结、阴结的理论，充分肯定寒与热均可引起便秘。《类证活人书·卷之四》云："问：手足逆冷而大便秘，小便赤，或大便黑色，脉沉而滑，曰：此名阳证似阴也。重阳必阴，重阴必阳，寒暑之变也。假令手足逆冷而大便秘，小便赤，或大便黑色，其脉沉而滑者，皆阳证也，轻者白虎汤，甚者承气汤。伤寒失下，血气不通，令四肢逆冷，此是伏热深，故厥亦深，速用大承气加分剂下之，汗出立差。"《类证活人书·卷之十一》云："仲景又有阳结阴结之论，不可不别也。其脉浮而数，能食不大便，此为实，名曰阳结，宜用小柴胡汤。所谓和其荣卫以通津液，纵不了了，得屎而解也。其脉沉而迟，不能食，身体重，大便反硬，名曰阴结，宜用金液丹。所谓阳盛则结，促结同也。"

（三）《圣济总录》

《圣济总录》之"卷九十七·大便秘涩"认为"大便秘涩，盖非一证，皆营卫不调，阴阳气相持也。若风气壅滞，肠胃干涩，是谓风秘；胃蕴客热，口糜体黄，是谓热秘；下焦虚冷，窘迫后重，是谓冷秘；或因病后重亡津液，或因老弱血气不足，是谓虚秘；或因肾虚小水过多，大肠枯竭，渴而多秘者，亡津液也；或胃实燥结，时作寒热者，中有宿食也，治法虽宜和顺阴阳，然疏风散滞，去热除冷，导引补虚之法，不可偏废，当审其证以治之"，明确指出便秘之病机为"营卫不和，阴阳气相持"，并从风、热、冷、虚、宿食等角度详细阐述了各因所致便秘之机理。这种观点虽是从病因病机的角度提出的，也未明确将其作为便秘的分类，但其具有一定的临床指导意义，因此后世医家沿用其名，在此基础上提出了风秘、热秘、冷秘、虚秘的分类，并相继增补了湿秘、气秘、痰秘等分类，使便秘的分类渐趋完善。

《圣济总录》在"卷九十二·虚劳大便难"中指出"大肠者，传导之官，变化出焉，虚劳之人，重亡津液，肠胃干燥，风邪热气入客肠间，津液销铄，所以传导苦难，令人胃气虚胀，腹胁满实，饮食迟化也"。从论述来看，认为虚劳的关键在于津液不足，风邪热气入客肠间，提出了虚劳便秘的病因。

（四）陈言《三因极——病证方论》

便秘之病因，前人论述虽多，但多混而谈之，陈言承前人之论，禀"医事之要，无出三因"之旨，将便病之病因分为内因、外因、不内外因三途。就外因而言，陈言认为外伤于风寒暑湿之邪，皆可致热盛，因热盛，故治以发汗利小便，从而走枯津液，致肠胃燥涩，大便秘结。

前人论外邪致便秘时，多局限于风、寒两邪，陈氏则指出风、寒、暑、湿之邪皆可致便秘，较前人之论全面。就内因而言，陈氏承《诸病源候论》之旨，指出"脏气不平，阴阳关格"，亦使大便不通，并名之为脏结。《伤寒论》亦曾论及脏结，但其意与此不同。《伤寒论》之"脏"为病位，"结"为病势、病态。而陈氏论脏结，意在阴阳关格，五脏气机不顺，涩滞不畅。前者意谓脏结，是一种描述性语言，而后者则系概括性语言，有本质区别。就不内外因而言，陈氏独重饮食一途，其认为饮食燥热可致热中，热中又致小便频数，大便坚秘，名之为脾约。陈氏认为脾约之病因由于饮食燥热，与《伤寒论》从外感立论有所不同。

（五）刘完素论便秘

刘完素认为便秘有因燥热而致者，如其在《素问玄机原病式·六气为病·热类》谓"閟，俗作秘，大便涩滞也。热耗其液，则粪坚结，而大肠燥涩紧敛故也。谓之风热结者，谓火甚制金，不能平木，则木自旺故也"，又在《素问玄机原病式·六气为病·火类》中谓"风热燥并郁甚于里，故烦满而或閟结也"。刘氏虽在热类及火类中提出上述观点，但从其内容来看，刘氏所论实为风热燥合病，其导致便秘之机理为风热燥之邪伤津耗液，致使大肠失润，大便秘结。刘氏又认为外感六气热病，"阳气怫郁"是其共同病机，如"郁，怫郁也，结滞壅塞而气不通畅，所谓热甚则腠理闭密而郁结也""所谓结者，怫郁而气液不能宣通也，非谓大便之结硬耳"。由此可知，风热燥所致之大便秘结除津液耗伤之外，由于气机郁滞，津液不得化生输布，亦可致便秘。

（六）张从正《儒门事亲》论便秘病机

对于便秘的病因，张从正多从燥、热立论。如其在《儒门事亲》卷七"燥形"中讲到"燥分四种：燥于外，则皮肤皱揭；燥于中，则精血枯涸；燥于上，则咽鼻焦干；燥于下，则便溺结闭"。再如卷一"七方十剂绳墨订"中论滑剂时指出，

"大便燥结，小便淋涩皆宜滑剂。燥结者，其麻仁、郁李之类乎！淋涩者，其葵子、滑石之类乎！前后不通者，前后两阴俱闭也，此名曰三焦约也。约，犹束也。先以滑剂润养其燥，然后攻之，则无失矣"。在卷七"燥形"臂麻不便一案中，指出昔刘河间作《原病式》，常以麻与涩，同归燥门中，真知病机者也。

同时张从正认为热结也是便秘的重要病因之一。其在"斥十膈五噎浪分支派疏二十三"一节中："病派之分，自巢氏始也。病失其本，亦自巢氏始也。何者？老子曰：少则得，多则惑。且俗谓噎食一证，在《内经》苦无多语，惟曰：三阳结，谓之膈。三阳者，谓大肠、小肠、膀胱也。结，谓结热也。小肠热结则血脉燥；大肠热结则后不圊；膀胱热结则津液涸。"明确指出"大肠热结则后不圊"。

（七）李杲论便秘病因病机

金代医家李杲强调肾阴亏损在本病发病中的作用，特别是老年人之便秘，肾阴亏损，气虚血少是其最常见的原因。并列举各类便秘的治法用药，可谓是有理论有实践。

《兰室秘藏·大便燥结》云："夫肾主五液，津液润则大便如常，若饥饱失节，劳欲过度，损伤胃气，及食辛热味厚之物，而助火邪，伏于血中，耗散真阴，津液亏少，故大便结燥。然结燥之病不一，有热燥、有风燥、有阳结、有阴结，又有年老气虚，津液不足而结燥者。治法云：肾恶燥，急食辛以润之。"东垣以为火与元气不两立，一胜一负，元气旺则阴火敛，元气亏则阴火生，阴火又可进一步耗伤元气，而阴火之生多由脾胃虚损，中气亏虚，现"饥饱失节，劳役过度"，则胃气损伤，阴火内生，再加"食辛热味厚之物"，又助火邪，则阴火更亢。阴火亢盛，伏于血中，必然耗散真阴致津亏液少，而津血本属同源，今津液亏少，血安得不燥，血燥则易涩，故又致血燥血涩。大便如常，全凭阴血及津液润泽，今血燥血涩、津液亏少，故而大便秘结。

同时李杲在《脾胃论》中提出有血结风结致便秘者，治以润燥，和血，疏风。《脾胃论·治脾胃损在调饮食适寒温》曰："润肠丸：治饮食劳倦，大便秘涩、干燥、闭塞不通，全不思食，及风结、血结，皆能闭塞也。润燥和血疏风，自然通利也。"

（八）严用和《严氏济生方》

严用和从津液不润立论。其认为大便得以畅解者，全在五脏之气平顺，阴阳二气不偏，然后精液方可流通，肠胃可得益润，如此则大肠传导有职。若三焦气涩，精液运掉不行，则肠胃失于益润，糟粕不得下行，反结于肠胃之间而成便秘之疾。严氏还认为发汗、利小便及妇人新产亡血等，皆可损伤津液，而致便秘。严氏曾将便秘分为风秘、气秘、湿秘、冷秘、热秘五种，此五种之病因病机互异，但其认为此五种便秘"多因肠胃不足，风寒湿热乘之，使脏气壅滞，津液不能流通，所以秘结也"，足见其对津液不润的重视。年高之人便秘，前人谓其多系津亏液少，不可用强，当以润下为主。严用和认为年高之人，非比少壮，若多服大黄之类，有伤损真气之嫌。

（九）杨士瀛《仁斋直指方论》

杨士瀛在《仁斋直指方论》中提出流行肺气为治诸秘之枢纽，他认为，便秘，有因热者；有因冷者；有因宿食者；有因风者；有因气者，诸因不同，其治亦异。但杨氏以为，肺与大肠相表里，而大肠为"诸气之道路关焉"。

（十）朱丹溪论便秘

元代医家朱丹溪认为便秘是由于血少"燥结血少不能润泽，理宜养阴""肠胃受风，涸燥干涩，此证以风气蓄而得之"，对本病治以肛门塞药的适应证及给药方法，较晋唐时期更为具体，在治疗上提出不可妄用攻下，"如妄用峻利药逐之，则津液走，气血耗，虽暂通而即秘矣"。文中有关脾约丸论述，通大便禁忌的论述，是很有见地的，如《丹溪心法·燥结》中："凡人五味之秀者养脏腑，诸阳之浊者归大肠，大肠所以司出而不纳也，今停蓄蕴结，独不疏导何哉？抑有由矣！邪入里，则胃有燥粪，三焦伏热，则津液中干，此大肠挟热然也。亦有肠胃受风，涸燥秘涩，此证以风气蓄而得之。"又曰："凡诸秘，服药不通，或兼他证，又或老弱虚极不可用药者，用蜜熬入皂角末少许作锭导之。冷秘生姜汁亦佳。燥结血少，不能润泽，理宜养阴。""又老人、虚人、风人、津液少而秘者，宜以药而滑之。用胡麻、麻仁、阿胶等是也。如妄以峻利药逐之，则津液走，气血耗，虽暂通而即秘矣，必更生他病。"

关于脾约证，成无己曾谓"胃强脾弱，约束津液不得四布，但输膀胱，故小便数而大便硬，故曰脾约"。但缘何脾弱，成氏未言，丹溪承成氏脾弱之旨而发挥之。丹溪从肝脾肺三脏之关系阐释脾弱之原，其认为"久病大下大汗之后，阴血枯槁，内火燔灼，热伤元气，又伤于脾而成此证。伤元气者，肺金受火克，气无所摄；伤脾者，肺为脾之子，肺耗则津竭，必窃母气以自救，金耗则木寡于畏，土欲不伤不可得也"。脾弱之理明，则治法立，其治当"滋养阴血，使孤阳之火不炽而金行清化木邪有制，脾土清健而运行津液，津液入胃则肠润而通"。对于脾约丸用药，丹溪认为清热有余而润养不足，故其谓"西北二方，地气高厚，人禀壮实者可用。若用之东南之人，内热自甚，而血气不实者，虽得暂通，将见脾愈弱而愈燥矣"。丹溪据东南、西北之不同，将脾约丸变化之，其谓"在西北以开结为主，在东南以润燥为主"。

五、明清时期对便秘病因病机的认识

（一）戴思恭《秘传证治要诀及类方》

风秘一证，戴思恭承《鸡峰普济方》之说，认为风秘系"风搏肺脏，传于大肠"所致；冷秘一证，戴思恭认为当用藿香正气散，加官桂、枳壳，吞半硫丸。戴氏指出有气机不畅而致大便秘者，治当顺气，不可强通，若用通剂，虽可暂通，必当复结，且再结必甚于前，而顺气之法，当用温里之剂，不可用寒凉之药。对于温药之应用，戴氏指出了"曾有下巴豆等不通，进丹附却通"的实践经验。

（二）虞抟《医学正传》

虞氏宗丹溪、东垣之旨，认为房劳过度，饮食失节，或恣饮酒浆，过食辛热，饮食之火起于脾胃，淫欲之火起于命门，以致火盛水亏，津液不生，故传道失常，而燥结之证。

（三）李梴《医学入门》

关于便秘之病因，《诸病源候论》认为服食解散，由于散势不宣，热气积于肠胃可致大便难，危亦林亦曾认为老人脾虚，若多服丹药，不能运化，积热于内，可致便秘。李氏在前人基础上提出了"有药石毒者，大小便闭，气胀如鼓者，三和散合三黄汤；饮食毒者，香连丸"的观点，第一次明确提出了药毒致病的概念。除药毒之外，李氏还提及"痰滞不通者，二陈汤加枳壳、槟榔"，这是首次提到痰邪为患而致便秘。此外，李氏的一些其他认识为其临床所得，颇切实用，如"燥结有时者，为实；无时者，为虚"，从有时无时以分辨虚实；再如"脉浮昼便难者，用陈皮、杏仁等分，蜜丸服；脉沉夜便难者，换桃仁"，从昼夜以辨析气血之别。

（四）赵献可《医贯》

前人多谓便秘有因阴血津亏，肠道失润而致者，然于阴虚、血虚，鲜有分别者。薛立斋《薛案辨疏·脾肺肾亏损大便秘结等症》曾谓"此案以如是之症，如是之脉，而论其为心脾郁结、气血两伤之症，用加味归脾治之无容疑矣。独诸症渐退，后大便尚涩，两颧赤色，诚属肝肾虚火，似用六味丸为当，而又曰内伤阴血，投八珍汤者，岂以脉涩，终属血少而非水亏乎？六味丸但能补水而不能补血乎？要知涩脉之不可用泥滞之药，血虚之宜兼用补气之方也"。薛氏从涩脉立论，指出血虚、水亏之治有异。赵氏则明确指出血虚、阴虚有别，其治不同。《医贯·泄利并大便不通论》谓："又有老年气虚，津液衰少而结者，肾恶燥急食辛以润之，是也。予尝法东垣之论，不用东垣之方，如润肠丸、润燥汤、通幽散之类俱不用，惟用六味地黄丸料，煎服自愈。如热秘而又兼气虚者，以前汤内加参、芪五钱，立愈。此因气虚不能推送，阴虚不能濡润故耳……或问曰：何为不用四物汤？曰：四物汤特能补血耳，此是先天津液不足，故便难。经曰：大肠主津，小肠主液。又曰：肾主五液。津液皆肾水所化，与血何干，故不用四物汤。"

（五）张景岳《景岳全书》

关于便秘之分类，前人立言颇多，张氏以为前人分类过繁，又无确据，且不得其要，徒滋疑惑，故张氏以有无邪气分阳结阴结两类。《景岳全书》记载："秘结一证，在古方书有虚秘、风秘、气秘、热秘、寒秘、湿秘等说，而东垣又有热燥、风燥、阳结、阴结之说，此其立名太烦，又无确据，不得其要，而徒滋疑惑，不无为临证之害也，有知此证之当辨者惟二，则曰阴结阳结而尽之矣，盖阳结者邪有余，直攻直泻者也，阴结者，正不足，宜补宜滋者也。"关于便秘之病因病机，张景岳认为肾司二便而主开阖，故而指出"秘结之由，除阳明热结之外，则悉由乎肾"。至于治疗便秘之方药，张氏立有济川煎一方。

（六）李中梓《医宗必读》

《医宗必读·大便不通》云："《内经》之言，则知大便秘结，专责之少阴一经，证状虽殊，总之津液枯干，一言以蔽之也。分而言之，则有胃实、胃虚、热秘、冷秘、风秘、气秘之分。胃实而秘者，善饮食，小便赤，麻仁丸、十宣丸之类。胃虚而秘者，不能饮食，小便清利，厚朴汤。热秘者，面赤身热，六脉数实，肠胃胀闷，时欲得冷，或口舌生疮，四顺清凉饮、润肠丸、木香槟榔丸，实者承气汤。冷秘者，面白或黑，六脉沉迟，小便清白，喜热恶冷，藿香正气散加官桂、枳壳，吞半硫丸。气秘者，气不升降，谷气不行，其人多噫，苏子降气汤，加枳壳，吞养正丹，未效，佐以木香槟榔丸。风秘者，风搏肺脏，传于大肠，小续命汤去附子倍芍药，加竹沥，吞润肠丸，或活血润肠丸。更有老年津液干枯，妇人产后亡血，及发汗利小便，病后血气未复，皆能秘结，法当补养气血，使津液生则自通，误用硝黄利药，多致不救，而巴豆、牵牛，其害更速。八珍汤加苏子、广橘红、杏仁、肉苁蓉，倍用当归。每见江湖方士，轻用硝黄者十伤四五，轻用巴豆者十伤七八，不可不谨也，或久而愈结，或变为肺痿吐脓血，或饮食不进而死。"李中梓把本病分为胃实、胃虚、热秘、冷秘、风秘、气秘六大类，并分别阐述了其证候，病机与治疗，为临床辨治本病提供了更多思路与方法。

（七）陈士铎《石室秘录》

《石室秘录·大便燥结》言："大便闭结者，人以为大肠燥甚，谁知是肺气燥乎，肺燥则清肃之气，不能下行于大肠，而肾经之水，仅足以自顾，又何能旁流以润溪涧哉？方用熟地，元参各三两。火麻子一钱，升麻二钱，牛乳一碗。水一钟，煎六分将牛乳同调一碗服之。一剂不解，二剂必大便矣，此方之妙，全在不润大肠，而补肾，尤妙不止补肾，而且补肺，更妙不止补肺，而且升肺，盖大肠居于下流，最难独治。必须从肾经以润之，从肺经以清之。气既下行，沉于海底，非用升提之法，则水注闭塞而不以，启其上孔，则下孔自然流动，此下病治上法，亦腑病脏治之法也，其余治腑之法，可即以此悟之。"

大肠得肺金之气，肺气足则大肠气足，故大肠之主在肺。陈士铎之《石室秘录·大便燥结》"大便闭结者，人以为大肠燥甚，谁知是肺气燥乎，肺燥则清肃之气，不能下行于大肠"，清晰地阐述了便秘与肺的关系，是难能可贵的。进而也丰富了治疗本病的方法。同时也强调治病必究其源，值得后人学习。

（八）尤在泾《金匮翼》

《金匮翼·便秘》云："虚秘有二，一以阴虚，一以阳虚也，凡下焦阳虚，则阳气不行，阳气不行，则不能传送而阴凝于下，下焦阴虚，则精血枯燥，精血枯燥，则津液不到，而肠脏干槁。治阳虚者，但益其火，则阴凝自化，治阴虚者，但壮其水，则泾渭自通。"清代医家尤在泾认为虚秘的原因很多，但以在肾为多，然在肾之虚秘又有阴阳之分，如《辨证录·大便不通门》有载："人有大便闭结者，其症口干舌燥，咽喉肿痛，头目昏晕，面红烦躁，人以为火盛闭结也，谁知是肾水之涸乎。人有大便闭结，小腹作痛胸中嗳气，畏寒畏冷，喜饮热汤，人以为火衰闭结也，谁知是肾火之微乎。"可见，两种肾虚便秘之病状病机不一样，治法也不一样。"治阳虚者，但益其火，治阴虚者，但壮其水"，不可不知。

（九）李用粹《证治汇补》

便秘一病，其因多端，其治亦异，而李氏诸因之中独重血虚。李氏对血虚的重视，体现在论因、治法、方药等方面。从论因而言，李氏认为"虽有热燥、风燥、火燥、气血虚燥、阴结阳结之不同，要皆血虚所致"。从病因论治法，李用粹认为"如少阴不得大便，以辛润之；太阴不得大便，以苦泄之；阳结者清之；阴结者温之；气滞者疏导之；津少者滋润之。大抵以养血清热为先，急攻通下为次"。李用粹还指出"老人津液干枯，妇人产后亡血，反发汗利便，病后气血未复"所致之秘，"不可概用牵牛、巴豆之类"，否则"损其津液，燥结愈甚，复下复结，遂成不救"。李用粹进一步指出治之不当，可成"肺痿，咳唾脓血，或饮食不进而死"。

（十）张璐《张氏医通》

张璐首倡痰秘之说，认为肥胖之人每多痰饮湿热结聚，因而多致大小便不通，其症可见腹满不食，气逆喘急，大便数日不行，但所下粪质不硬，多为溏粪垢腻。若因病势急而攻下，往往屡下不通。对于痰邪所致之大便不通，张氏名之为"痰秘"，其症可见头汗喘满，胸胁痞闷，眩晕耳鸣，系气不升降所致。

对于"风秘"一证，张氏一方面承袭前人"风入大肠，传化失职，羌、防、苏子、枳壳、麻仁、杏仁、皂角灰，煎服润肠丸"之说，另一方面又指出"肾肝风秘，至夜微发寒热者"，可用生何首乌治之，但若是"暴病热邪固结，及中有留滞者禁用，以其纯阴味涩，无养正祛邪之力"。

（十一）唐容川《血证论》

《血证论·便闭》云："二便皆脾胃之出路，小便是清道，属气，大肠是浊道，属血，失血家，血虚便，尤其应得，四物汤加麻仁主之，血燥者，加桃仁，川军。"又言："此外又有瘀血闭结之证，或失血之后，血未去，或跌打损伤，内有瘀血，停积不行，大便闭结，或时通利，仍不多下，所下之粪，又带黑色，腹中时时刺痛，口渴发热，脉带涩象，宜用桃仁承气汤治之，或失笑散加杏仁、桃仁、当归、白芍。"虽李东垣有血结便秘之说，但后世附之者甚少，独清代医家唐容川特别提出便秘有因于血虚血燥者，也因于瘀血闭结者，治当通腑逐瘀，实乃发前人之所未发也。

肺与大肠相表里，若肺脏有病，亦可影响大肠而致传导失职，如前人曾从肺立论以释风秘。纵观前人之论，详于肺气不降而致秘，而略于其他肺病所致之便秘。唐氏认为肺之疾有肺热、肺津不足及肺气不降之别，肺遗热于大肠者，当用人参泻肺汤；肺津不润者，当用清燥救肺汤；肺气不降者，当用清燥救肺汤合四磨汤再加杏仁，或少许葶苈子。此外，唐氏认为脾约一证因"脾津下泄，无以润肠"所致。至于治疗，仲景以脾约丸治之，唐氏则宗丹溪之旨，认为宜清肺燥。

第三节　便秘临床表现

便秘是指由于大肠传导失常，导致大便秘结，排便周期延长；或周期不长，但粪质干结，排出艰难；或粪质不硬，虽有便意，但便而不畅的病证。

便秘的诊断标准主要有 3 种：国际罗马Ⅲ标准、中华医学会标准以及《中华人民共和国中医药行业标准·中医病证（便秘）诊断疗效标准》。3 个标准的表述略有不同，但其内容实质是一致的，基本概括了 3 个层面的意思。①大便的性状：干硬、量少。②伴发的不完全梗阻症状：困难、不畅、费力等。③时间上的客观界定：排便间隔时间大于 3 天以上。临床上并没有规定对于便秘的诊断必须完全满足这 3 个方面的依据。在临床实践中，可见到便秘的临床表现各不相同，并非所有的便秘患者都具备以上 3 条或 1 条中的所有条件。例如，有些患者排便间隔时间超过 3 天，但大便性状并不一定干硬，或排便动作并不感到费力，亦无其他不适症状，这种情况若单从便秘一词的字面上去理解，并不具备大便秘结不通这一症状，也没有满足上述的诊断标准，古人也确有不视其为便秘者。如《景岳全书·秘结》中说"但察其胸腹下焦，若绝无胀实痞塞、急坠欲解等患，此其中本无实邪，即虽十日、二十日不解，亦自无妨，切不可因不便，强为疏导"。但根据现代所掌握的医学知识，粪便中含有多种有害物质，排便间隔时间过分延长，必然导致这些有害物质吸收增加，危及人体健康。流行病学资料亦表明结肠癌、直肠癌的发病和排便间隔时间过长有一定关系。因此长期的习惯性的排便间隔时间过长（超过 3 天），无论其大便干结与否，有无排便困难，都应视同便秘加以调治。另外一种情况与此相反，排便间隔时间并不延长，但粪质干硬，或虽不干硬但排便时耗时费力，久之则易继发痔疮、肛裂等肛门疾患，甚至因为排便时的过度用力诱发心脑血管疾病的急性发作。因此也同样应视其为便秘加以治疗。偶然发生的 1~2 次便秘且没有并发症状，在诊治上没有很大意义。患者便秘持续 1 周以上，继而出现了伴发症状，如腹胀、腹痛、下坠、烦躁等，或者便秘经常复发，每月或每年一个特定季节持续发作，都具有临床治疗价值。也有国外学者认为，慢性便秘病史至少2年或从幼年时就发病。

　　鉴于便秘具有如此复杂的含义，若要明确诊断问诊最为关键，临床上要非常重视以下几点：①患者的主诉。②伴发症状。③每周排便次数。④每日排便时间（晨起、早餐后、其他时间），每次排便用时时长，每日排便次数，大便的量及性状。⑤排便的姿势（蹲位、半蹲位、马桶）。⑥排便时手法帮助的途径，如是从肛门抠便还是从阴道内顶压直肠。⑦应用泻剂的种类、持续用药的时间和用量情况。便秘一般症状主要有大便秘结、排便时间延长、大便次数减少、大便干、腹胀、腹痛、口干、倦怠乏力、排便不畅、排便无力等。其出现的一般症状，在古文献的描述时，一般都在便秘的病名中已有体现，如在《伤寒杂病论》中，与便秘相关的称谓有不更衣、阴结、阳结、大便硬、大便难、脾约、闭、大便必坚、不大便等；在《脉经》中则有不得大小便、大便难、大便不利、九窍闭塞不能、不得前后、闭塞不通、泾溲不利、秘塞之病、大便坚、大便则坚等相关记载。从这些相关记载，尤其是《伤寒杂病论》的记载来看，对便秘的描述包含以下几个方面：其一，排便间隔延长，如"不大便六七日"；其二，粪便排出困难，如"大便难"；其三，粪质干硬，如"燥屎五六枚""大便必坚"。故在此时医家对便秘的临床症状观察已比较全面。

　　仲景对大便进行描述时，多次使用"硬"字。"硬"字在《伤寒论》中凡见，如"硬""必硬""当硬""则硬""因硬""虽硬"等，在《金匮要略》中则作"坚"。自《诸病源候论》以"秘""涩"描述便秘以来，医家多从之，或称"秘"，或称"涩"，或称"秘涩"，朱肱则以"大便秘"描述便秘。《伤寒论》在描述便秘时，采用了不同的词语，其具体的内含是不同的，而朱肱在论述时则用一"大便秘"代之，因此，朱氏的"大便秘"一词具有不同的内含。虽然朱氏没有明确将"大便秘"作为一个病名提出，但其所论已具有作为一个病名的内涵和外延了。结合前人"数日"的认识，提出"一日一便为顺，三四日不便为秘，一日三四次为利"，对便秘的日数作了明确界定。因此，大便间隔时间长是便秘的一个重要的临床表现。

历代医家屡有名便秘为燥结者，但鲜有明辨燥、结之别者。李杲认为燥、结有别，燥有风燥、热燥、火燥、气血虚燥之分，故燥系从病因病性言；结为不通，是从病势病态言，故二者淆然有别。

孙文胤《丹台玉案》关于便秘之症，前人仅谓"数日不大便"，而未明言其日数。前人通过临便秘一症，或谓之秘，或谓之结，但多混而论之，鲜有细分秘、结之不同者，至孙氏始详分秘、结之不同。孙氏认为"秘者，气之闭也；结者，粪之结也"，并从临证表现及治法异同详析之。孙氏指出，若系气闭，则"欲下不下，虽努力以伸之，而难于通畅，甚至有肛下者"，虽不通利而不甚艰难，少壮之人多患者，以气有余而不及转运；若系粪结，则"干涩硬多，矢气而小腹结痛，欲下不下，甚至有肛门燥结而沥血者"。

张介宾《景岳全书》关于便秘之症，前人有从时间言者，有从便质言者，张氏进一步补充了"欲解不解"及"不能通畅，及其既解，则仍无干硬"的临床表现。至此，对于便秘的临床见症，历代医家从便质、排便时间、排便感觉3个方面作了界定，已基本涵盖了今日对便秘定义的内容。

第二章 便秘诊疗标准

第一节 中华人民共和国中医药行业标准——中医病证（便秘）诊断疗效标准（2012版）

便秘系气阴不足，或燥热内结，腑气不畅所致，以排便间隔时间延长，大便干结难解为主要临床表现的病证。常指习惯性便秘。

1. 症候分类

（1）肠道实热：大便干结，腹部胀满，按之作痛，口干或口臭，舌苔黄燥，脉滑实。

（2）肠道气滞：大便不畅，欲解不得，甚则少腹作胀，嗳气频作，苔白，脉细弦。

（3）脾虚气弱：大便干结如栗，临厕无力努挣，挣则汗出气短，面色㿠白，神疲气怯，舌淡，苔薄白，脉弱。

（4）脾肾阳虚：大便秘结，面色萎黄无华，时作眩晕，心悸，甚则少腹冷痛，小便清长，畏寒肢冷，舌质淡，苔白润，脉沉迟。

（5）阴虚肠燥：大便干结，状如羊屎，口干少津，神疲纳差，舌红，苔少，脉细数。

2. 中医辨证

（1）热秘证：大便干结，排便困难，间隔时间延长，甚则肛裂便血，口干口苦，小便短赤，舌红，苔黄，脉滑数。

（2）气秘证：排便费力，便后便意未尽，或艰涩不畅，胸胁痞满，腹中胀痛，嗳气频作，苔白，脉弦，病情与情绪密切相关。

（3）虚秘证：排便费力，便质不一定干结，面色无华，神疲气短，舌淡，苔薄，脉细无力。

（4）冷秘证：排便努挣不下，大便并不干结，面色㿠白，身寒肢冷，小腹冷痛，小便清长，舌淡而胖，脉沉细迟。

第二节　功能性便秘诊疗指南

便秘的基本病机为大肠传导功能失常，病位在大肠，与脾、胃、肝、肾、肺等脏腑的功能失调有关。病性可概括为寒、热、虚、实四个方面。本病治疗应以通下为主，但决不可单纯用泻下药，应针对不同病因采取相应的治法。实秘为邪滞肠胃、壅塞不通所致，故以祛邪为主，给予泻热、温肾、通导之法，使邪去便通；虚秘为肠失濡养、推动无力而致，故以扶正为先，给予益气温阳、滋阴养血之法，使正盛便通。

1. 肠道实热证

证候：大便干结，腹胀腹痛，口干口臭，小便短赤，面红身热，舌质红，苔黄或黄燥，脉滑数。

治法：泻热导滞，润肠通便。

方药：麻子仁丸加减（大黄 9g，火麻仁 15g，枳实 9g，厚朴 9g，杏仁 9g，郁李仁 9g，瓜蒌仁 9g）。

加减：津液已伤，可加生地黄 30g，玄参 15g，麦冬 15g；郁怒伤肝，易怒目赤者，加服更衣丸。

中成药：①麻仁润肠丸，口服，1 次 1~2 丸，1 日 2 次。②麻仁丸，口服，小蜜丸 1 次 9g，大蜜丸 1 次 1 丸，1 日

1~2 次。

2. 肠道气滞证

证候：大便不畅，欲解不得，甚则腹中作胀，嗳气频作，舌淡红，苔薄腻，脉弦。治法：顺气导滞，攻下通便。

方药：六磨汤加减［木香 9g，乌药 9g，沉香（后下）4g，枳实 15g，槟榔 15g，大黄 9g］。

加减：便秘腹痛，舌红苔黄，加黄芩 15g，栀子 15g；腹部胀痛甚，加厚朴 15g，柴胡 9g，莱菔子 9g。

中成药：木香理气片，口服，1 次 4~8 片，1 日 2 次。

3. 脾虚气弱证

证候：排便困难，虽有便意，用力努挣则汗出短气，便后乏力，面白神疲，肢倦懒言，舌淡苔白，脉虚。

治法：益气润肠。

方药：黄芪汤加减（黄芪 15g，火麻仁 15g，陈皮 15g，当归 9g）。

加减：气虚明显者，加党参 15g，白术 15g；气虚下陷，肛门坠胀，合用补中益气汤。

中成药：便秘通，口服，1 次 20ml，1 日 2 次。

4. 脾肾阳虚证

证候：大便艰涩，排出困难，小便清长，面色白，四肢不温，喜热怕冷，腹中冷痛，或腰膝酸冷，舌淡苔白，脉沉迟。

治法：温阳通便。

方药：济川煎加减（肉苁蓉 15g，牛膝 15g，当归 9g，升麻 9g，枳壳 15g，火麻仁 15g）。

加减：寒凝气滞，腹痛较甚，加肉桂 5g，木香 9g；胃气不和，恶心呕吐，加姜半夏 9g，砂仁（后下）6g。

中成药：半硫丸，口服，1 次 1.5g，1 日 2 次。

5. 阴虚肠燥证

证候：大便干结，状如羊屎，口干少津，心烦少眠，潮热盗汗，舌质红，少苔，脉细数。

治法：滋阴通便。

方药：增液汤加减（玄参 15g，麦冬 15g，当归 9g，石斛 15g，北沙参 15g）。

加减：胃阴不足，口干口渴者，可用益胃汤；肾阴不足，腰膝酸软者，可用六味地黄丸；阴亏燥结，热盛伤津者，可用增液承气汤。

中成药：通乐颗粒，冲服，1 次 12g，1 日 2 次。

6. 其他治法

（1）单方验方：①决明子 30g，水煎，分 2 次服。适用于慢性热结便秘。②番泻叶，口服，1 次 3~6g，开水泡服。主治一般实证便秘。

（2）脐疗：①芒硝 9g，皂角 1.5g，各研细末，混合调匀。用纱布包裹敷神阙穴，外用胶布固定，并不时给药末滴水少许，使之湿润。能清热通便，主治热结便秘。②葱白适量。用醋炒葱白至极热，用布包熨肚脐部，凉后再炒再熨。能温散寒结，温运通便，主治阴寒积滞及阳虚便秘。

（3）针刺实证，取穴天枢、支沟、曲池、内庭，针用泻法。虚证，取穴大肠俞、天枢、支沟、上巨虚，针用补法。

第三章　中药及复方治疗便秘

第一节　单味中药治疗便秘

先秦至西汉：《黄帝内经》有记载："肾疟，令人洒洒然，腰脊痛，婉转大便难，目眴眴然，手足寒，刺足太阳少阴。"当时对于便秘的治疗仍以针刺为主。随后《素问》有云："刺留血奈何，腹中胀满，不得前后，先饮利药，视其血络，刺出。"所饮利药无从探究，却也是针药合用的开端。

东汉至南北朝：此期所著之《神农本草经》对于一些中药的通便功效有了详细的描述。大黄、芒硝为泄下通腑经典用药，不做赘述。在此阐以其他泄下中药，譬如榆皮"主大小便不通，利水道"、桃花"主除水气，破石淋，利大小便，下三虫，悦泽人面"、大戟"发汗，利大小肠"、泽漆"利大小肠，明目，轻身"、防己"主风寒，温疟……利大小便"等应为水肿病而致大便难下。苋实"主青盲，明目，除邪，利大小便，去寒热"、蠡实"主皮肤寒热……利大小便，长肌肤肥大"、紫参"主心腹积聚，寒热邪气，通九窍，利大小便"等主肠腑热结便秘。百合"主邪气腹胀，心痛，利大小便，补中益气"，观其补中益气之功效，推测为虚人无力推动大便向下传导而致之大便不利。书中所提之通便中药在此时期虽未有具体医案流于后世，但其功效的总结却为后世下法运用打下了坚实的基础。

隋唐：此期仍为针药结合阶段，单味用药多见于王焘《外台秘要》。书中共载 17 首方剂专治大便难之症，如研麻子以米杂为粥食之，又方桃皮三升，水五升，煮取一升，顿服，羊蹄根一把、葵子、牛酥、湿瓜蒂、菖蒲末、乱发等内服。《别录》云桃皮"除中恶腹痛，去胃中热"，羊蹄根苦寒，功似大黄，《本草衍义》言其"治产后风秘"。《外台秘要》卷第二十七引《备急千金要方》疗"大便闭涩不通"方以乱发烧灰投水服。采用生姜、如指大石子塞肛等物理刺激的方法达到通便效果。

宋金元：此期治疗便秘较为著名的中药为槐花。张杲认为年高之人，以津液枯少，故而大便多秘，治疗之法当以宽润大肠为治，不可妄服大黄。若妄用大黄，虽可暂通，但津液更伤，必致再秘，且更甚于前。至于选方用药，张氏指出宽润大肠之外，可加用槐花末煎汤外洗。《本草衍义》谓之"治肠风热，泻血甚佳"。细思，肠风下血之因在于风热之邪客于大肠，而槐花可治皮肤之风及肠风泻血，是知槐花有宣散风热之效。便秘之病以肠道气机壅滞为要，再加年高津液亏少，故徒用宽润之药，于法尚未完善，故加槐花宣散风热以流行肠中痹阻之气机。张杲在众多宣散之药中独取槐花，因宣散药多性浮而上行，鲜有下行者，更惶论入于极下之大肠。槐花为治痔疾之要药，故知其虽性宣散，且可入于极下之处，实较羌活、防风等药为上。且便秘羁久，易患痔疾，槐花煎汤外用，可一药两用，实乃妙极。危亦林将便秘分为风秘、气秘、积滞秘结、虚秘、湿秘五类。槟榔一药为治湿秘的要药。此药常用于治疗痰涎，痰水等症。暗揣，痰湿之本为气机受阻，水湿停滞，聚而为饮。张机善借厚朴、枳实之辛苦之性行气治胸腹满。窃谓槟榔同其功而无其烈，又兼下气通便，实乃上品。

明清：此期多为复方辨证治疗，较少使用单味中药。张璐指出"肾脏血虚，大肠风秘"，治以生何首乌捣汁，和白蜜炖服，六味丸加蜜调服亦可。张锡纯《医学衷中参西录》认为饮食入胃，得以化糟粕而出，全凭胃肠息息下行之机，若胃气逆而不降，则糟粕不得下行。其治当以降气为要，张氏以为"降胃之药，实以赭石为最效""降胃之有力者，莫若赭石"，故其于便秘之治，喜用代赭石一药。此外，张氏于赭石之用法亦甚考究，或单味煎服；或与他药同煎并服；或它药煎汁，冲服赭石细末；或先服赭石后服他药；或单味浓煎，频频服之。其自创的葱白加醋炒热之熨法，亦有通结之功。

现代：此期对于中药单体研究较为深入，在此分述几种常用药，硝黄之类不再赘述。

1. 郁金 辛、苦，寒，善行气活血止痛、利胆退黄，主治气滞血瘀之症及热性出血症。现有医家取郁金苦寒之性治疗热秘。用郁金 8~9g，冷开水磨汁，兑入相应汤剂中冲服，4 小时后即解软溏大便。郁金连渣服用使泄热之功更佳。

2. 望江南 甘、苦，凉，有明确的通便之功，可用于治疗头晕目赤、胃痛、腹痛、便秘之症。有医家单用该药煎汤口服，大便次日得出。若症状改善后配合良好的饮食及生活作息习惯，可减少便秘的复发。又可加入复方中使用，加强疗效。如望江南 30g，桃仁 10g，日 1 剂，水煎服，6 天为一个疗程。

3. 莱菔子 辛、甘，平，《本草纲目》载有"下气定喘，治痰消食，除胀，利大小便"之功，"风秘气秘，萝卜子一合擂水和皂荚末二钱服，立通"。吴氏单用莱菔子一味药治疗便秘。医案如下：患者症见精神抑郁，胸脘胀闷、食少、嗳气频作，形体肥胖，舌质淡红，苔白厚腻，脉象弦滑。服用芒硝、大黄等利药只得治标，非长久之法。后予莱菔子 10g 每日早晚用盐开水送服，服至三日，矢气频转，大便豁然而出，实在妙极。

4. 威灵仙 辛、咸，温。有消骨鲠、通畅气机，去滞通便之记载。治便秘当始于宋，《严氏济生方》中提到威灵仙丸治老人便秘。现代药理研究也表明威灵仙对肠管有明显的兴奋作用，能促进胃肠平滑肌运动，故而临床可用于便秘的治疗。

5. 决明子 甘、苦，寒，为润肠通便的常用药。可用于肠燥津枯之热秘。王果明治便秘之验方将决明子适量，炒黄研细末。每服 6g，每日 3 次，开水送服。可连用 2 日。用于治疗各种便秘，尤以产后便秘、老年人习惯性便秘效果为宜。

6. 车前子 甘，寒。多用于治疗小便不利等淋证，归于肝经，可治目赤肿痛等眼疾。其所含的脂肪油及黏液质可有通便之效，作用和缓。现有药理研究表明：车前子生粉、盐炙车前子、酒炙车前子以及清炒车前子对慢性功能性便秘均具有较高的临床疗效和较低的药物副作用。

7. 昆布 咸，寒，利水消肿，散结。杨氏应用昆布 60g，加水煮熟，取出拌入少许葱、姜末、盐、醋等调料后食用，每天 1 次服尽，治疗便秘 35 例中仅 3 例无效，其余均有效。考虑昆布味咸，其软坚散结之功亦能软化肠中燥屎。

8. 牛蒡子 辛、苦，寒，现代药理研究表明其所含牛蒡苷、脂肪油。苦能泄下，种子类药多有润肠之功，株洲有医家蒋氏用牛蒡子 30g，木蝴蝶 6g（1 日量）煎水代茶饮，治疗咽痛伴有便秘之症。临床证实有效。又有医家王氏还提出了应用牛蒡子通便的注意事项：①宜捣碎生用。②用量一般 15～30g 为宜。牛蒡子泄下之功不及硝黄等利药，缓下之，能减少对人体正气的损伤。尤其适用于热毒内结、病势不甚者，湿滞及阳虚便秘忌用。

9. 五味子 五味俱全，现代临床实践将五味子 10～15g 开水冲泡代茶饮用，观察半个月后发现，五味子能减轻氯氮平的抗胆碱作用，从而改善便秘症状。

10. 三七 甘、微苦，温，有活血化瘀之用。许氏医家偶然发现三七粉通便之效，临床给予三七粉 5g 用温开水冲服，早晚各服 1 次，后发现患者便秘得解，痔疮出血改善。

11. 番泻叶　甘、苦，寒，是治疗便秘的常用药。番泻叶导泻作用的有效成分番泻苷（A、B、C、D），结构属二蒽酮-O-葡萄糖苷，其作用机制尚不明确，可能与其引起的肠道反射、神经调节等有关。

12. 女贞子　甘、微苦，平。女贞子含有右旋甘露糖醇，增高大肠渗透压，使肠道内水分充足。类似于中医的"增水行舟"之法。故庞尊桥等以女贞子 30g，一味药，10 个月为一疗程，治疗便秘，临床证实有效。

13. 蒲公英　苦、甘，寒。此药单用多用于治疗小儿便秘。用鲜蒲公英全草或干品全草，用量 60~90g，水煎 50~10ml，每日 1 剂顿服，可治疗小儿热性便秘。

第二节　常用单味中药治疗便秘的机制

一、肉苁蓉

中药肉苁蓉为列当科植物肉苁蓉 Cistanche deserticola Y. C. Ma 或管花肉苁蓉 Cistanche tubulosa（Schenk）Wight 干燥带鳞叶的肉质茎。其性温，味苦、咸，归肾、大肠经。具有补肾阳、益精血、润肠通便等功效。多用于肾阳不足、精血亏虚、阳痿不孕、腰膝酸软、筋骨无力、肠燥便秘。

肉苁蓉属于润肠通便类中药，具有作用缓和、便而不泻的特点，尤其适用于老年人、产妇和身体虚弱等人群的便秘治疗。范亚楠等使用盐酸洛哌丁胺胶囊（易蒙停）建立大鼠便秘模型，观察大鼠的采食量、粪便排泄情况、小肠推进度、胃肠激素和肠神经递质等指标，以生肉苁蓉、制肉苁蓉为研究对象，生肉苁蓉具有润肠通便的功效，酒制后泻下作用缓和，补肾壮阳作用增强。结果显示，各个用药组便秘大鼠的采食量、粪便排泄情况、小肠推进率均显著高于模型组，肉苁蓉能够增加便秘大鼠的采食量、粪便粒数，改善粪便性状，增强大鼠小肠推进度，且生品组均优于制品组，水提组优于粉末组，不同剂量组比较，高剂量组优于低剂量组；且水提组加热后能增加有效成分的溶出，比粉末组的治疗效果好。以胃肠激素和肠神经系统为指标来研究肉苁蓉的通便作用，生肉苁蓉水提和生肉苁蓉粉末组均对便秘模型大鼠有明显的润肠通便作用，而制肉苁蓉水提和制肉苁蓉粉末组作用不如生品组好。生、制肉苁蓉对胃肠激素和肠神经递质变化的影响存在明显差异。生苁蓉组与制苁蓉组比较，血清 GAS、NT、SP 的含有量和结肠 MTL、VIP 的含有量差异均有统计学意义。不同剂量组比较，除生品水提高剂量组高于低剂量组外，其余各组均是高剂量组为佳。同剂量生品水提组与粉末组比较，生品水提组 SP、NT 显著升高，GAS 显著降低，表明生品水提组优于生品粉末组。同剂量生品水提组与制品水提组比较，生品水提组 SP、NT 显著升高，SP 显著降低，表明生品水提组治疗效果优于制品水提组。且同剂量生品水提组与制品水提组比较，生品水提组 MTL、VIP 显著升高，表明生品水提组的治疗效果优于制品水提组。这种差异可能为临床合理使用肉苁蓉生制品提供科学依据。

关于肉苁蓉润肠通便的药效学虽有报道，但主要针对半乳糖醇、寡糖和水煎剂，而针对肉苁蓉膳食纤维的研究尚未见报道。肉苁蓉中半乳糖醇的分离纯化较为复杂，需要进行结晶、95%乙醇重结晶等步骤，且半乳糖醇的含量较低，难以实现工业化。王丽卫等依据国标方法 GB 5009.88—2014 对制得的肉苁蓉膳食纤维进行主要成分分析，将实验小鼠随机分为 5 组，包括正常对照组、便秘模型组和肉苁蓉膳食纤维低、中、高剂量组。以复方地芬诺酯建立小鼠便秘模型，通过测定小鼠的小肠活性炭推进率、首粒黑便的排出时间及其之后 6 小时内的排便粒数，评价肉苁蓉膳食纤维对小鼠润肠通便功能的影响。在灌胃相同天数（14 天）的受试样品后，进行显著性比较，发现肉苁蓉膳食纤维的用量为 1.5g/（kg·bw）时，小鼠小肠的活性炭推进率就已表现出显著性差异，而肉苁蓉水提物的用量为 3.3g/（kg·bw），小鼠小肠的活性炭推进率才出现显著性差异。其他植物来源的膳食纤维也具有润肠通便效果，如复合膳食纤维（低聚果糖小麦纤维、大豆纤维和水果纤维）、胡萝卜渣水溶性膳食纤维和麦麸可溶性膳食纤维等，但是其达到润肠通便效果的用量相对较高，以小肠活性炭推进率出现显著性差异为例，其用量分别为 5g/（kg·bw）、2.4g/（kg·bw）和 5g/（kg·bw）。肉苁蓉膳食纤维作为肉苁蓉加工中的副产品，不仅可以用于改善人类的饮食结构，预防便秘，而且可避免肉苁蓉加工过程中的资源浪费。

二、白术

（一）白术治疗 STC 的中医理论

祖国医学认为，STC 多由气血津液紊乱、脏腑功能失调、大肠传导功能失常所致。临床上 STC 患者除便秘症状外，多伴有厌食、嗳气、腹胀等上消化道症状。廖奕等研究表明，慢性功能性便秘病灶虽在大肠，但与肺、肝、脾、肾等脏腑关系密切。脾虚运化不力，水谷津液输布失常，气血津液亏虚，肠燥失养，均可导致糟粕内滞，结直肠传输功能减弱。

白术，性温，味苦甘，归脾、胃经，自古被誉为"健脾益气第一要药"。《医学启源》中记载，白术具有健脾益气、燥湿利水等功效。脾胃为后天之本，气血生化之源，白术健脾则有助于化生气机，气机得化则津液得生，血运旺则肠道涩滞可解，胃肠蠕润有力则便秘得治。《伤寒论》第 174 条记载："大便硬，去桂加白术。"李中梓《别录》记载："土旺则能健运，故食停滞者，有痞积不通者，皆用白术。"明确表明白术可健脾助运治疗便秘。《本草崇原》记载："白术多含脂液，作煎饵，燥而能润，温而能和。"《本草通玄》云："白术，补脾胃之要药，更无出其右者；土旺则清气善升使精微上举，浊气善降而糟粕下输。"《王旭高·医书六种》记载："白术生肠胃之津液，大便硬是肠胃之津液干枯，故加白术。"《本经逢原》记载，白术能和中补气，止渴生津。《伤寒论类方》记载："白术生肠胃之津液。"《本草会编》中指出，白术可以燥湿生津。《珍珠囊》记载："白术，益气，补中补阳，……生津。"《医述》记载："今人动云补阴，绝不知真补阴之法，用白术之所以补阴也，脾乃太阴，补脾之补阴乎。"《医学衷中参西录》云："（白术）为后天资生之要药，于金、木、水、火四脏皆有补益。"《本草求真》中记载白术为健脾益气第一要药。历代医著均充分说明了白术具有健脾益气、燥湿利水、润肠通便等多种功效。名医魏龙骧最早使用白术治疗慢性便秘，强调白术必须生用、重用。近年来不少学者使用白术复方制剂治疗 STC，疗效显著，但是多停留在临床报道层面，白术对胃肠道的确切作用机制尚未阐明，限制了其在临床上的推广。

（二）白术的化学成分和药理学研究

白术具有促进消化道运动、提高免疫力、延缓机体衰老、抗肿瘤等作用。现代药理学研究表明，白术的主要成分为苍术酮、苍术醇、白术内酯 I 和白术内酯 II 等。陆琴研究显示，苍术酮以胆碱能受体为介导，促进平滑肌收缩，增强胃肠道蠕动功能。李伟等研究显示，白术内酯 I 能显著促进离体小肠对葡萄糖和维生素 B_6 的吸收。研究还表明，白术内酯 I 可促进肠管吸收、增强唾液淀粉酶活性、调节肠道功能，白术水煎液、醇提取液可增强酶活性。陈镇等研究表明，白术中的挥发油能够对抗阿托品对大鼠肠蠕动的抑制作用，并且提高大鼠的肠道推进率。

（三）白术治疗 STC 的机制

1. **促进胃肠道动力** 胃肠道动力功能障碍是导致 STC 发病的主要因素。白术可增强胃肠道蠕动，改善肠道传输功能，促进排便。佘颜等研究显示，生白术可双向调节胃肠道平滑肌，对肠道的推进作用呈量效反应关系，小剂量可抑制胃肠道运动，大剂量可提高肠道推进率。白术煎剂可通过胆碱受体明显促进小鼠胃排空及小肠推进功能。丁曙晴等研究显示，白术可促进胃肠道蠕动，增加肠液分泌。张印等研究显示，大剂量生白术水煎剂可明显促进小鼠小肠推进功能。目前研究表明，白术促进胃肠道动力机制包括以下 2 种：一是通过抑制多巴胺 2 受体、5-羟色胺 3 受体，激活胃肠道 M 受体发挥作用；二是通过自主神经系统促进胃肠运动。

2. **平衡 Cajal 间质细胞（interstitial cells of Cajal，ICC）的数量和分布** ICC 是一种网状分布在胃肠道神经细胞与平滑肌细胞之间的特殊间质细胞，其在数量和分布上的异常与 STC 的发病密切相关。研究表明，ICC 作为胃肠道的起搏细胞，可介导神经信号的传递，控制胃肠道慢波。目前公认 c-kit 免疫组化检测 ICC 特异性最强。童卫东等研究显示，STC 病人乙状结肠环肌层和黏膜下环肌层表面区域 ICC 阳性面积明显缩小甚至消失。王文革等研究表明，常规剂量白术可促进 STC 大鼠的胃动力，大剂量白术可改善其肠道传输功能且增加 ICC 阳性面积。陈嘉屿等研究显示，生白术中挥发油含量较高，可通过调整 ICC 数目，促进小肠蠕动，改善胃肠道功能。

3. **调节肠神经系统（enteric nervous system，ENS）** ENS 是

胃肠道的壁内神经丛，可控制结肠运动，调节消化道血流量。运动神经元是 ENS 的重要组成部分，目前将其分为抑制性神经元和兴奋性神经元，分别分泌以胃肠激素血管活性肠肽（VIP）、一氧化氮（NO）、生长抑素为代表的抑制性神经递质和以 P 物质（SP）、乙酰胆碱、5-羟色胺（5-HT）为代表的兴奋性神经递质。国内外的研究均表明，运动神经元的异常以及相互拮抗神经元的失衡与 STC 的发病密切相关。迟昆萍等研究显示，大剂量生白术可增加肠动力、促进排便，同时影响结肠组织中神经递质 SP 和 VIP 的表达。孟萍等研究显示，白术水煎液可通过改变一氧化氮合酶（NOS）的表达而降低 STC 大鼠肠道 NO 的合成。卢敏等通过免疫组化法观察 STC 大鼠肠道肌间神经丛内 NOS 的表达显示，白术模型治疗组肌间神经丛 NOS 阳性表达的细胞数明显减少，提示白术可通过降低 NOS 阳性细胞数来降低 NO 的浓度，从而促进肠道平滑肌收缩。时乐经研究亦发现生白术水提取物可以提高结肠肌间神经丛 SP 的含量加快肠道传输，从而对 STC 模型大鼠有较好的治疗作用。

4. 维持肠道菌群平衡　现代研究证实，便秘时革兰阴性杆菌、大肠埃希菌等有害菌种数量显著增加，而肠道益生菌特别是双歧杆菌等明显减少，导致肠道菌群失衡。相关研究结果表明，生白术可促进双歧杆菌和乳酸菌的增殖，调节肠道菌群，促进排便，改善便秘症状。生白术水煎剂对金黄色葡萄球菌、沙门菌、大肠埃希菌、脑膜炎球菌、溶血链球菌、黑曲霉均有明显的抑制作用。

（四）白术治疗 STC 的临床应用

白术治疗 STC，宜生用、重用。名老中医魏龙骧先生最早介绍了治便秘重用生白术的临床经验。孟景春亦提出以大剂量生白术治疗气虚型便秘，临床疗效显著。刘春红使用不同剂量生白术治疗术后便秘，结果显示大剂量生白术通便效果显著，且作用缓和，安全性较高。汤亚明对 55 例 STC 患者给予生白术为主的中药方剂口服，配合腹部按摩治疗，总有效率为 94.5%，且未见明显不良反应。

侯毅等应用大剂量生白术配伍枳实治疗 12 例功能性便秘患者，以应用聚乙二醇 4000 者为对照组，结果显示单味生白术通便效果肯定，配伍枳实等复方制剂治疗功能性便秘更加有效。次苗苗等研究显示，大剂量生白术配伍生地可促进 STC 的胃肠蠕动，临床疗效显著。邹晓华等重用生白术和莱菔子治疗功能性便秘 68 例，结果显示排便时间和排便时间间隔较前显著缩短，总有效率达 95.58%。徐斌等以生白术配伍火麻仁、柴胡、枳实等自制生白术理气润肠合剂治疗 STC 患者 72 例，结果提示生白术治疗 STC 临床效果显著且安全性较高。陈和使用加味白术汤治疗 58 例虚秘型便秘，以应用酚酞片者为对照组，结果显示加味白术汤临床疗效显著。谭蕊使用白术七物颗粒结合针灸治疗 30 例慢性功能性便秘，以应用麻仁胶囊者为对照组，结果显示治疗组疗效明显优于对照组。邓如丹使用白术七物颗粒治疗 STC 小鼠，以应用莫沙必利者为对照组，结果提示白术七物颗粒可明显增强 STC 小鼠的肠道传输功能。何永恒使用白术七物颗粒治疗 40 例气阴两虚兼气滞型 STC 患者，总有效率达 92.5%，其临床疗效明显优于便通胶囊组和莫沙必利组。程时平使用枳术汤加减治疗 52 例慢性功能性便秘，结果显示治疗组患者疗效明显优于莫沙必利分散片对照组。

三、山药

山药原名薯蓣，唐代宗名李豫，因避讳改为薯药；北宋时因避宋英宗赵曙讳而更名山药。河南怀庆府（今博爱，武陟，

温县）所产最佳，谓之"怀山药"。"怀山药"曾在 1914 年巴
拿马万国博览会上展出，遂蜚声中外，历年来向英、美等 10 多
个国家和地区出口。《本草纲目》记载有补中益气，强筋健脾等
滋补功效。性味甘、平，无毒，归脾、肺、肾经。

山药煎液可促进便秘小鼠小肠内墨汁的推进速度，有促进
小鼠排便的作用。研究表明，脾虚便秘模型小鼠肠道内 SP 含量
增加，山药各剂量组能使小鼠肠道 SP 含量降低，从而使肠液分
泌增加，使粪便软化，起润滑作用，还能降低 VIP 含量，使胃
肠道蠕动增强。

四、枳实

枳实，为芸香科植物酸橙 *Citrus aurantium* L. 及其栽培变种
或甜橙 *Citrus sinensis* Osbeck 的干燥幼果。5~6 月收集自落的果
实，除去杂质，自中部横切为两半，晒干或低温干燥，较小者
直接晒干或低温干燥。主产于四川、江西、湖南、湖北、江苏。
性味苦、辛、酸、微寒；归脾、胃经。具有破气消积，化痰散
痞之功效。主治积滞内停，痞满胀痛，泻痢后重，大便不通，
痰滞气阻，胸痹，结胸，脏器下垂等。孕妇慎用。VIP 是一种由
多个氨基酸残基组成的小分子多肽，主要分布于中枢神经系统
和胃肠道黏膜及肠壁神经丛，被认为是一种非肾上腺能非胆碱
能神经抑制系统的神经递质，减弱结肠运动，在胃肠运动调节
中主要起抑制效应，可通过直接作用于胃肠平滑肌上的 VIP 受
体发挥作用，能引起人结肠平滑肌的舒张。陶春虹通过大黄水
煎剂灌胃复制 STC 大鼠模型，枳实水煎液灌胃 15 天后发现枳实
能提高 STC 模型大鼠结肠组织肠神经递质 SP 和 VIP mRNA 水
平，促进结肠运动。贺梅娟等运用盐酸吗啡制作 STC 模型大鼠，
分别采用活性炭悬液推进法和在体结肠肌电测定法检测枳实挥

发油干预前后大鼠肠道推进功能和结肠的肌电活动情况，研究结果显示与模型对照组相比，枳实挥发油组 STC 大鼠肠道推进率增加，结肠慢波振幅减小、频率加快，振幅及频率变异系数均减小，证明枳实挥发油通过纠正 STC 异常的结肠慢波增强STC 大鼠结肠推进功能。

基于上述单味药及其有效成分治疗便秘的实验，国内学者研究枳术配伍治疗便秘的具体机制呈逐渐上升趋势。

五、大黄

大黄是多种蓼科大黄属的多年生植物的合称，也是中药材的名称。在中国地区的文献里，"大黄"指的往往是马蹄大黄，主要作药用，但在欧洲及中东，大黄往往指另外几个作食用的大黄属品种，茎红色，气清香，味苦而微涩，嚼之黏牙，有砂粒感。秋末茎叶枯萎或次春发芽前采挖。除去细根，刮去外皮，切瓣或段，绳穿成串干燥或直接干燥。中药大黄具有攻积滞、清湿热、泻火、凉血、祛瘀、解毒等功效。药典规定人用药品大黄应来自掌叶大黄 *Rheum palmatum L.*、药用大黄 *Rheum offcinale Baill.* 或唐古特大黄 *Rheum tanguticum Maxim. ex Balf.* 的干燥根和根茎。秋末茎叶枯萎或次春发芽前采挖，除去细根，刮去外皮，切瓣或段，绳穿成串干燥或直接干燥。性味苦，寒；归脾、胃、大肠、肝、心包经。用量 3~30g，煎服。用治实热便秘、积滞腹痛、泻痢不爽、湿热黄疸、血热吐衄、目赤、咽肿、肠痈疔疮、瘀血经闭、跌打损伤。外用适量，治水火烫伤、上消化道出血。5-羟色胺系在肠壁内是一种由嗜铬细胞释放的尤为重要的信号传导和分子神经递质，促进肠蠕动和腺体分泌，从而调控肠壁血管扩张和收缩。目前发现 7 种 5-HT 受体亚型，5-HT 通过激动不同的受体亚型而起作用。李在峰等利用 RT-

PCR 法在大鼠结肠组织上测得 5-HT$_{1A}$ 受体 mRNA 相对表达量在慢传输型便秘造模组结肠组织内 5-HT$_{1A}$ 均含有表达相对较多，说明 5-HT$_{1A}$ 是抑制肠道蠕动的主要因素，但是对其是否调控肠神经尚不明确。汪伟兴等表明大黄具有治疗慢传输型便秘的作用，其作用机制是通过大黄增加 STC 大鼠结肠肌间神经丛胆碱能神经元数目，提高乙酰胆碱（Ach）含量修复结肠传输功能。

除此之外，杨伟峰等证实蜜炙的远志在某种程度上来讲可稳定胃肠神经调节功能，其机理可能与防止 ICC 的数目减少有关。黄穗平等实验发现人参提取物人参皂苷 Rb$_1$ 可抑制 STC 小鼠结肠平滑肌自发性收缩，通过开放钾通道改变 IKv 及 IKca 电流，产生肌间膜电位振荡来实现对 Cajal 间质细胞起搏电流的影响，引起动作电位并促进结肠机械性收缩。李丽娜观察泽泻（济川煎的拆方组——渗湿泻浊组）对 STC 模型大鼠血清 SP 水平的影响，结果表明泽泻通便的作用机理与血清 SP 水平升高有关。

第三节　中药复方治疗便秘

先秦至南北朝：此期对于便秘的药物治疗首推著名医家张仲景，其著作《伤寒论杂病》中将便秘作为"大便难""大便坚"症状，从病因病机、治法治则上加以分析。主张以下法为主，根据病因的不同，分别记载了以大承气汤、小承气汤、调胃承气汤为代表的苦寒攻下法，而这三者之间又有病情的轻重缓急之分。书中所载大黄附子汤、厚朴三物汤、走马汤该有温下之意。对于妇科瘀滞所致之便秘难下者又有清热活血下瘀通腹之抵当汤。大小柴胡汤可治少阳枢机不利而致的气滞便秘。"太阳病……不大便五六日……心下至少腹硬而痛不可近者，大陷胸汤主之"，更有使用蜜煎导、猪胆汁导、土瓜根导等导法泄下。脾约一证，世人多遵仲景之旨以脾约丸治之。随后东晋医家陈延之所著《小品方》虽已遗佚，后世医家根据其散落在各处的内容进行整理，如今此书中所记载的各类复方对于不同证型的便秘仍有很大的指导意义。如"卷一·治虚满水肿诸方"之葱豆洗汤，其方所治之证，本有虚热及实热在内，又外伤风冷湿邪，热邪闭于里，故见小便不利，大便难，四肢肿；再如"卷三·治渴利诸方"引张仲景文"足太阳者，是膀胱之经也，膀胱者是肾之腑也，而小便数，此为气盛，气盛则消谷，大便硬；衰则为消渴也"，指出热邪客于下焦，致邪盛而小便数，热结于内则消谷而大便硬；又如"卷四·治发黄患淋诸方"指出发黄之人可见"大便时闭"，若"已服诸汤，余热不除"者，治以苦参散方，方中苦参、黄连、葶苈子、瓜蒂、黄芩、黄柏、大黄等药，具有苦寒清热利湿之效，是知，此处之"大便时闭"系热邪所为；又如"卷四·治发黄患淋诸方"之地肤汤治下焦热结，若大小行皆闭者，加大黄三两，此亦为苦寒清热之法；又如"卷七·妊胎诸方"之半夏茯苓汤治妊娠恶阻之病，若食少胃中虚生热，大便闭塞，小行赤少者，宜加大黄三两，除地黄加黄芩一两。至于妊娠子淋，见大小便不利者，则治以甘遂汤。此等治法皆系苦寒清泻之途。

隋唐：总体来说加入了辨证论治的观念。孙思邈提出了"凡大便不通，皆用滑腻之物"的观点，采用润滑之品组成方剂，以润为主，为后世打开了新的思路。巢氏在《诸病源候论》中对于便秘的认识在前人的基础上增加了冷积，故此期的巴豆汤、走马汤发展前人药物组成及比例，更加突出了温法。又有生地黄汤滋阴补液润肠泻火以通下主治热结津伤之便秘，可谓后世"增水行舟"的先导，栀子汤取栀子苦寒之性清、下两法并重。隋唐时期对于便秘的治法，出现了清、下、温、养并用的新局面。

　　宋金元：便秘的治疗上细化了《诸病源候论》对于便秘冷热的笼统分析，将热具体分为虚热、风热，又提出了三焦气机不畅，胃腑积滞并以气机不畅为主的病因。可以说，以现在的观点来看，宋金元时期的病因分类仍未详尽，却也是中医药史上的一大长足进步。《太平惠民合剂局方》对于大肠风热共收方七首，其用药大致可分为疏风、清热、调气及攻下四类。虚劳用药大致为调气药与攻下药。脚气的立方用药以疏散风热为主，兼用通利二便之药。值得注意的是，此书中方剂的组成以动为主，不乏伤阴之弊，故笔者认为此为治标，远非内服除根之法。此期危氏明确提出通治方。通治方中分通治大小便不通与大便不通两类。大小便不通中列方8首，大便不通中列方5首。通治大便不通者，用大润肠丸，方用杏仁、枳壳、麻仁、陈皮、阿胶、防风。此方调气、润燥、清热，可治气壅而化热，致津液亏损之便秘。若以此方通治大便不通，恐力有不逮。《丹溪手镜·跌坠（十二）》谓"神应散治瘀血大便不通"，神应散药用大黄、桃仁、红花、天花粉、穿山甲、当归、柴胡、麝香。此时医家治瘀血便秘多用仲景桃核承气汤。桃核承气汤偏于攻下而活血力弱，神应散攻下之力弱，而活血理气之力强，两方可互为补充。金元之际，李东垣以通幽法治疗便秘，其用药中含有活血化瘀之意，但东垣未明确提出。

　　明代：该期温补学派的出现对前人滥用寒凉起到了一定的纠偏作用。徐用诚治便秘分两类：一为气分之药，一为血分之药。所治不同，但均可宣通气血。便秘为风热所致之燥之里证。其所引治燥方药分治风、治热及和血润下之剂。治风之剂有大秦艽汤、麻仁丸、润肠丸；治热之剂有当归龙胆丸、清凉饮子；和血润下之剂有导滞通幽汤、元戎四物汤、子和脾约丸、润体丸、神功丸等。从所引方药及治风、治热、和血润下的分类可知，徐氏之治便秘当以疏风清热和血润下为法。戴思恭治疗便秘多用汤饮加服丸药；李梴认为当用桔梗汤或苏子降气汤流行肺气，在前人基础上提出了"有药石毒者，大小便闭，气胀如鼓者，三和散合三黄汤；饮食毒者，香连丸"的观点，第一次明确提出了药毒致病的概念，同时，论及的"痰滞不通者，二陈汤加枳壳、槟榔"是首次提及痰秘；龚廷贤以东垣润肠汤加减化裁，灵活运用；虞抟运用黄蜡包服备急大黄丸，类似于现在的肠溶剂；孙文胤提出治风秘当于调气润血药中加祛风之品，立方思路于前人有别，更切于临床实际；赵献可则将血虚、阴虚之治加以明确区分；孙志宏所立治燥之方，以清、润为法，与前人迥然有别；张景岳创济川煎一方，以温润调气为法，补中有行，升降并用，其法颇切实用。

对于便秘之治疗，虞抟治赵德秀才之母一案所用之法，甚为巧妙，可资借鉴。其人年五十，身材瘦小，大便燥结不通，饮食少进，小腹作痛，六脉沉伏结涩。虞氏断为血虚，以四物汤加桃仁、麻仁、煨大黄治之，数服不通，反增满闷。又以枳实导滞丸及备急大黄丸治之，下咽片时即吐出。虞氏以为此患胃气太虚，不能久留性速之药，遂以黄蜡包备急大黄丸，并针刺一孔。次日，下燥屎一升许，后以四物汤，加润肠丸而愈。此患者素体虚弱，病久，又加饮食少进，故而胃气虚弱，不耐汤药之荡涤。备急大黄丸药用大黄、巴豆、干姜，亦为性速之药，但以丸为剂，其性便缓，又以黄蜡为丸，入于肠中始化，且其化亦缓，故而奏效。黄蜡包丸，变性速之药为缓攻之剂，与今日之肠溶剂有异曲同工之妙。

清代至民国： 王清任在前人基础上指出，中风便秘系气虚无以推动，停滞肠中日久而致燥结，与风火之因全然无关。王清任对于中风的治疗立有补阳还五汤一方，其方以补气活血通络为治。因此，王清任对气虚便秘的认识可谓有论有治。明代医家李梴指出了痰邪为患可致便秘。张璐则明确提出了"痰秘"

的病名，并详细论述了其临床表现以及治疗方药。何梦瑶《医碥》始创血秘一症，以为血秘之主可分虚实两端，虚者多见于老人、产妇血液干枯，或病后血虚，或发汗利小便以致津涸，当养血润燥，治以六味滋水，少佐辛药之类。实者因跌打损伤而致者，治以破血消癥，通腑泻浊。

张锡纯《医学衷中参西录》中硝菔通结汤一方，治大便燥结不通，身体兼羸弱者。大便燥结不通，本可用承气以通下，但若身体羸弱，或下元虚损者，则非所宜，故张氏制此方。莱菔一药，有补益之性，又有下气之功，可谓攻补兼施，然其补益下气之力又弱，于身体虚羸，不任攻补者正相符。朴硝一药，性味咸寒，可软坚通结，然其药性悍，身体羸弱者，恐不任其力，故张氏以莱菔制之。因朴硝攻下之力与其咸寒之性有关，经莱菔制后，咸寒之性减，攻下之力亦减。因此，莱菔与朴硝相配，攻中有补，但其力均弱，成一缓攻缓补之剂，与身体羸弱而见大便燥结者正相宜。张氏独辟蹊径治便秘，妙用白虎汤或白虎加人参汤化裁以清代下。前人亦有以白虎汤治便秘者，如汪苓友《伤寒论辨证广注》载有一案：一人患伤寒，不大便已六七日，烦热，口渴，多汗，谵语，饮水不解。医以小承气治之，虽大便，然便下不多，病依然。医复欲以大承气下之。因其脉洪大而长，汪氏认为此患系热伤阳明气分，遂以白虎汤去粳米加陈皮、芦根治之。服1剂得大便而病悉愈。汪氏据此认为石膏一味，不但可解肌表之热，且性沉寒，可入大肠而治气分之热秘，因此提出白虎汤有下走大肠之力。然如张氏应用之广者则未见，《医学衷中参西录》所录者便有数十案之多。

李用粹《证治汇补》认为诸秘之治，当以四物汤加杏仁、枳壳为主，再视诸因之不同而化裁之。如热者，加黄芩、黄连；如风者，加防风、麻仁；如寒者，加木香、肉蔻；如血少者，加桃仁、红花；如气滞者，加槟榔、厚朴。

顾松园《顾松园医镜》六一顺气汤（大黄、枳实、芒硝、厚朴、芍药、甘草、黄芩、柴胡）治疗实热秘结。柴胡配枳实、大黄配芍药，较大承气汤别有一番天地。若系实热秘结，但其症较缓，则以象胆丸治之。若系虚热所致者，治以养阴清热润燥汤，方用二地、二冬、山药、黑芝麻、肉苁蓉、牛乳等，此方妙在肉苁蓉一味，此药本可通便，且于群阴之中加入一味阳药，则阴阳刚柔相济，不致滋腻难化。气滞不通者，顾氏以为三焦相通，不过一气，气闭则大便亦闭，治以橘杏汤。此方用药与前人大同，妙在加入沉香一味，沉香一药可直入下焦，降气之力甚著，气降则便通。风秘一证，前人多以风药治之，如防风、羌活等，顾氏则以为"治风先治血，血行风自灭。若用风药，则燥复伤血，而大便愈秘矣"，故以养血疏风为要，方用养血疏风汤。其方以养血为主，用胡麻、首乌、生地、松子仁、牛乳、梨汁。至于风药，只用秦艽一味，以其性甚柔。试观顾氏此方立论与前人全然不同，用药亦颇考究。冷秘一证，前人多治以半硫丸，顾氏以肉苁蓉、沉香二味为末治之，若不效则更以八味丸。肉苁蓉配沉香刚柔相济，八味丸之力虽大于肉苁蓉配沉香，但亦为刚柔并济之剂，较前人用药为上。且顾氏认为"病宜用热，必当先以温药探之"，足见其用药之慎，较明清温补医家好用八味，胜之多矣。

叶天士治疗外感温燥致秘，辛凉甘润以润肺清燥，同时兼顾下焦阴液。药用喻氏清燥救肺汤加天冬、玉竹、地黄之类。历代医家治热结便秘者，多遵仲景之旨，以承气为治，而叶氏则少用大黄，多选芦荟，方用更衣丸。以热结便秘者，多见脐腹胀痛，从经络而言，脐腹两侧胀痛，当属肝经分野，而芦荟入肝、胃、大肠，最清肝热，故叶氏选芦荟而不用大黄。丹溪小温中丸原治积聚及湿热黄疸轻症，以病机类似，故叶氏活用以治便秘。此方苍术、川芎、香附、神曲、砂仁，可疏肝和胃，又有化湿之功，对于肝胃气郁之便秘，兼有湿邪中阻者最宜。若胃阳不足，则胃体不充，胃气亦不能司通降之职。叶氏温补胃阳，习用大半夏汤化裁。大半夏汤药用人参、半夏、白蜜，补而不呆，温而不燥。脾为阴土，体阴而用阳。若脾气不足，脾阳虚衰，其用不及，则大肠传输无力，大便秘结。关于脾脏阳气不足之论治，前人论述甚多，此不赘述。叶氏认为除阳气虚衰之外，脾阴不足则脾体不充，亦可致秘。以脾脏喜刚燥而恶柔润，故脾阴之治当以甘淡甘缓为法。药用人参须、黄芪皮、鲜莲子、茯神、炒麦冬、生甘草等，甘平和缓，补而不燥。一为命门火衰，肠腑失于温煦推动；二为阴损及阳，肠腑无津以润，又无阳气推动。对于前者之治，当以温通为主，方用半硫丸。肾阴不足者，精液亏虚，肠道失润而成便秘。叶氏曾谓"精血损伤，五液必燥……以润剂涵下"，并指出"断毋欲速，惟静药补润为宜"。方用三才封髓丹、虎潜丸、滋肾丸、五仁汤等。肾阴不足者，常致风阳内动，故叶氏于滋阴补润之中，常佐熄风之品。

　　林佩琴认为脾约若遵仲景之意予以脾约丸为"攻荡之治"，当以"滋其阴血"药如当归润燥汤。林氏又指出用苏子降气汤加枳壳治疗气秘。唐宗海总以气血分治大肠传导失司之症，《血证论》中载有用桃仁承气汤治之，或失笑散加杏仁桃仁当归白芍治疗瘀血便秘，并惯用四物汤打底治疗。若系血虚者，加麻仁；若为血燥者，加桃仁、川军；若系气燥者，加杏仁、枳壳；若系风燥者，加皂角、白芷、防风；若系火燥者，加枳壳、厚朴、大黄、芒硝。唐氏认为肺之疾有肺热、肺津不足及肺气不降之别，肺遗热于大肠者，当用人参泻肺汤；肺津不润者，当用清燥救肺汤；肺气不降者，当用清燥救肺汤合四磨汤再加杏仁，或少许葶苈子。陈士铎竹叶石膏汤一方，与《伤寒论》名同实异，较仲景方少半夏一味，多知母、茯苓两味。如此重在清热滋阴，且加茯苓一味以健脾运水，诚如陈氏所言之"滂沱大雨"。其清肃汤一方以玄参、麦冬、生地滋阴生津，白芥子温阳化气以助之。竹叶、菊花清无形气分之热，丹皮清血分之热。重于生津而养阴力弱。陈氏于上两方外，又立润胃丹一方以治因胃火所治便秘，方中石膏清热，知母、生地、玄参以养阴生津，牛膝引诸药下行。此方配伍与前两方稍异，却有异曲同工之妙。因于肝火而致大便难及相关兼症者，方用散火汤或丹黄汤。陈氏滋肾中之水以濡肠饮或濡肠汤；益肾中之火以温肠开闭汤或暖阳汤。

现代：在此亦阐述相关临床实践证明有效之复方。

1. **缩泉丸**　首载于《妇人良方》，药用乌药、益智仁等分为末，酒煎山药末，糊为丸。原治"脬气不足，小便频数"。谢贻智、朱纪明在临床上治疗阳气阴津受损之便秘，获得良效。其所治患者因小便频数前来就诊，服此方一剂，大便秘结之症得解。笔者细思之，肾司二便，患者小便频数大多因肾虚受邪，无力约制州都之官。小便利，津亏无以润下，故而大便秘结难下。此方原本为治小便，然方中淮山药、益智仁微微以滋补脾肾气、涩肾精，乌药温肾散寒。温而不燥，气机疏利，则小便自调，大便则能出矣。以此方加减常用于治疗小便频数之便秘，亦获良效。

2. **补中益气汤**　出自《脾胃论》，方由黄芪、炙甘草、人参、当归、橘皮、升麻、柴胡、白术组成。《素问》云："故非出入，则无以生长壮老已，非升降，则无以生长化收藏。"气机的升降为人体一切运动的根本，脾升胃降又为之枢纽。《灵枢》中云："中气不足，溲便为之变。"补中益气汤方中用升麻、柴胡升提脾气，升清降浊，黄芪、人参补气，当归润肠，白术健脾，橘皮行气。原治饮食劳倦，损伤脾胃之症。刘群、纪凯贤、楼望荣等运用此方治疗便秘，临床效果佳。

3. 芍药甘草汤　出自《伤寒论》，芍药、甘草二味成方。后世医家多取芍药甘草酸甘化阴，缓急止痛之意。现代临床研究发现该方中含有的芍药苷和甘草甜素、甘草次酸等成分能相辅相成，提高疗效。实际运用中也表明对治疗老年性便秘、习惯性便秘、气血虚弱型便秘药专效宏。

4. 桂枝汤　出自《伤寒论》，由桂枝、芍药、生姜、大枣、甘草成方。原治"太阳中风，阳浮而阴弱，阳浮者，热自发，阴弱者，汗自出。啬啬恶寒，淅淅恶风，翕翕发热，鼻鸣干呕"。刘德清曾在临床上运用此方治疗虚秘，获效。桂枝汤外证得之能解肌祛邪气，内证得之能补虚调阴阳。此处大肠运化受阻，阴阳失调，服此方得阴平阳秘之功。桂枝汤虽不为治疗便秘的常用方，但观其脉证，知犯何逆，随证治之亦能有效。

5. 小柴胡汤　出自《伤寒杂病论》，药用柴胡、黄芩、人参、半夏、生姜、大枣、甘草。该方主治邪入少阳，往来寒热，胸胁苦满，默默不欲饮食，心烦喜呕等少阳之气游走于人体三焦，温煦长养。若少阳枢机不利，则三焦气化失司，糟粕阻于肠道。刘渡舟教授认为"小柴胡善开肝胆之郁，故能推动气机而使六腑通畅，五脏安和，阴阳平衡，气血协调"。故有医家运用加减之小柴胡汤治疗便秘。

6. 三仁汤　出自《温病条辨》，药用杏仁、滑石、通草、白蔻仁、竹叶、厚朴、生薏苡仁、半夏。三仁汤中所用之药多为质润之品，本方原为治疗湿温初起，全方宣上、畅中、渗下，升清降浊。疏肺气，和膀胱。肺与大肠相表里，肺气通，则大肠气机调畅。现用于治疗便秘，养血润肠，增水行便自调。李佩文用此方加减用于治疗老年习惯性便秘获良效。

7. 甘麦大枣汤　出自《金匮要略》，药用甘草、小麦、大枣三味。本为妇人脏燥而设，现可用于治疗便秘。此处，笔者认为心乃君主之官，主神明，拂郁不快之事，致气机郁塞不通，大肠传导不出，则大便难。甘麦大枣汤首治心病，达于根本，故效佳。

8. 清燥救肺汤　出自《医门法律》，药用桑叶、石膏、人参、甘草、火麻仁、阿胶、麦冬、杏仁、枇杷叶等。原治肺燥之方。现代有医家根据肺与大肠相表里的理论，用其滋阴润燥的功效治疗大便干结之便秘或伴有肛裂，临床证实有效。

9. 甘草泻心汤　原出自《伤寒论》，药用甘草、黄芩、人参、干姜、黄连、大枣、半夏。张机在此方后注其病机为"胃中虚，客气上逆"。现代有医家加减该方治疗胃虚便秘。此种便秘多为大便干结不得出，胃虚不觉饥。

10. 四神丸　原出自《内科摘要》，药用肉豆蔻、补骨脂、五味子、吴茱萸。现有医家将四神丸外用，与肉苁蓉混合，捣药为末加葱白敷脐调，临床证实有效。

11. 瓜蒌薤白白酒汤　原出自《金匮要略》，药用瓜蒌、薤白、白酒。治"胸痹之病，喘息咳唾，胸背痛，短气，寸口脉沉而迟，关上小紧数"，临床多用于治疗胸痹。瓜蒌化痰散结，通便。方中瓜蒌加辛温之薤白，两者相辅相成，宽胸下气，可用于治疗痰秘。

12. 炙甘草汤　原出自《伤寒论》，药用炙甘草、桂枝、生姜、人参、生地、阿胶、麦冬、麻仁、大枣。冯丹等用炙甘草汤加枳壳、瓜蒌等治疗老年性便秘尤其是伴有心脑血管疾病者，临床症状可得缓解。其处方为炙甘草15g，人参10g，生地30g，麦冬20g，麻仁20g，阿胶20g，桂枝10g，生姜10g，大枣10枚，枳壳15g，瓜蒌20g。用法为水煎（阿胶烊化）服，每日1剂，分2次服。

第四节　中药复方治疗便秘的机制举例

中药复方治疗慢传输型便秘强调辨证论治，通过组方配伍改善患者症状颇具优势。本文就近 5 年来中药治疗 STC 的相关信号通路研究进行系统归纳分析。

一、SCF/c-kit 信号通路

c-kit 受体（又称 CD117）是一种具有酪氨酸激酶活性并由原癌基因 c-kit 编码的跨膜蛋白。干细胞因子（stem cell factor, SCF）是 c-kit 的天然配体，在全身多种组织细胞中都有表达，肠道中平滑肌细胞也能产生 SCF。Cajal 间质细胞是消化道内的一群以网络状结构分布于肠神经系统与平滑肌之间的特殊细胞，在形态上与胃肠道和神经末梢纤维有较紧密的联系。目前认为 ICC 主要的功能是其作为胃肠肌内的起搏细胞和兴奋传导细胞产生慢电波传导自发性电活动，介导胃肠道运动。每个 c-kit 单体通过胞外结构域 1~3 区分别与 SCF 分子结合，SCF 二聚化后会触发 c-kit 单体的结构改变，使其发生同源二聚化，导致细胞膜内酪氨酸残基的自动磷酸化，激活第二信号分子，从而调节 ICC 细胞的功能。霍明东等通过"大黄酸混悬液灌胃法"复制慢传输型便秘大鼠模型，发现 STC 的结肠动力减退可能与结肠组织中 SCF/c-kit 信号通路被抑制有关。冯硕利用复方地芬诺酯混悬液给予大鼠灌胃造模，STC 构建成功后益气润肠方（黄芪、生白术、当归、桃仁、杏仁、虎杖、麸炒枳实、大腹皮、醋鸡内金）灌胃治疗 20 天后，实时荧光定量 PCR 方法检测 STC 大鼠结肠组织中 SCF mRNA、c-kit mRNA 的表达，研究结果发现益气润肠方增加 SCF mRNA、c-kit mRNA 的表达，提高 SCF/c-kit

信号通路活性，从而增加结肠 Cajal 间质细胞数量，改善肠道动力。而朱飞叶运用芍药甘草汤（芍药、甘草）干预 STC 大鼠，可加快 STC 大鼠肠道推进，提高粪便的含水率，证实芍药甘草汤治疗 STC 作用机制除与提高 SCF mRNA、c-kit mRNA 的表达相关外，一定程度上增加 c-kit 蛋白表达，但与 SCF 蛋白关系不明显。除此之外，本研究还探讨连接 SCF/c-kit 通路之间的关键分子蛋白 PI3K 在各组中的结肠组织情况，然各组间无统计学差异，推测 SCF/c-kit 通路不是通过 PI3K 发挥作用。SCF/c-kit 通路中间信号分子的研究亦可作为今后基础工作的重点。

二、NO/cGMP/PKG 信号通路

一氧化氮（nitric oxide，NO）作为逆信使参与突触间信号传递，是一种生物活性极强的新型生物信使分子，其靶细胞为 Cajal 间质细胞。NOS 是内源性 NO 合成的关键酶和限速酶，神经递质 NO 的产生及作用取决于 NOS 的分布与活性，NOS 神经元在整个胃肠系统中的肠肌反射中存在。

一氧化氮-环鸟苷一磷酸（cyclic guanosine monophosphate，cGMP）信号通路是一条 NO 参与多种生物效应的主要信号转导通路。一氧化氮与可溶性鸟苷酸环化酶中的亚铁原卟啉基团的铁原子结合，形成亚硝酰铁络合物并激活该酶，致胞内 cGMP 含量增加，引起 cGMP 依赖的蛋白激酶活性增强或直接作用于离子通道而产生生物效应。第二信使 cGMP 是该信号转导系统的中心环节，它能作用于许多信号级联反应的下游元件，如蛋白激酶 G（protein kinase G，PKG）参与神经信号传递、抗血小板凝集、细胞信号传递及细胞增殖与凋亡等。董艳等观察益气开秘方（生黄芪、生白术、枳实、杏仁、地黄、当归）对慢传输型便秘小鼠 Cajal 间质细胞的影响，研究结果表

明与模型组相比，中药组 Cajal 间质细胞钙振荡幅度明显增强，提示益气开秘方可能通过增加吗啡诱导肠道动力障碍小鼠模型的 NOS 表达，促进 NO 释放，调控 NO/cGMP/PKG 途径影响 Cajal 间质细胞内钙振荡幅度，促钙库释放，细胞外 Ca^{2+} 内流，促进肠道动力恢复。

三、GDNF/GFRα1/NCAM 信号通路

肠神经系统异常与结肠动力障碍有关，神经生长因子及其受体在结肠中的异常表达促进肠神经系统神经元细胞凋亡，引起肠壁神经丛病理改变，进而导致结肠动力异常，其中 GDNF 主要分布于胃肠道的平滑肌细胞，调控神经细胞生长发育，可预防病理性改变引起的神经元细胞退行性病变。RET、NCAM 可分别与 GFRα1 结合形成 GDNF 的功能性复合体。GFRα1 蛋白属于胞膜外蛋白，能协同 GDNF 与 NCAM 胞外段结合，引起 NCAM 胞内段 Fyn 磷酸化，进而磷酸化 FAK 激活 MAPK 通路。RET 是受体酪氨酸激酶（RTK）超家族成员之一，是一类存在于浆膜上的跨膜蛋白，由胞外区、跨膜区和胞内的酪氨酸激酶区域构成，对细胞生长和分化具有转导信号的作用。金曼等通过尾静脉注射 rhGDNF 干预 STC 大鼠，与 STC 组相比，能够显著增加 GFRα1 和 NCAM 在结肠组织中的表达，可能通过 GDNF/GFRα1/NCAM 信号通路进行信号转导，从而保护结肠神经元。应用枳术通便汤（炒白术、枳实、生地黄、黄芪、当归、厚朴、木香、陈皮、半夏、云茯苓、焦三仙、炒莱菔子、白芍、生甘草）干预后能明显改善 STC 大鼠肠道传输功能，其机制可能与促进结肠 GDNF 表达，减低 NOS 的表达从而修复肠神经系统的超微结构病变，研究并未对 GFRα1 和 NCAM 的表达进行研究，而是考虑枳术通便汤是否为内源性 GDNF 的释放点，课题

组后续研究将侧重长链非编码 RNA-GDNFOS1 通路研究。

四、Ca^{2+}/CaM/MLCK 通路

针对胃肠动力障碍性疾病改变机制的研究工作，除去神经因素及化学性胃肠激素方面，对平滑肌肌源性因素的研究涉及较少。荧光探针和显像技术的应用为平滑肌肌源性因素提供平台和条件。结肠平滑肌细胞（SMC）胞质游离 Ca^{2+} 在 SMC 收缩与舒张过程中起重要的"第二信使作用"，同时钙信号分子具有复杂的时空多样性，如高浓度 Ca^{2+} 引起平滑肌收缩，低浓度 Ca^{2+} 引起平滑肌舒张，而胞质内游离 Ca^{2+} 浓度的调节取决于细胞外 Ca^{2+} 内流。胃动素（MTL）直接作用于平滑肌上，通过受体活化性钙通道与胃动素受体选择性结合，引起 Ca^{2+} 浓度升高，导致平滑肌细胞收缩。此反应过程主要通过与其细胞内主要受体钙调蛋白（CaM）结合来完成，Ca^{2+}-CaM 作为生物体内信号传递的重要环节，参与对细胞及机体多种功能的调节作用。在平滑肌细胞内，信号传导包括肌球蛋白轻链激酶（MLCK）和蛋白激酶 C（PKC）两条途径。陈斌课题组在前期研究基础上观察开胃进食汤超微配方颗粒（白参、白术、茯苓、陈皮、半夏、丁香、木香、藿香、莲子、厚朴、砂仁、麦芽、神曲、甘草）对 STC 大鼠肠动力的影响，研究结果提示开胃进食汤超微配方颗粒能显著提高 STC 大鼠胃肠平滑肌细胞质内 Ca^{2+} 浓度，增强 CaM 基因和 MLCK 免疫表达，表明开胃进食汤超微配方颗粒调节结肠动力最可能与结肠 SMC 内 Ca^{2+}-CaM-MLCK 信号传导调节有关。通过激活肌浆网上的自身受体导致 Ca^{2+} 释放增多，与 CaM 结合后，形成 Ca^{2+}-CaM 复合物激活 MLCK 活性，使肌球蛋白轻链上的丝氨酸-19 磷酸化，增加肌球蛋白 ATP 酶活性，促结肠平滑肌化学能转为收缩机械能，进而影响结肠蠕动。

五、PI3K/AKT/eNOS 信号通路

磷脂酰肌醇-3 激酶蛋白激酶 B（phosphoinositide 3-kinese/protein kinase B，PI3K/Akt）信号通路是由表皮生长因子受体（EGFR）等多种细胞因子介导的蛋白激酶信号转导通路，其在细胞代谢、细胞周期调控等方面发挥重要作用。信使分子 NO 作为肠道神经系统中最重要的抑制性神经递质，与机体的炎症反应、氧化应激及细胞增殖等密切相关，参与调节肠道动力、肠黏膜血流及分泌功能等，在便秘发病机制中的作用受到关注。虽然多项研究表明 NOS 在慢传输型便秘组的表达增强，诱导过量的 NO 生成，使结肠处于持续抑制状态，从而导致结肠传输功能下降。但是关于其发生的具体信号机制仍然不是很清楚。李旻昊等研究发现 STC 大鼠小肠组织和远端结肠组织 p-Akt 表达有明显减少趋势，而 NO 和 eNOS 含量呈现逐渐增多趋势，而运用 PI3K 阻断剂 LY294002 和 NOS 抑制剂 L-NAME 后，远端组织 p-Akt 的表达明显上升，推测 PI3K/AKT/eNOS 信号通路参与慢传输型便秘的发生，且主要通过影响远端结肠组织来完成。虽然创新提出调控生成 NO 具体信号通路，但 PI3K/AKT/eNOS 信号通路是否依然作用于结肠肌内的起搏细胞——Cajal 间质细胞，影响结肠的电波活动导致慢传输型便秘的发生，尚需更深层次的研究。除此之外，通过查阅文献得知慢传输型便秘在 RGS-4/MOR 信号通路、TRPA1/TRPV1 基因调控区、VIP-cAMP-PKA-AQP3 信号通路的基础研究也在进行之中。

综上所述，中药复方确实能明显改善 STC 大鼠结肠动力，专家学者对其具体作用机制从不同角度进行深层次的探究，诸多信号通路参与慢传输型便秘病变过程，然而从细胞水平上探讨中药复方治疗 STC 机制的研究报道较少。

六、讨论

STC 属于祖国医学"大便难"的范畴，总结梳理文献过程中发现中药复方采用泄热、温散、通导、益气、滋阴、化瘀等具体的治法，解除便秘并改善紊乱的胃肠功能。因其价廉、毒副作用小且可长期服用，在疗效、病情复发、症状改善及不良反应等方面都明显优于西药，充分体现了中药治疗疾病的特色和优势。中药复方治疗 STC 的基础研究已经受到越来越多专家学者的重视，虽然取得一定成绩，但仍有一些亟待解决的问题。

首先，目前现有构建慢传输型便秘动物模型与临床便秘差异性较大，体现在以下几个方面：①泻剂结肠虽能再现与模拟 STC 患者长期口服并逐渐加量使用接触性泻剂的生理过程，但现实临床上 STC 患者多数先出现便秘症状，才接触刺激性泻剂，并非通过长期使用刺激性泻剂而导致便秘的结果，与慢传输型便秘患者的病理过程略有差异。②造模期间模型大鼠长期大剂量应用泻剂，出现水电解质紊乱、免疫力下降等问题，对其后的实验室结果测定与分析产生的影响不可忽视。③暂无标准的研究方法和特定的疗效判定标准，观测指标研究缺乏深度，实验结果可重复性不强，影响抗慢传输型便秘药物的研发。因此，在今后的实验研究中应该将动物实验所获取信息和人体研究充分结合，逐步建立公认的疗效判定标准，提高慢传输型便秘的基础研究水平。

其次，中药复方成分复杂，所含药物产地、炮制方法繁多，导致相同中药复方中有效成分差异较大，进而体内代谢过程及反应更有待深入研究，如何发挥其整体调节、低毒性优势，阐明其调控机理以便更好指导临床，尚需借助现代医学实验技术进一步系统、全面地研究。

　　最后，慢传输型便秘涉及因素较多，基础研究仅仅针对组织和 Cajal 间质细胞是远远不够的，ENS-ICC-SMC 是胃肠动力的基本单位，如何在今后的研究中通过 ENS-ICC-SMC 功能网络清楚阐释 STC 发病机制需要深层次的研究。

第四章　针灸治疗便秘

第一节　引　言

针灸学是在中医药理论指导下，研究经络、腧穴及刺灸方法，探讨运用针灸防治疾病规律的一门中医外治学科，是中医学的重要组成部分。针灸疗法具有适应证广、疗效显著、应用方便、经济安全等优点，普遍为人们所接受，已经成为世界医学的重要组成部分。古籍记载"黄帝咨访岐伯、伯高、少俞之徒……针道生焉""……其病皆为痈疡，其治宜砭石"等，即说明针灸运用的时间是非常久远的。针灸从新石器时代的砭石开始发展，随后出现了骨针、陶针、竹针等不同材质的针具；在发明冶金术后，产生了铜针、铁针、金针、银针，直到近代改进为不锈钢针。到目前为止，又出现了一次性使用的不锈钢针灸针，效用极好。

为适应针灸医学的国际化发展要求，我国成立了多个针灸国际培训中心，为许多国家培养了针灸人才，目前在全世界有120多个国家和地区应用针灸治病。尤其在日本、朝鲜、加拿大、美国、德国等国家成立了中医学院或针灸学术和研究机构。近年来德国、美国、英国等都兴起了针灸热，许多国家和地区已把针灸纳入医疗保险的范围。1979年12月，世界卫生组织向全世界推荐43种病应用针灸治疗。1997年11月，美国国立卫生院举行了针刺疗法听证会并明确指出，中医针刺疗法对许多疾病具有显著疗效，作用确切而副作用极小，可以广泛应用。2010 年申请获得联合国教科文组织的非物质世界文化遗产，为中医药走向全世界迈出了坚实的一步，这对于针灸学在世界范围的推广也具有重要的意义。

便秘有"大便难""后不利""脾约"等称谓，属于 WHO 推荐的针灸治疗的优势疾病。针灸治疗便秘 Meta 分析显示，针灸治疗便秘的治愈率优于常规药物组，针灸治疗便秘的总有效率高于常规药物组，在对腹痛、排便时间及症状总积分的比较中，针灸治疗优于常规药物治疗。临床医家对针灸治疗便秘的相关运用众多，主要是基于人体的经络腧穴，辨证论治，采用针刺、艾灸、拔罐、耳穴等诸多方式治疗便秘，笔者主要按照不同的治疗方式对针灸治疗便秘的临床和机制进行论述。

第二节　经络腧穴与针刺得气

一、经络腧穴

经络是人体内运行气血的通道。《灵枢·脉度》记载："经脉为里，支而横者为络，络之别者为孙。"经络纵横交错，遍布全身，是人体重要组成部分。经络系统由经脉和络脉组成，其中经脉包括十二经脉、奇经八脉，以及附属于十二经脉的十二经别、十二经筋、十二皮部；络脉包括十五络脉和难以数计的浮络、孙络等。

十二经脉的名称分别为手太阴肺经、手阳明大肠经、足阳明胃经、足太阴脾经、手少阴心经、手太阳小肠经、足太阳膀胱经、足少阴肾经、手厥阴心包经、手少阳三焦经、足少阳胆经、足厥阴肝经。十二经脉左右对称地分布于头面、躯干和四肢，纵形全身。与六脏相配属的 6 条阴经，分布于四肢内侧和胸腹，上肢内侧为手三阴经，下肢内侧为足三阴经。与六腑相配属的 6 条阳经，分布于四肢外侧和头面、躯干；上肢外侧为手三阳经，下肢外侧为足三阳经。十二经脉的气血流注从肺经开始逐经相传，至肝经而终，再由肝经复传于肺经，流注不已，从而构成了周而复始、如环无端的循环传注系统。十二经脉将气血周流全身，使人体不断地得到营养物质而维持各脏腑组织器官的功能活动。

奇经八脉指别道奇行的经脉，有督脉、任脉、冲脉、带脉、阴维脉、阳维脉、阴跷脉、阳跷脉共 8 条，故称奇经八脉。奇经八脉中的任脉和督脉，各有其所属的腧穴，故与十二经相提并论合称"十四经"。奇经八脉除带脉横向循行外，均为纵向循行，纵横交错地循行分布于十二经脉之间。奇经八脉的主要作用体现在两方面：一是沟通了十二经脉之间的联系，起到统摄有关经脉气血、协调阴阳的作用；二是对十二经脉气血有着蓄积和渗灌的调节作用。

经络学说是阐述人体经络系统的循行分布、生理功能、病理变化及其与脏腑相互关系的理论体系，是中医理论的重要组成部分，对中医临床尤其是针灸临床实践具有重要的指导作用。

腧穴是人体脏腑经络之气输注于体表的特殊部位。人体的腧穴既是疾病的反应点，又是针灸的施术部位。腧穴与经络、脏腑、气血密切相关。《灵枢·九针十二原》记载："欲以微针通其经脉，调其血气，营其逆顺出入之会。"说明针刺是通过经脉、气血、腧穴三者的共同作用，达到治疗的目的。经穴均分别归属于各经脉，经脉又隶属于一定的脏腑，故腧穴—经脉—脏腑间形成了不可分割的联系。

人体的腧穴大体上可归纳为十四经穴、奇穴、阿是穴 3 类。十四经穴是指具有固定的名称和位置，且归属于十二经和任脉、督脉的腧穴。奇穴是指既有一定的名称，又有明确的位置，但尚未归入或不便归入十四经系统的腧穴。阿是穴是指既无固定名称，亦无固定位置，而是以压痛点或其他反应点作为针灸施术部位的一类腧穴。又称"天应穴""不定穴""压痛点"等。

腧穴的主治特点主要表现在 3 个方面，即近治作用、远治作用和特殊作用。近治作用是指腧穴均具有治疗其所在部位局部及邻近组织、器官病证的作用。这是一切腧穴主治作用所具有的共同特点。如胃脘部及其周围的中脘、建里、梁门等经穴均能治疗胃痛，阿是穴均可治疗所在部位局部的病痛等。

远治作用是指腧穴具有治疗其远隔部位的脏腑、组织器官病证的作用。十四经穴，尤其是十二经脉中位于四肢肘膝关节以下的经穴，远治作用尤为突出，如合谷穴不仅能治疗手部的局部病证，还能治疗本经脉所过处的颈部和头面部病证，支沟穴不仅能治手臂挛痛，还能治疗便秘。奇穴也具有一定的远治作用，如二白治疗痔疾，胆囊穴治疗胆疾等。

特殊作用是指有些腧穴具有双向的良性调节作用和相对的特异治疗作用。所谓双向良性调节作用，是指同一腧穴对机体不同的病理状态，可以起到两种相反而有效的治疗作用。如腹泻时针天枢穴可止泻，便秘时针天枢穴可以通便；内关可治心动过缓，又可治疗心动过速。此外，腧穴的治疗作用还具有相对的特异性，如大椎穴退热，至阴穴矫正胎位，阑尾穴治疗阑尾炎等。

十四经中具有特殊性能和治疗作用，并有特定称号的经穴，称为特定穴。根据其不同的分布特点、含义和治疗作用，将特定穴分为"五输穴""原穴""络穴""郄穴""下合穴""背俞穴""募穴""八会穴""八脉交会穴"和"交会穴"等 10 类。这些穴位的选择对针灸的治疗也起着指导作用。

二、针刺得气

腧穴的选取、针灸方法的选用是针灸治疗的两大关键。针灸临床通常根据经脉循行和主治特点进行循经取穴，如《四总穴歌》记载："肚腹三里留，腰背委中求，头项寻列缺，面口合谷收。"

针刺治疗疾病的关键是针下要得气，即受试者针刺部位要有酸胀感，《灵枢·九针十二原》记载："刺之而气不至，无问其数，刺之而气至，乃去之，勿复刺。刺之要，气至而有效，效之信，若风之吹云，明乎若见苍天。"故而古今针灸名家如陆瘦燕、承淡安等多强调针刺手法的练习，以达到得气的目的。除了深刻掌握经络腧穴理论之外，临证经验之多寡，手上指力之强弱，针刺补泻之选用皆是治病之关键。

首先是针刺练习，主要是对指力和手法的锻炼。指力是指医者持针之手进针操作的力度。良好的指力是掌握针刺手法的基础，熟练的手法是运用针刺治病的条件。指力和手法必须常练，达到熟练程度后，则在施术时，进针快、透皮不痛；行针时，补泻手法运用自如。反之，指力与手法不熟练，则在施术时难以控制针体，进针困难，痛感明显；行针时动作不协调，影响针刺治疗效果。

其次是针刺补泻，从广义上讲针刺补泻的量学要素应包括进针方向、进针深度、具体手法的操作、留针时间的长短等环节，针刺补泻与针刺量的关系不单纯以针刺量的大小来衡量针刺的补泻，刺激量大小与针刺补泻之间没有对应关系。刺激量大，可能为补，可能为泻；刺激量小，亦可能为补，亦可能为泻。同时，最佳刺激量是与患者的年龄、体质及病情等机体状态密切相关。在针刺得气的基础上，运用一定的补虚或泻邪的术式结构来操作，在施术过程中施以一定的刺激量，如此才能真正做到针刺补泻的目的。

第三节　针刺选穴

一、古籍记载的针刺治疗便秘选穴

中医古籍中对针灸治疗便秘的记载甚多，相关穴位在足太阳膀胱经、足少阴肾经、足阳明胃经、足厥阴肝经、足太阴脾经等相关经络上，涉及的穴位有昆仑、承山、膀胱俞、承扶、承筋、大肠俞、石关、胞肓、太溪、涌泉等穴位。如《灵枢·五邪第二十》记载："大便难，肩、背、颈、项痛，时眩。取之涌泉、昆仑。"《灵枢·杂病第二十六》记载的"腹满，大便不利，腹大，亦上走胸嗌，喘息喝喝然，取足少阴""腹满食不化，腹向向然，不能大便，取足太阴""心痛引小腹满，上下无常处，便溲难，刺足厥阴"。《针灸甲乙经》记载："大便难，胀，承山主之。"《普济方·针灸》记载："治大小便不利，穴白环俞、承扶、大肠俞。"《千金方》记载："石关，主大便闭，寒气结，心坚满。"《针灸大成》记载的"膀胱俞，主腹满，大便难""承扶，主大便难"。

二、《针灸学》教材中针刺治疗便秘选穴

现代出版的各版《针灸学》教材中，针灸治疗便秘取穴是殊途同归，辨证分型多归为热秘、气秘、虚秘、冷秘四种。热秘选用合谷、曲池、腹结、上巨虚、内庭以通腑泄热；气秘选用中脘、气海、行间、阳陵泉、太冲以降气通便；虚秘选用脾俞、胃俞、足三里、三阴交、大肠俞、关元以益气通络排便；

冷秘选用气海、照海、石关、关元俞、肾俞以温补肾阳。

此外，天枢为大肠募穴，大肠俞为大肠背俞穴，两者同取，属于经典的俞募配穴法，在治疗便秘时常配穴使用。两者的位置和大肠在人体体表的投影基本一致，靠近脏腑，是对大肠功能性失调进行治疗的最有效、最直接的穴位。从神经节段分布特点的角度，可以进行如下解释：大肠俞神经节段是 L_3，天枢的神经节段是 T_{10}，和大肠神经节段的分布 $T_{10} \sim L_3$ 相吻合。

支沟为三焦经火穴，可宣泄三焦之火以通便；照海穴滋肾水以增液润肠，支沟配照海也是常用的治疗便秘的配穴对。《玉龙歌》记载："大便闭结不能通，照海分明在足中，更把支沟来泻动，方知妙穴有神功。"

梁繁荣、赵吉平主编的《针灸学》中治疗便秘，选用主穴为天枢、大肠俞、支沟、照海、上巨虚。热秘配曲池、内庭；气秘配太冲、中脘，冷秘配关元、神阙；虚秘配足三里、脾俞、气海。天枢、大肠俞俞募配穴治疗肠腑疾病，支沟可宣泄三焦之火以通便，照海穴滋肾水以增液润肠，上巨虚是大肠下合穴，可以有效治疗大肠疾病。曲池为大肠经合穴，内庭为胃经荥穴，可以清胃肠实热之热秘；中脘为胃之募穴，有通腑降气的作用，太冲为足厥阴肝经原穴，有疏肝散结的作用，两穴相配可以治疗气滞中腑之气秘；关元、神阙为任脉之穴，有温助肾阳之功，多用灸法治之以去冷秘；足三里有补中益气之效，脾俞有健脾益胃之功，气海有温补元气之效，可以治气虚邪滞之虚秘。

杨甲三主编的《针灸学》中治疗便秘，热秘选用合谷、曲池、腹结、上巨虚；气秘选用中脘、气海、行间、阳陵泉；虚秘选用脾俞、胃俞、关元、大肠俞、三阴交、足三里、冷秘选用气海、照海、石关、关元俞、肾俞。合谷、曲池为手阳明大肠经的原穴、合穴，可以调理大肠主津、司糟粕的功能，有行气活血、泄热导滞的功效，腹结为足太阴脾经穴位，位当大肠所过之处，配大肠下合穴上巨虚改善大肠蠕动功能，促进热秘排出。腑会中脘能够通降腑气，气海有温补元气之效，行间为足厥阴肝经之荥穴，有行气疏肝之效。

孙国杰主编的《针灸学》中治疗便秘，实证主穴选用天枢、支沟、曲池、内庭，气滞配太冲；虚证主穴选用天枢、支沟、上巨虚、大肠俞，气血虚弱配足三里，阴寒盛配灸神阙。实证以泻法为主，天枢为大肠经募穴治疗肠腑疾病，曲池为大肠经合穴，可清大肠经之实热，支沟可宣泄三焦之火以通便，内庭为胃经荥穴，可以清胃肠实热，共用可以清热导滞；气滞选用肝经原穴太冲以行气疏肝。虚证以益气导滞，上巨虚是大肠经的下合穴，大肠俞是大肠经的背腧穴，均有调理大肠通导的作用；气血虚弱配足阳明胃经的合穴足三里补益气血。

石学敏主编的《针灸学》中治疗便秘，主穴选大肠俞、天枢、支沟、上巨虚、归来。热秘配合谷、内庭；气秘配太冲、中脘；气虚加脾俞、气海；血虚取足三里、三阴交；阳虚取神阙、关元（灸法）。大肠俞、天枢俞募配穴疏调大肠腑气，支沟宣通三焦气机，归来、上巨虚行滞通腑。

三、针刺治疗便秘选穴规律的分析

通过对针刺治疗便秘的资料整理分析发现，腧穴应用率最高的是天枢、足三里、上巨虚，表明足阳明胃经经穴在治疗便秘中的重要性；其次是支沟、大肠俞。支沟为三焦经之经气所行之处，刺之可谓理三焦气机，大肠俞为大肠经精气输注于背部的俞穴，刺之可谓理大肠，此外许多研究都强调了要辨证取穴治疗便秘。

刘立公研究表明，古文献中治疗便秘最常用的穴位是照海、支沟，并提出治疗便秘的参考处方：①下肢阴面的照海、涌泉、太溪、大钟、太白、三阴交、大敦等。②下肢阳面的足三里、承山等。③上肢的支沟等。④腹部的神阙、章门、气海、石门、中脘等。⑤下背部的大肠俞、膀胱俞、小肠俞、八髎、长强等。临床多用针刺法，多刺足之阴穴，多用泻法，运用呼吸补泻法；亦用灸法，灸腹部穴、下背部穴、下肢穴、口旁穴。

便秘依据病理特征可以分为慢传输型、出口梗阻型和混合型，其中慢传输型为针刺疗法的优势类型，临床研究颇多。针对慢传输型便秘，针刺不仅可以有效改善便秘症状，还可以改善患者心理不适，具有较好的远期治疗效应，其机制与改善结肠动力、肠道神经系统功能及神经递质分泌等病理环节密切相关，选穴规律为选取结肠所在体表投影部位穴位。针对出口梗阻型便秘，针刺结合生物反馈疗法优于单纯采用生物反馈治疗，具有疗程短、起效快的优势，其机制与改善盆底表面肌电和肛管直肠压力有关，选穴规律为选取盆底部位穴位。

第四节 针刺单穴治疗便秘

单穴针刺是指针刺一个特定的穴位对疾病进行治疗的一种针刺方法，分为浅刺和深刺，也可一穴向邻近穴位透刺。在针灸治疗便秘的临床研究中，笔者选取天枢、支沟、大肠俞、足三里作为重点，探讨针刺治疗便秘的临床疗效和相关机制。

一、针刺天枢穴治疗便秘

天枢穴又名长溪、长谷、谷门，是足阳明胃经的腹部要穴，也是大肠募穴及大肠经气所聚集之处。其命名为前人假借天文星名所得，因其位在脐中旁 2 寸，恰为人体之中点，如天地交合之处，升清降浊之枢，故而得名。文献记载天枢穴有疏调肠腑、消食导滞、化湿和中、制泻止痛、理气通便之功，主治各种肠腑病及肠腑相关病，后经大量临床验证，肠腑病证多在大肠募穴大枢穴出现压痛或异常反应。循经按压该穴则有助于鉴别肠腑病的虚实寒热；同时，针刺天枢穴对改善肠腑功能、消除或减轻肠道功能失常而导致的各种证候具有显著的功效。

历代医家均对天枢穴的应用有较为深刻的认识。早在《内经》时代即有所载述，如《素问·至真要大论》记载："身半以上，天之分也，天气主之；身半以下，地之分也，地气分之；身半也，上下之中也，以人身言之，则前及于脐，后及于腰，故脐旁二寸一名天枢穴。"至晋代皇甫谧则详细阐述了天枢穴的定位、手法及主治，其在《针灸甲乙经》记载："天枢，大肠募也，一名长溪，一名谷门，去一肓门一寸五分，夹脐两旁各二寸陷者中。足阳明脉气所发。刺入五分，留七呼，灸五壮。腹胀肠鸣，气上冲胸，不能久立，腹中痛灌灌，冬日重感于寒则泄，当脐而痛，肠胃间游气切痛，食不化，不嗜食，身肿侠脐急，天枢主之。大肠胀者，天枢主之。"文中提及天枢穴乃足阳明脉气所发，大肠之募穴，可治疗各种原因所致的腹胀、腹痛、肠鸣、便秘等肠胃病证。

杨德莉等采用前瞻性 RCT 研究方法评价深刺天枢治疗功能性便秘的临床疗效，以及针刺的深浅程度与功能性便秘针刺效应的关系，将患者随机分组，深刺组患者予深刺双侧天枢穴、西药组患者给予乳果糖西药治疗，浅刺组患者给予浅刺双侧天枢治疗，进而评价 3 种方法对患者的大便次数、便秘评分等的改善情况。结果显示深刺组患者每周大便次数平均增加 2.32次，西药组患者增加 2.05 次，浅刺组患者增加 1.76 次；深刺组便秘评分减少 6.34 分，改善率为 46.61%；西药组和浅刺组分别是 2.74 分和 3.29 分，改善率为 22.37% 和 24.09%；说明深刺天枢穴可以更好地改善便秘患者的症状。

近年来，通过对腧穴主治相对特异性的机制研究中发现，针刺天枢穴对胃肠功能具有双向调节作用，主要通过不同的针刺手法来实现。因天枢穴定位在脐中旁开2寸，其所在位置为大、小肠在体表投影区域，其与肠之间有皮肤和腱膜等组织相隔，肌肉层较为浅薄，故针刺或艾灸刺激易传入其内，可以调节大、小肠的蠕动、吸收和分泌等功能，表现为胃肠运动功能低下者可促使其运动增强；而运动功能亢进者则使其降低，从而发挥天枢穴对胃肠功能的良性双向、整体性调节，治疗泄泻或便秘等肠腑功能失调病证。针刺天枢穴能够调节机体胃肠功能的机制初步假说：针刺的效应经躯体外周的感觉神经和血管壁神经丛2条通路传入中枢神经系统，经对应脊髓段向上到达大脑中枢，大脑中枢进行自我修复的神经调节后，经自主神经系统及体液途径通过神经-体液模式传出，调节胃肠道功能，进而促使患者便秘症状的改善。

二、针刺支沟穴治疗便秘

支沟穴属于手少阳三焦经，又名飞虎、飞处，位于前臂背面，腕背横纹上3寸，尺骨、桡骨之间，文献记载支沟和照海穴共用有治疗便秘的效果。历代临床医家也多用支沟穴作为治疗便秘的特效穴，《杂病穴法歌》记载："大便虚闭补支沟。"《玉龙歌》记载："若是胁痛并闭结，支沟奇妙效非常。"《类经图翼》记载："凡三焦相火炽盛，及大便不通，胁肋疼痛者，俱宜泻之。"《针灸十四经治疗诀》记载："大便虚秘天枢间，中极腹结连大横，大肠俞与支沟会，足三里穴及大敦。"三焦是全身气机升降出入的主要通道，若相火亢盛，三焦不通，则可致便秘出现。支沟为五输穴中的"经穴"，而"所过为经"，故支沟可疏通三焦经气，调节患者排便功能。

　　张智龙等采用多中心、随机对照的临床研究评价电针支沟穴治疗便秘之气秘的疗效和安全性，治疗组患者采用电针支沟穴治疗，对照组患者选用电针相近位置的非穴点，评价患者的便秘临床症状积分、结肠传输试验的时间。结果显示电针支沟穴能明显改善便秘患者的便秘临床症状和结肠传输时间，降低开塞露和泻剂的使用率，总有效率为 94.4%，优于对照组的 61.3%。说明支沟穴具有良好的调气通腑作用。

三、针刺足三里穴治疗便秘

　　足三里穴是足阳明胃经的主要穴位之一，属于五输穴之合穴，又是胃的下合穴，位于小腿前外侧，外膝眼下 3 寸（从外踝尖到腘横纹外侧端共计 16 寸），胫骨前缘旁开一横指。具有调理脾胃、补中益气、通经活络、疏风化湿、扶正祛邪之功能。

　　足三里广泛运用于各项消化系统疾病的临床研究中，如功能性消化不良、便秘、肠梗阻等；对各种慢性疾病也有预防作用，是人体中重要的强壮保健穴位。《灵枢·五邪》记载："邪在脾胃，则病肌肉痛，阳气有余，阴气不足，则热中善饥；阳气不足，阴气有余，则寒中肠鸣腹痛。阴阳俱有余，若俱不足，则有寒有热。皆调于足三里。"《灵枢·四时气》记载："肠中不便，取三里。"《马丹阳十二穴歌》记载："能通心腹胀，善治胃中寒，肠鸣并泄泻。"《针灸大成》记载："三里，主大便不通。"《医学纲目》记载："肠中不便，取三里。"

　　魏玉龙等用针刺复式补泻手法"烧山火"在患者双侧足三里穴操作，用于治疗便秘，以针下有温热感觉为度，配合按压天枢、关元，结果显示针刺足三里可以显著改善老年患者的便秘情况，说明该方法对原发性老年性便秘患者的治疗结果显著。

　　现代医学研究证实，针刺足三里穴可以促进视丘下部、颞叶海马旁回、室旁核的脑血流量增加，自主神经中枢正位于视丘下部和室旁核，所以针刺足三里穴可以治疗胃肠疾患。针刺足三里穴可使胃肠蠕动有力而规律，并能提高多种消化酶的活力，增进食欲，帮助消化；针刺足三里穴对正常人结肠电振幅、频率均有一定程度的增强作用；对乙状结肠的张力和平滑肌的收缩力有增强作用，可促进卵圆形粪便的形成；亦可抑制乙状结肠亢进电活动，还能减少乙状结肠上结肠袋非推进性的袋状往返运动和减弱肠壁紧张性，多重因素下使大便更容易排出。

四、针刺大肠俞治疗便秘

大肠俞属足太阳膀胱经，大肠之背俞穴，在腰部，当第4腰椎棘突下，旁开1.5寸，有通调大肠肠腑功能的作用。《针灸大成》记载："大肠俞，主大小便不利。"《千金方》记载："治风，腹中雷鸣，肠，注辟泄利。"主治腹痛，腹胀，肠鸣，泻痢，便秘，腰脊痛，细菌性痢疾，肠梗阻，坐骨神经痛等，是治疗便秘的常用穴位。

李健观察电针大肠俞对单纯性便秘的影响，对单纯性便秘患者针刺双侧大肠俞行提、插、补、泻法，有针感后连接电针疏密波，治疗2个疗程，显示总有效率为86.79%。说明电针大肠背俞穴可以通调肠腑，效果显著，取穴精简。

第五节　针刺穴位处方

针刺组方治疗疾病是指根据针灸治疗疾病的指导原则，选用远部穴位、近部穴位以及特定穴位对疾病进行治疗的一种方式，也是临床上最常用的针刺治疗指导原则。《灵枢·九针十二原》记载："虚实之要，九针最妙。补泻之时，以针为之。"实秘用泻法，虚秘、寒秘则用补法。《医学纲目》记载："大便不通：照海（泻之立通）、太白（泻之，灸亦可）。"对于本虚标实者，则施予补泻结合的方法。《针灸大成》记载："大便秘结不通：章门，太白，照海……宜先补后泻。"这些针刺方法均可在临床上试用。

一、调气针刺法治疗便秘

《灵枢·刺节真邪》所云"用针之类，在于调气""合治内府"说明调节气血运行在治疗疾病中的重要性，其根本在针刺时针下得气。马天安等运用调气针刺法运用调气法针刺大肠募穴天枢、大肠下合穴上巨虚治疗习惯性便秘，行提插捻转，要求针下得气明显，并根据辨证加减腧穴，结果显示运用此法可明显调整肠道功能，改善习惯性便秘患者大便干结程度，减轻或消除便秘所致头晕、失眠、腹痛等症状。任珍等运用调气通腑针刺法治疗中风后便秘，认为中风患者气机逆乱，肠腑壅实，传导失司，是其发病的主要病机，选用天枢、支沟、气海、足三里等穴位，局部针刺要有酸胀感，治疗结束后，中风后遗症患者的便秘临床症状得到显著的改善。

二、"烧山火"针刺法治疗便秘

《素问·针解》云："刺虚则实之者，针下热也，气实乃热也。"《金针赋》曰："烧山火，治顽麻冷痹，先浅后深……除寒气有准。"高效祥认为老年便秘患者多因气血两虚所致，所以多采用补法来补虚行气，以达到治疗的目的。采用烧山火针法结合补中益气汤治疗气血两虚型便秘，选天枢、支沟、上巨虚、脾俞、胃俞、大肠俞等穴位行重插轻提九阳数之烧山火针法，补益患者肠腑之气，塞因塞用，针药结合治疗患者便秘，效果显著。

三、"灵龟八法"针刺法治疗便秘

有医家结合时间医学特色和天人合一的中医学思想，根据针灸经典灵龟八法治疗便秘，效果也非常好。吴春存以照海、列缺为主穴，配以大肠俞、天枢、支沟、足三里运用灵龟八法治疗便秘。取 1~2 寸毫针按主配穴次序刺入穴位，采用平补平泻法以达得气；支沟、足三里先轻补后重泻，留针 30 分钟，治疗 32 例，总有效率为 100%。

四、"子午捣臼"针刺法治疗便秘

子午捣臼是一种捻转提插相结合的针刺手法。子午，指左右捻转；捣臼，指上下提插。《金针赋》："子午捣臼，水蛊膈气。落穴之后，调气均匀，针行上下，九入六出，左右转之，千遭自平。"陈玲琳用子午捣臼法治疗老年习惯性便秘，取天枢、关元、大肠俞、脾俞行提插捻转针法，引导脏腑阴阳之气，温补脾肾，补泻相宜，通调肠腑，对老年性便秘患者有显著的治疗作用。

五、头针针刺治疗便秘

头针是根据中医脏腑经络理论和大脑皮质的功能定位在头皮的投影，在头部特定的部位进行针刺防治疾病的一种方法。目前头针广泛应用于临床，在治疗中风后便秘方面更有显著的疗效。吴玉梅选择针刺头部足运感区，接用电针疏密波，配合温针灸天枢、关元穴，显著改善患者的排便次数、大便性状、排便困难程度等临床症状。此外，头针配合五脏俞、腹针等治疗中风后便秘均有较好的临床疗效。

六、常用针刺组方治疗便秘

临床常用的针刺组方主要根据近部选穴结合远部选穴原则进行治疗，和目前教材里的治疗方法无明显差异。姜军作等取天枢、支沟、足三里、照海为主穴治疗慢传输型便秘，有胃脘不适加中脘穴，有腰骶部不适加大肠俞穴，观察全结肠通过时间和结肠传输指数，显示针灸对患者的胃肠动力有显著的改善作用，也改善全结肠通过时间和结肠传输指数等指标。

骶部神经电刺激疗法是目前治疗便秘的研究热点，贾菲根据中医治疗便秘的局部取穴规律结合电刺激疗法，用电针八髎穴及承山穴治疗慢传输型便秘，选用骶部的八髎穴深刺，并接用电针仪，配合下肢部承山穴对患者进行治疗，相关临床症状的改善优于西药对照组。

夹脊穴是目前临床上常用的治疗神经、骨骼肌肉、内脏系统的穴位，功效同于背俞穴。陈增等用针刺夹脊穴治疗脊髓损伤导致的便秘，选用穴位如下。主穴：背部双侧夹脊穴（$T_2 \sim L_5$）；配穴：热结便秘加内庭、曲池；气滞便秘加太冲；气虚便秘加足三里；阴虚便秘加太溪；血虚便秘加足三里；阳虚便秘加腰阳关。针刺得气后双手同时施提插捻转手法，平补平泻。控制胃肠道的自主神经多数从背部脊髓 $T_6 \sim L_2$、$S_{2\sim4}$ 发出，刺激相应背部腧穴，可通过神经传导调整胃肠功能，促进胃肠蠕动，显著改善患者的便秘症状。

针刺配合电针也是临床医家常用的治疗疾病的方式，以电针的跳动来代替医者行针的手法。金洵等采用两组穴位隔日交替针刺配合电针治疗慢性功能性便秘患者，第 1 天选用天枢、气海、上巨虚等穴位；第 2 天选用中髎、下髎、大肠俞等穴位，针刺得气后，中髎、下髎、天枢、上巨虚接用电针。治疗后，患者排便频率、排便费力程度、每次排便时间、排便不尽感、便质、便意感和生活质量各项积分均较治疗前明显改善。

俞募配穴是一种经典的治疗脏腑疾病的方式，任晓明等采用俞募配穴为主针刺治疗便秘，选用大肠经俞募配穴天枢、大肠俞，小肠经俞募配穴关元、小肠俞进行针刺，并选用下合穴进行治疗，结果显示该配穴方式可以通调腑气，增加肠蠕动，恢复大肠传导功能，加快肠道大便排出。

有医者从足少阴肾经辨证论治便秘，如王灵枢等取足少阴肾经的石关、肓俞、中注、交信、太溪、大钟、涌泉穴针刺治疗便秘，以《灵枢·经脉》记载的"盛则泻之，虚则补之，热则疾之，寒则留之"为准则，随证变化运用，冷秘留针 30 分钟，热秘疾刺不留针，虚秘用补法，实秘用泻法，疗效较好。

医家根据自身的临床经验结合经典的针刺组方治疗便秘，均取得了较好的临床疗效，诸多结果显示针刺可以显著改善便秘症状，提高患者的生活质量。

第六节　艾灸治疗便秘

艾灸是在中医理论指导下，医师运用艾绒为主要材料，作用于患者体表的特定腧穴，以达到防治疾病为目的的一种外治疗法。《灵枢·刺节真邪》记载："脉中之血，凝而留止，弗之火调，弗能取之。"《灵枢·禁服》记载："陷下者，脉血结于中，血寒，故宜灸之。"即是说明了艾灸有温经散寒、消瘀散结等作用，也明确了其运用范围。现代灸法为了减轻患者接受灸疗的痛苦，多采用小艾炷少壮灸，并衍化出多种灸法，如艾条灸、药条灸（包括太乙神针、雷火针等）、温灸器灸、天灸、灯火灸等。根据病情不同，还常采用间接灸法，所隔物品多为姜片、蒜片、食盐、豉饼、附子饼等。此外，还有针刺和艾灸的结合即温针灸在临床中运用也较为普遍。

一、普通灸法治疗便秘

普通的灸法有很多，如直接用艾条进行温和灸、回旋灸、雀啄灸，用艾绒做成大小不等的艾柱进行隔姜灸、隔盐灸、隔附子饼灸，以及借用灸盒、灸器进行的大范围的艾灸。这些灸法均可以用于治疗不同证型的便秘。

艾条温和灸是目前临床上最常用的艾灸治疗方式，具备显著的临床疗效。李影等观察艾灸对老年性便秘的作用，实性便秘选择天枢、大肠俞、支沟穴；虚性便秘选择天枢、大肠俞、气海、足三里；各穴均进行艾条温和灸，每穴每次 20 分钟，共治疗 14 天。结果显示治疗的 40 例患者中，有 34 例患者的便秘症状得到明显改善，4 例患者的便秘症状得到一定改善，有效率达到 95%。

穴位交替施温和灸可以有效地提高艾灸的临床疗效，改善患者的穴位耐受性。邓旭采用腹部与背部相应的穴位交替施温和灸（中脘、神阙、关元、天枢、足三里与脾俞、胃俞、肾俞、大肠俞、涌泉等穴），进行艾灸治疗老年便秘，疗效显著。

麦粒灸是将艾绒制成麦粒大小的艾炷置于穴位或病变部位上，通过施灸治疗疾病的一种方法，根据患者的体型和施灸部位可以选择不同大小的麦粒灸，在临床上也普遍应用。王丽娟等观察麦粒灸合针刺治疗慢性功能性便秘的疗效，采用两组穴位隔日交替针刺治疗，于气海、足三里及大肠俞、脾俞施用麦粒灸，相对于单纯针刺组，结合治疗组患者的便秘临床评分中排便费力程度、排便时间、腹痛、排气不畅、排便不尽感、肛门梗阻感、依赖泻剂情况，以及生活质量评分和心理症状评分均显著优于单纯针刺组。

热敏灸又称热敏悬灸，有不用针、不接触人体，无伤害、无副作用的特点，属于临床针灸替代疗法。田宁观察热敏灸治疗慢传输型便秘的疗效，采用热敏灸在患者双侧肾俞和大肠俞之间的区域进行灸法治疗，结果显示热敏灸对便秘患者临床疗效的改善优于用莫沙必利治疗的患者。

铺灸，别名长蛇灸，又称蒜泥铺灸，取穴多用大椎至腰俞间督脉段，可灸全段或分段，是目前灸疗中施灸范围最大、一次灸疗时间最长的灸法。丰培学采用铺灸治疗慢传输型便秘，在患者腰背部自大椎穴到腰俞穴之间的膀胱经1线内铺上姜泥，其上铺金艾绒，连灸3壮，治疗效果显著优于单纯的中成药对照组。

雷火灸是以中医经络学说为原理，配合现代医学理论，采用纯中药配方制成灸条。在古代雷火神灸实按灸的基础上创新发展而成的治疗法。利用药物燃烧时的热量，通过悬灸的方法刺激对应穴位，其热效应激发经气，使局部皮肤肌理开放，药物透达相应穴位内，起到疏经活络、活血利窍、改善周围组织血液循环的作用。罗莎等观察雷火灸治疗便秘型肠易激综合征的疗效，采用雷火灸在双侧天枢、足三里、大肠俞、上巨虚等穴位进行灸法治疗，治疗后患者症状缓解明显优于对照组，具有良好的临床疗效。

天灸是将中药打磨成粉末，制成药饼，贴于腧穴上进行外治的一种灸法。宁余音等探讨中药天灸疗法对改善老年功能性便秘的疗效，取吴茱萸、白芥子、菟丝子、大黄、枳实按等量比例取药，加艾绒适量打成细粉，后调和成饼状待用，选取至阳、脾俞、肾俞、天枢、中脘、神阙、关元等穴进行天灸，进而评估患者的便秘情况，结果显示天灸可以有效改善患者便秘的症状和临床疗效。

艾灸治疗便秘多选用腹部和腰部的穴位，所选穴位也与针刺所选穴位相近。《医学入门》说："虚者灸之使火气以助元气也；实者灸之使实部随火气而发散也；寒者灸之使其气复温也；热者灸之引郁热外发，火就燥之义也。"而这些都靠经络、腧穴的调节作用才能实现。现代研究认为，灸法的作用是由艾条燃烧时的物理因子和药化因子，与腧穴的特殊作用及经络的特殊途径相结合，而产生的一种综合效应。灸法治疗便秘主要以虚冷病因为主，取其温中散寒、温通经络的作用。灸足三里可调理肠胃以通便，灸背俞穴可扶助正气。现代有研究表明：艾灸的热刺激能使血管扩张充血，促进血液循环，改善新陈代谢；从而调节神经功能，增强机体自身抵抗力并有助于大便排泄。

二、温针灸治疗便秘

温针灸是指针刺得气之后，将艾炷置于针尾并点燃，让艾灸的热量顺着针身传入穴位以达到治疗疾病的一种方式。《针灸聚英》记载："仅有温针者，乃楚人之法，其法针于穴，以香白芷做圆饼，套针上，以艾蒸温之，多以取效。"因而，温针灸有显著的行气活血、消瘀散结的作用。

温针灸遵循中医学凡病"药之不及，针之不到，必须灸之""御风邪以汤药，针灸、蒸熨皆能愈疾，至于火艾特有其能，针药汤散皆所不及者，艾为最要"的理论，很好地结合了针刺和灸法两方面的作用，不仅有针刺的行气导滞增强肠蠕动，而且灸法又具有很好的扶正益气作用。

温针灸治疗功能性便秘常选用天枢、中脘、关元、上巨虚、支沟等穴位，以达到调和脾胃、温经通络、行气导滞的目的。

其主穴作用如下。①天枢：天枢穴是大肠的募穴，《素问·阴阳应象大论》记载"阳病治阴"，六腑病证多取募穴治疗能疏通经络，调和气血，升清降浊，畅利三焦，达到调整胃肠运动动能的作用。②中脘、下脘：中脘、下脘均属胃脘腧穴，中脘为胃经募穴、八会穴之腑会，二穴有理中焦、调脾胃、调升降的作用。③关元、气海：二穴同用有培肾固本、补气回阳之功。④大横、上巨虚、支沟、足三里：大横可调整脾脏功能，祛湿健脾；上巨虚为大肠的下合穴，疏通大肠腑气，取"合治内腑"之意；支沟可通利三焦气机，为治疗习惯性便秘的经验效穴；足三里功可补益气血健脾和胃。

李瑛等用温针灸治疗老年功能性便秘，在中脘、下脘、关元、气海等穴位使用温针灸，治疗结束后，患者的临床疗效显著。

任亚东在针刺基础上加用温针灸天枢、气海、足三里、脾俞、大肠俞等穴位治疗慢性功能性便秘，治疗后便秘患者的症状评分改善显著优于单纯针刺组。

佟媛媛等选用中脘、天枢、气海、关元、足三里、水道（左）、归来（左）等穴位温针灸治疗气虚型功能性便秘，结果显示可以有效地改善患者的便秘症状。

现代研究证明，温针灸可以改善血液流变学的各项指标，而且还可以改善局部血管弹性，从而改变局部血循环。温针灸治疗便秘，可以增加肠黏膜的血流量，改善微循环，降低毛细血管的通透性等。温针灸通过经穴配伍和针刺手法使刺激信号通过穴位、经络的传导途径，对机体的生理功能起双向调节作用，使机体恢复正常的生理功能，从而达到防病治病的目的。

第七节　耳穴贴敷治疗便秘

耳穴属于中医特色外治法之一，耳穴是人体的特殊穴位，与脏腑经络有着密切的联系。《灵枢·邪气脏腑病形篇》记载："十二经脉三百六十五络，其气皆上于面而走空窍，其精阳之气，上走于目而为睛，其别气走于耳为听。"《灵枢·经脉篇》记载："小肠手太阳之脉……其支者，却入耳中，三焦手少阳之脉……其支者，系耳后，直上出耳上角；……手阳明之别……入耳，会于宗脉。"从经脉的循行规律来看，6条阳经或直入耳中或分布于耳周构成与耳的密切联系，6条阴经通过经别与阳经相汇合，十二经脉都直接或间接上达于耳。故曰："耳者，宗脉之所聚也。"全息学说认为，耳轮是一个倒置的人体，耳垂是人体头面部的反应点，下耳窝是人体胸腔脏器的反应点，上耳窝是人体腹腔脏器的反应点，对耳轮是人体脊柱的反应点。现代许多实验研究亦表明，耳郭有经络的存在，耳郭经络与全身经络相通，如果刺激耳穴可引起相应经脉的感传。因此，通过耳穴贴压刺激，能刺激人体对应的脏腑功能，调节全身经络，促使经脉调和，气血相通。

刺激耳穴能疏通经络，运行气血，调节脏腑功能，防治便秘。耳穴贴压可刺激穴下神经，通过自主神经反射，副交感神经兴奋，以增强肠蠕动和便意刺激。耳穴防治便秘的取穴特点是以标本兼治，局部整体兼顾，选穴上有局部取穴、辨证配穴、选取特定穴等。局部取穴是指以病变局部在耳穴上的投射取穴为主，常取的穴位有直肠（直肠下段）与大肠。辨证配穴将便秘分为实秘、虚秘，分别选取宣肺、舒肝利胆、通调水道、健脾补肾、益脑的穴位，如宋君惠仁辨证虚秘加脾、胃、内分泌、皮质下，轻按压；实秘加肺、三焦。张冬梅治虚秘加脾、胃、肾、皮质下，实秘加交感、肺、肝、胆穴。张怡芝等治便秘实证加大肠、三焦、腹，虚证加肺、脾、内分泌。相永梅等以大肠、直肠下段、便秘点为主穴，实秘配以肺、肝、胆、心，虚秘配以脾、胃、肾、肾上腺。李贻文治便秘实证加交感、肺、肝、胆，虚证加脾、胃、肾、皮质下。黄静国等辨证大肠积热配皮质下、直肠，气滞配脾、肝，寒凝配脾，气血亏虚配肾、脾。张雯辨证气虚者加脾，消化不良者加胃，年高体虚者加肾。万廷信辨证便秘阴虚加肺、肾，气虚加肺、脾，气滞加肝。选取耳穴防治便秘的特定穴"便秘点"具有疏导胃肠气机，通导大便的作用，在临床上较常用，也有独取特定穴以治疗便秘的，在"便秘点"（三角窝内，坐骨与交感连线作底边，做一等边三角形，顶点处即是）局部寻找反应点，若反应点不明显，则取原点。把揿钉式皮内针埋入，治疗效果较好。

有研究耳穴辨证组取脑干、枕、皮质下、大肠、三焦、腹、内分泌、便秘点为主穴；胃肠积热加胃、小肠穴，肺气郁闭加肺穴，脾肾两虚加脾、肾穴。按现在耳穴标准化方案穴区分布，脑干、枕皆为枕穴区，此区具有调节其对应脑及头部的神经功能的作用；皮质下是大脑皮层的代表区，有调节大脑皮质的兴奋或抑制的作用，选此三穴具有打破不良条件反射、建立新的良性条件反射的作用。另外，大肠穴清下焦、利肺气；小肠穴补脾和中，养心生血；便秘点润肠通便；腹穴健脾和胃，调理气机；内分泌穴温肾健脾。脾主运化，排便与脾的功能有关，取脾穴健脾化食，脾气健运则大便正常；肺与大肠相表里，取肺穴能推动气血运行，补虚清热；肾主温阳纳气，取肾穴通利水道。

林忆平等用耳穴按压法辨证治疗老年性便秘，主穴取大肠、腹、直肠、皮质下；肠道实热型加耳尖放血、肝、胆、胃、三焦；脾虚气弱型加脾、肺；肠道气滞型加肝、脾、胃、三焦；脾肾阳虚型加脾、肾；阴虚肠燥型加肝、脾、肾。嘱患者每天至少按压4~5次，每次约5分钟，每次一只耳，隔日换另一只耳。对便秘的改善效果非常明显。胡学明等用耳穴按压法治疗便秘，取耳穴直肠下段、大肠、交感三穴为主；配耳穴三焦、肺、小肠，两侧耳穴交替使用，用胶布固定王不留行籽于所选穴位，嘱患者每日自行按压贴药部位 5~6 次，每次 3~5 分钟，按压至稍感疼痛为宜，6 天为一个疗程。结果显示，耳穴治疗便秘的总有效率为 94.78%。张玉国等采用辨证分型（肝郁脾虚型、气阴两虚型、气虚阳衰型）论治配合耳穴贴压治疗糖尿病性便秘，考虑到老年人身体机能衰退、气血阴阳亏虚的生理特点，病多虚证或虚实夹杂，采取"因人而异"原则，根据不同证型取相应耳穴进行贴压，研究结果显示辨证选穴对老年习惯性便秘症状有明显的改善，耳穴辨证组较耳穴常规组改善更明显。徐秀菊认为，便秘的必选穴位为大肠、小肠、肺和三焦，根据临床症状的不同亦可适当选用内分泌、交感、脾、胃、腹和肝等穴位，结果显示耳穴可以显著改善卒中患者的便秘情况。

耳穴贴压疗法通过刺激经络腧穴，激发脏腑经气，调整气血阴阳，调和体质，改善胃肠功能，达到标本兼治的功效。耳穴贴皮疗法具有渗透性、集中性、持续性及反复性的特点，近期疗效明显，无创且操作简便，没有毒、副作用，既没有口服用药的胃肠道反应，也没有因为灌肠而产生的护理不便，多数疗效可靠；经济安全，操作过程无出现不良反应，患者易于接受。对便秘患者采用辨证选穴的耳穴贴压，能明显改善患者的便秘症状，提高生活质量，有较好的应用前景。在贴压过程中，注意部分患者皮肤对胶布的过敏反应即可。

第八节　拔罐疗法治疗便秘

拔罐治疗法也是一种经典的中医外治疗法，原本就在民间广泛流行，又因 2016 年菲尔普斯及一众体坛明星身上的"东方神罐"而被全世界所瞩目。拔罐主要是通过罐内的负压作用调动和调节经络的气血运行，拔罐不仅可以疏通经络，调整气血，还可以引导营卫之气始行输布，鼓动经脉气血，濡养脏腑组织器官，温煦皮毛，同时使虚衰的脏腑功能得以振奋，调整机体的阴阳平衡。有显著的行气活血、疏通经络的作用。拔罐包括留罐、走罐、闪罐、刺络拔罐等多种治疗方式，在治疗痹证、运动性疲劳等多种疾病方面均有较好的临床疗效。其中走罐、闪罐在治疗便秘中运用较多。

一、走罐治疗便秘

走罐是一种结合了运动与温通的治疗方法。"走"，去积；"火"，温通，通过腹部走罐增加胃肠蠕动，改善脾、胃以及肠道的运化传导功能，使之通行，以达"清上浊下"之功，从而达到治疗便秘的目的。王平祥等运用火罐依次循神阙、天枢、中脘、建里、下脘、水分、气海、关元、中极、大横、腹结穴，沿腹部肌肉的肌纤维走向在穴位间往返推移，上下走罐，至所拔的部位皮肤红润后，将罐移回至神阙穴或腹部肌肉丰厚处留罐。每次上下走罐 20~30 次，留罐时间 15 分钟左右。结果发现腹部走罐可以有效地治疗功能性便秘。

走罐治疗中，腹部穴位的有效选择，可增强脏腑的运化功能。神阙位于腹部，属阴，居"阴脉之海"任脉之上，是阴中有阳的穴位，既有培元固本、益气固脱之功，又有滋补肾阴、补益精血之效。在神阙八阵穴所在的圆周内，囊括了大补元气的关元，以"生气之海"著称的气海及善调腑气的大肠募穴天枢，调理全身气机；中脘、建里、下脘、大横、腹结有和胃健脾、通降腑气的作用；中极、水分均为局部取穴，共奏调和阴阳、调补气血、调理气机、调节脏腑之功，从而使阴平阳秘，大便通畅。

古爱群采用腹部按摩配合背部走罐治疗老年功能性便秘，

选取大小合适的玻璃罐吸附在大椎穴，沿着督脉、膀胱经，匀速上下推拉，以皮肤出现鲜红色或紫红色为宜。同时在大椎、肾俞、肺俞、脾俞等穴位上留罐 5~10 分钟，并配用腹部摩法顺时针操作。其对便秘的临床疗效优于单纯的莫沙必利组。

邹铁刚采用穴位埋线配合走罐治疗习惯性便秘，用火罐在督脉和膀胱经上来回走动，配合足三里、天枢、气海、大肠俞穴位埋线，诸穴合用，可调脾胃大肠之气，气机升降得顺，生津润肠以通便。临床疗效较好。

二、闪罐法治疗便秘

闪罐法是临床上常用的治疗方法，胡玲香教授用神阙八阵穴闪罐治疗老年习惯性便秘，神阙穴为中宫，以神阙穴至关元穴长度为半径作的圆周上的穴位，重点是圆周上的 8 个腧穴，即关元穴为下（地坤），以关元穴相对应的腹中线圆周上的穴位为上（天乾），以八等分圆周而形成的 8 个特殊部位。用中号火罐，内径为 4cm 左右，将酒精棉球点燃后深入罐中快速取出，迅速将玻璃罐拔在神阙穴上，然后快速取下，沿顺时针方向，每穴多次，反复闪罐，直到腹部刺激部位潮红出汗为度。每日 1 次，每次 20~30 分钟，10 次为一个疗程。

腹部为诸阴经之会，为气血运行的必经之路，而神阙位于腹中，为先天之结蒂、后天之气舍，介于中下焦间，为脾胃所在，乃治气要穴。在神阙八阵所取的圆周附近，多为调理脏腑气化功能的主要穴位，如气海、水道、天枢、中脘、关元等，取神阙八阵穴闪罐治疗时，开八阵穴亦同时兼顾了以上诸穴，加强了其振奋阳气、助阳行气、健脾和胃的功效，使经络疏通、营卫调和、气血通畅、阴阳平衡，从而达到祛邪扶正的治疗目的。

闪罐可调畅全身气机、平衡阴阳及祛除病邪等。神阙穴具有调气的功能，其降胃气、通腑气作用尤为突出。神阙上闪罐能打开气道，使脾肾之气上升，肺胃之气下降，从而通调三焦元气，使脐部气血得以运行，经脉畅通。胡玲香教授认为，无论何种气机阻滞或逆乱，神阙穴闪罐，一松一紧，犹如波浪运动之后浪推前浪，可使阻滞之气机不断向前运动，气行畅达则疾病可愈。闪罐的温热和局部机械刺激，可加强局部组织气体交换，扩张及增生局部毛细血管，促进局部血液循环，加强新陈代谢，有较明显的机体功能兴奋作用，有助于紊乱的机体功能恢复调节。

第九节　外治疗法治疗便秘

不同的外治疗法联合治疗便秘和外治疗法联合中药内服治疗便秘也是目前临床上常见的治疗方式，多种疗法共同作用，可以更好地改善便秘患者的临床症状和生活质量。针刺、艾灸、拔罐、耳穴等疗法相互组合，对便秘的治疗效果亦显著。

一、针刺结合拔罐治疗便秘

针罐结合治疗便秘的临床报道较多，实用性强。毛改选取气虚型便秘患者，给予针刺结合拔罐治疗，针刺选穴：天枢、大肠俞、上巨虚、支沟、照海、中脘、太冲、足三里、三阴交，使针刺得气；起针后，予以脐周4穴拔罐，结果显示针刺结合拔罐治疗气虚型便秘疗效显著。

嘉士健选用针刺配合走罐治疗老年习惯性便秘，针刺取穴：天枢（大横两穴交替使用）、关元、中脘、足三里、上巨虚、曲池，选用大号火罐或气罐，沿着督脉和膀胱经经脉依次反复推移走动，可以显著治疗老年习惯性便秘。

王文斌等采用针刺结合背部走罐治疗便秘。取穴：主穴取中脘、天枢、大横、腹结（左）、支沟、足三里、上巨虚、下巨虚；配穴：胃肠实热者加曲池、内庭，气滞者加中脘、阳陵泉、太冲，脾虚气弱者加关元，阴虚肠燥者加三阴交、太溪；同时配合在患者两侧膀胱经进行走罐。治疗结束可以显著改善患者的便秘临床症状。

徐运瑜观察针刺天枢穴配合背部走罐治疗功能性便秘的疗效，取双侧天枢穴，予以针刺，针刺后配合背部督脉、足太阳膀胱经走罐，并在大肠俞上留罐。结果显示针刺天枢穴配合背部走罐治疗功能性便秘疗效值得肯定。

二、针刺结合艾灸治疗便秘

针灸结合治疗便秘是临床上常用的经典治疗方式。丁曙晴等采用针灸结合治疗结肠慢传输性便秘，针刺共采用 2 组穴位：第一组取天枢、大横、腹结、气海、关元、足三里、上巨虚；第二组取大肠俞、肾俞、八髎、四神聪，对腹部和背部穴位深刺，灸四神聪，两组穴位隔日交替使用。采用便秘患者生存质量问卷（PAC-QOL）评估。结果治疗前与治疗后第 1、2、3 周比较，开塞露或泻药使用例数减少，Bristol 便质评分达正常例数，比例上升；便意感次数增多，排便次数增多，腹胀减轻。治疗前后 PAC-QOL 比较，治疗后患者身体不适、心理不适、便秘相关的焦虑和关心及满意度四个方面分值及总分差值均明显下降。治疗期间未发生不良反应。

三、刺络拔罐结合耳穴治疗便秘

刺络放血可以有效疏通经络，调理脏腑功能；耳穴是人体宗脉所聚。因而，王晓燕用大肠俞放血拔罐配合耳穴贴压治疗便秘，在双侧大肠俞采用刺络放血拔罐结合王不留行籽耳穴按压与大肠、直肠下段、便秘点、皮质下、交感、三焦等穴位，每周2次，治疗2周后，患者便秘症状消失。

四、多种方法联合治疗便秘

杨丽华等采用手穴、走罐、艾灸及健康教育治疗老年便秘，根据全息理论取手部穴位：大肠穴、小肠穴、三焦穴、肾穴、肝穴，走罐治疗取背部督脉及膀胱经，艾灸治疗选大肠俞、肾俞、肝俞、三焦俞、脾俞、肺俞，结果显示综合疗法可以有效治疗老年性便秘，相对西药组更有治疗优势。

第十节 小结与展望

针灸适宜技术治疗便秘的临床疗效得到了高度的肯定和反复的验证，在临床上的应用也被大力推广。本章主要基于已有的文献报道进行编写，发现相关的治疗技术已经比较成熟，但是临床研究的方法还非常欠缺，对于便秘的研究临床设计较简单，诊断标准及疗效评定标准的采用并不统一，随机方法、盲法的应用过少，导致大部分文献质量不高，对于研究结果还存在一定的争议；文献的其他评价指标较多，标准不统一，不便于进行科学的统计分析。希望在今后的研究中，能够使用国际通行标准，严格按照随机对照试验要求进行设计，开展多中心、大样本且随访时间足够的研究，为进一步证明针灸治疗便秘的优越性提供可靠的证据。

第五章　便秘治疗小验方

第一节　小儿便秘

1. 经验方　将蜂蜜少许倒入锅中，用温火加热 2~3 分钟，蜂蜜变得软稠后，将蜂蜜捏成婴幼儿小指末节大小的椭圆形（可放于冰箱内备用），外涂少许香油，推入肛门内，20~30 分钟后即可顺利排便（山东省文登整骨医院，张朝霞，王秀文）。

2. 经验方　芒硝、丁香各等量，研为细末，外敷肚脐处，伤湿止痛膏固定，每日换药 1 次，连续 2~3 天（山东省青州市中医院，冀洪云，窦新媛）。

3. 经验方　油当归、知母、木香、泽泻各 10g，大白、炒大黄各 6g。头煎加水 400ml，二煎加水 150ml，先浸泡 20 分钟，急火煎沸，文火再煎 15 分钟，各取汁 50~80ml，混合稍煎备用。日服 1 剂，分 5~6 次服完（河南省信阳市中医院，姚传伟）。

4. 金润注水合方组成　桑白皮 10~20g，地骨皮 10~20g，知母 10~20g，天花粉 10~20g，麦冬 10~20g，五味子 10~15g，南沙参 10~20g，北沙参 10~20g，生地黄 10~20g，熟地黄 10~20g，玄参 10~20g，生赭石 15~30g，枳实 10~20g，厚朴 10~20g。水煎服，每日 1 剂，连续服用 1 周后复诊，疗程共 1 个月；3 岁以下儿童可每 2 日 1 剂，酌情减量（成都中医药大学附属医院儿科，常克教授）。

5. 升降五仁汤　沉香 3g，升麻 3g，柏子仁 10g，杏仁 10g，桃仁 10g，冬瓜仁 10g，郁李仁 10g。食积明显者，酌加山楂 10g，神曲 10g，麦芽 10g，连翘 10g 消积导滞；热甚者，酌加黄芩 10g，瓜蒌仁 10g，胡黄连 10g 清肠泄热；气滞者，酌加木香 6g，枳壳 6g，乌药 3g 理气开郁；脾虚者，酌加太子参 10g，生白术 30g，生山药 20g 健脾益气；血虚者，酌加当归 10g，生地黄 10g，火麻仁 10g 养血润肠；阳虚者酌加肉苁蓉 10g 暖腰润肠（甘肃中医药大学，吴丽萍教授）。

6. 润肠丸合济川煎加减　生地黄 15g，当归 6g，玄参 10g，火麻仁 10g，杏仁 10g，枳壳 6g，升麻 6g，肉苁蓉 10g，地榆 10g，槐花炭 10g，荆芥 6g，黄芩 10g，桃仁 10g，瓜蒌仁 10g，鸡内金 10g，炙甘草 3g（甘肃中医药大学，张士卿教授）。

7. 经验方　人参 6g，炒白术 4g，云苓 4g，陈皮 4g，生地 5g，生白芍 4g，香附 4g，广木香 4g，当归 4g，砂仁 4g，荷叶 5g，甘草 3g（山东中医药大学，张珍玉教授）。

8. 参芪润肠汤　太子参 18g，黄芪 10g，生白术 18g，枳实 12g，厚朴 10g，当归 10g，莱菔子 12g，瓜蒌仁 10g，山楂 15g，生大黄 6g。每日 1 剂，水煎服，小于 1 岁者服 30ml；1~2 岁者服 60ml；3~6 岁者服 90ml；7~12 岁者服 150ml，每天早晚 2 次温服（郑州市中医院儿科，刘洪峰主任）。

9. 小黄丸　小黄丸由佳木斯市中医院药剂科制剂（由枳实、大黄、半夏、胆南星等几味中药组成），每丸 3g。小于 1 岁服半丸，1~8 岁服 1 丸，8~14 岁服 1.5 丸，每晚 1 次（佳木斯市中医院儿科，李红）。

10. 小儿化毒散　药物组成为人工牛黄、珍珠、雄黄、大黄、黄连、甘草、天花粉、川贝母、赤芍、乳香（制）、没药（制）、冰片等（湖北中医药大学，赵厚睿教授）。

11. 决明散　拟方"决明散"为主方随证而治，主要药物由炒决明、槐花、肉苁蓉、甘草、青皮、陈皮、佛手、生鸡内金、生谷芽、生麦芽等组成（曲靖市中医医院儿科，李志刚主任）。

12. 祖传验方加减 基本方为茯苓、橘红、伏龙肝、钩藤、炙甘草（北京儿童医院，王鹏飞，人称"小儿王"）。

13. 通秘汤 药物组成为木香、陈皮、桔梗、砂仁、莱菔子、槟榔、枳实、瓜蒌仁、黄柏、山楂、神曲、麦芽、甘草、大枣。热象明显、大便秘结甚、时间长者加酒军；有便意但大便干结、排出困难者加火麻仁、郁李仁；素体弱或大病后脾虚气弱者加黄芪、党参、白术等。根据年龄大小，药物剂量范围为 3~15g（陕西省凤翔县中医医院，常宗焕）。

14. 名医经验 党参 6g，生白术 12g，炒枳实 3g，干姜 3g，莱菔子 3g，葛根 3g，炙甘草 3g（南通良春中医医院，朱良春教授）。

15. 经验方 药物组成为当归、赤芍、生地黄、熟大黄、焦四仙（焦山楂、焦神曲、焦麦芽、焦槟榔）。临证加减：食积纳差者加稻芽、刘寄奴、车前子；脾胃虚弱者加太子参、砂仁、白蔻仁；郁热心烦者加栀子、淡豆豉；肺气不利者加桑叶、杏仁等（北京中医药大学东直门医院儿科，徐荣谦）。

16. 经验方 药物组成为黄芪、白术、甘草、陈皮、升麻、当归、柴胡、党参、杏仁、火麻仁、瓜蒌仁（广州市花都区妇幼保健院，郑志勇）。

17. 经验方 火麻仁 5g，杏仁 3g，麦冬 5g，百合 10g，玉竹 5g，生地 5g，熟大黄 3g，枳实 3g，胖大海 10g，鸡内金 2g，山楂炭 5g，甘草 2g（湖南中医药大学第一附属医院，张涤教授）。

18. 经验方 金银花、连翘、栀子各 9g，大黄、甘草各 6g，番泻叶 3g。

变方：上方中去番泻叶、大黄，加白术 10g，焦三仙各 10g（河南中医药大学第一附属医院，全国老中医药专家史纪教授）。

19. 经验方 生地黄、麦冬、玄参、枳壳、炒莱菔子、生白芍、炒白术各 6g，木香 2g。上方服 4 剂后，呕吐消失，大便每日 1~2 次，自停药。

变方：前方去炒莱菔子、炒白术，加太子参 10g，茯苓、生姜、代赭石（先煎）各 6g，法半夏、旋覆花各 3g。并嘱定时排便。4 剂后愈（中国中医科学院西苑医院，安效先教授）。

20. 经验方 火麻仁 5g，杏仁 3g，麦冬 5g，百合 10g，玉竹 5g，生地 5g，熟大黄 3g，枳实 3g，胖大海 10g，鸡内金 2g，山楂炭 5g，甘草 2g（湖南中医药大学第一附属医院儿科主任医师，张涤教授）。

第二节 孕期便秘

1. 滋阴养血润肠汤 何首乌 15g，白芍 15g，玄参 10g，麦冬 12g，生地 12g，火麻仁 9g，柏子仁 9g，白术 15g，黄芪 15g，玉竹 10g，枳壳 9g（江苏省泰州市中医院妇产科，朱娇芳主任）。

2. 增液固胎汤 菟丝子 30g，桑寄生 20g，续断 20g，阿胶 10g，麦冬 20g，生地 20g，白芍 20g，甘草 10g，杜仲 20g，当归 20g，黄芪 30g，太子参 10g，桔梗 20g，白术 25g（黑龙江中医药大学，姚美玉教授）。

第三节 老年便秘

1. 经验方 生大黄 5~6g，水冲代茶饮或水煎液浸泡棉球，挤去多余的水分，脐窝消毒（酒精棉球擦拭），将浸药棉球置于脐窝内（神阙穴），每晚睡前敷 1 次，次日起床后取下。一般经 3~5 日大便可排泄通畅。

2. 经验方 鲜何首乌 30~60g，水煎服，每日 1 剂，早、晚 2 次服用，用于肠燥便秘，3~6 日便可奏效。

3. 经验方 决明子炒后研粉，每次服 5g，开水送下，若加入蜂蜜效果更佳。

4. 经验方 黑芝麻 60g，捣碎，加蜂蜜冲服，每日早晚空腹服，用于肠燥便秘效果好。

5. 经验方 白术 60g，水煎，每日 1 剂，分早、晚空腹服下，直至通便后停服。

6. 经验方 芦荟 2~3g，捣为泥状，置于脐窝正中的神阙穴，胶布固定，每晚睡前敷 1 次。

（以上 6 条均出自山东省威海市文登中心医院，杨丽丽、宋爱波、高厚超）

7. 经验方 当归 15g，麻仁（研）20g，枳壳（炒）15g，槟榔 9g，木香 3g，陈皮 6g，杏仁（炒研）9g，刺蒺藜 15g，酸枣仁（研）15g。水煎早晚分服（甘肃省中医药研究院，郭秋霞）。

8. 经验方 黑芝麻 20g，当归 12g，厚朴 9g，火麻仁 12g，郁李仁 12g，川牛膝 9g，肉桂 9g，党参 12g，黄芪 20g，蜂蜜一勺（山东省青州市中医院，刘建园）。

9. 经验方 当归 60g，白芍 9g，火麻仁 30g，郁李仁 15g，肉苁蓉 15g，甘草 6g，水煎，冲蜂蜜 10g，温服，每日 2 次（山东济南中医院，杨立萌主任）。

10. 益气养阴润肠方 太子参 20g，白芍 20g，枳实 12g，厚朴 15g，黄精 20g，甘草 6g，木香 10g，玄参 15g，何首乌 20g，麦冬 20g，生地 20g，杏仁 10g（广西北海市中医医院，陈玲）。

11. 清肠润便胶囊 洗碗叶、地蜈蚣、钩藤、马蹄香、草果组成（云南彝族排便验方）。

12. 益气润肠方　黄芪 60g，马齿苋、炒白芍各 30g，黄芩 15g，黄连、槟榔各 8g（四川省绵阳万江眼科医院，韩丽）。

13. 润肠灵汤　当归 15g，肉苁蓉 30g，何首乌 15g，玄参 20g，草决明 30g，生地黄 20g，黑芝麻 30g，火麻仁 30g，生黄芪 30g，生白术 30g，枳实 10g，桃仁 10g（商丘市梁园区中医院，李仁堂）。

14. 自拟苁蓉通肠汤　黄芪 20g，肉苁蓉 20g，山茱萸 10g，党参 15g，白术 15g，当归 15g，熟地黄 10g，枳壳 10g，杏仁 5g，大枣 6 枚（浙江省慈溪市中医医院，黄伟）。

第四节　化疗后便秘

炒决明子 20～30g，沸水冲泡，代茶饮，每日 1 次（山东省威海市文登市第二人民医院，田育英、田育凤）。

第五节　习惯性便秘

1. 便秘丸　药物组成：牵牛子 100g，川芎 50～150g，沉香 10～20g，白芍 150g，甘草 50g。制法：上药粉碎，制成水丸，每次服 6～9g，蜂蜜拌服，每日 1～2 次。加减：偏气虚者，加西洋参粉 10～20g，开水泡服；偏血虚者，加阿胶粉 10g，开水频频冲服，或烊化服；偏阴虚者，加六味地黄丸 8 粒；偏阳虚者，加金匮肾气丸 8 粒（开封市第一中医院，孙贺营）。

2. 加味六磨汤　生地黄 15g，玄参 15g，当归 9g，沉香 3g，生大黄 6g，槟榔、乌药、木香、枳壳各 9g（上海交通大学医学院附属新华医院崇明分院，易小军）。

3. 四物汤联合增液汤　当归 30g，生熟地各 12g，川芎 6g，元参 15g，赤白芍各 15g，麦冬 15g，生何首乌 15g，枳实 10g（即墨市中医医院，张晓丽）。

4. 自拟益气滋阴活血通便方　太子参 15g，生白术 15g，生熟地各 15g，当归 15g，麦冬 20g，玄参 15g，酒大黄 10g，芒硝 10g，桃仁 10g，杏仁 10g，炙甘草 9g（南阳市肿瘤医院，王爱玲）。

5. 自拟通便汤　黄芪 30g，生熟地各 20g，黑芝麻 15g，枳实 12g，肉苁蓉 15g，升麻 12g，当归 15g，何首乌 15g，陈皮 12g，决明子 12g，柏子仁 30g，党参 25g，白术 15g（湖北省公安县中医医院，腾阳）。

6. 冬络汤　冬瓜子 15g，丝瓜络 10g，肉苁蓉 15g，槟榔 10g，枳实 10g，炒莱菔子 15g，怀牛膝 10g，熟大黄 10g（后下），玄明粉 6g（冲），鸡内金 10g（河南省开封市中医医院，刘静生）。

7. 术归蒌菔硝蓉通结汤　生白术 60g，当归 30g，瓜蒌 30g，炒莱菔子 10g，肉苁蓉 30g，芒硝 10g（用水入锅中熔化），山药 30g，枳实 15g，杏仁 6g，桃仁 10g，火麻仁 15g，黑芝麻 30g，厚朴 20g，柴胡 12g，生姜 3 片（山东省淄博市桓台县济民医院，宗学银）。

8. 黄芪赤风汤　黄芪 60g，赤芍 20g，防风 10g，升麻 6g，生地榆 30g，当归 15g，生白术 30g，生白芍 30g（河南中医药大学第一附属医院，陈瑞华）。

9. 增液八珍汤　党参 20g，白术 20g，茯苓 20g，当归 15g，赤芍、白芍各 30g，川芎 10g，生地黄 20g，玄参 40g，麦冬 50g，桃仁 10g，杏仁 10g，黄芪 20g，炙甘草 5g（南京中医药大学附属徐州中医院，陈瑞超）。

10. 润肠通便汤　甘草 5g，生地 15g，肉苁蓉 15g，川牛膝 10g，枳壳 10g，大腹皮 10g，火麻仁 15g，麦冬 10g，当归 10g

（晋城市第二人民医院，王育兵）。

第六节　产后便秘

1. 猪胆汁　将猪胆汁经高压消毒或煮沸消毒，产妇每次服用 60~100ml。一般用 1 次即可获效，可在服后 0.5~2 小时内排便（山东省阳谷县人民医院，林月平）。

2. 养血润肠方　药物组成为炙黄芪、炒白术、茯苓、炙甘草、当归、熟地、川芎、白芍、桃仁、知母、木香、枳实、焦三仙（中国中医科学院广安门医院，李国栋）。

3. 补中益气汤联合四物汤　党参 15g，黄芪 10g，白术 12g，升麻 6g，柴胡 9g，当归 12g，陈皮 6g，火麻仁 12g，枳壳 15g，柏子仁 15g，白芍 30g，熟地 30g，炙甘草 9g（浙江萧山医院，丁键红）。

4. 参苓白术散　党参 12g，茯苓 12g，白术 12g，炒扁豆 12g，山药 12g，莲子肉 9g，薏苡仁 9g，桔梗 9g，砂仁 6g，甘草 3g（武陟县中医院，瞿冰兰）。

5. 自制补脾润肠丸　黄芪 16.87%~20.63%、白术 8.44%~10.32%、陈皮 8.44%~10.32%、升麻 5.62%~6.88%、柴胡 11.25%~13.75%、当归 8.43%~10.31%、党参 11.25%~13.75%、郁李仁 5.62%~6.88%、火麻仁 13.5%~16.5%，按浓缩丸制作步骤，制成浓缩丸，成药每丸 9 克（莱芜市妇幼保健院，张艳春）。

6. 加味增液汤　玄参 15g，生地 30g，麦冬 30g，枳壳 12g，黄芪 30g，厚朴 159g，陈皮 10g，何首乌 30g，锁阳 15g，肉苁蓉 15g，火麻仁 30g，甘草 6g（河南省安阳市第六人民医院，李清瑞）。

7. 桃红四物汤　当归 12g，白芍 12g，熟地 20g，川芎 10g，桃仁 10g，红花 6g，火麻仁 20g，阿胶 10g，何首乌 12g（湖南中医药大学第一附属医院，胡晓平）。

第七节　糖尿病性便秘

1. 自拟方　黄芪、生白术各 30g，桃仁 9g，僵蚕、地龙各 6g（上海中医药大学附属岳阳中西医结合医院内分泌科，张丹）。

2. 增液汤加味　麦冬、生地黄、玄参各 20g，火麻仁、郁李仁、杏仁、桔梗、当归尾、川芎、木香各 10g，甘草 6g（贵州中医药大学第一附属医院，杨桃）。

3. 益气养阴法　赤芍 5g，杏仁 6g，熟地、肉苁蓉 10g，生大黄、生地黄、玄参、枳壳、麦冬各 12g，黄芪 15g，当归 20g（清远市中医院消化科，朱少琴）。

4. 益气温通汤　黄芪 30g，白术、山药各 20g，肉苁蓉、牛膝各 15g，当归、升麻各 10g，大黄 6~9g（后下）（广东省茂名市人民医院，张妍燕）。

5. 消渴便秘方　生黄芪 30g，金银花、当归、白芍、威灵仙、火麻仁、肉苁蓉各 20g，厚朴 12g，酒大黄 10g（河北省保定市中医院糖尿病科，张爱旗）。

6. 滋肾养阴润肠方　山萸肉 12g，熟地 12g，枸杞 15g，女贞子 12g，陈皮 10g，白芍 12g，火麻仁 10g，杏仁 10g，桃仁 6g，当归 12g，甘草 6g（河南南阳正骨医院中医科，胡艳春）。

7. 茵陈栀子大黄方　茵陈 10g，栀子 10g，大黄 10g，槟榔 10g，莱菔子 10g，麻仁 10g，枳实 10g，厚朴 10g（新疆乌苏市中医院，尹社省）。

第八节　高血压性便秘

1. 防风通圣颗粒　药物组成为防风、荆芥穗、薄荷、麻黄、大黄、芒硝、栀子、滑石、桔梗、石膏、川芎、当归、白芍、黄芩、连翘、甘草、白术（炒）（苏州高新区人民医院，赵长振）。

2. 六味安消胶囊　药物组成为大黄、土木香、山柰、诃子、寒水石、碱花（深圳市坑梓人民医院，高志发）。

3. 消痞益肠方　枳壳15g，炙甘草10g，黄芪10g，党参10g，白术10g，茯苓10g，厚朴10g，莱菔子10g，木香6g（广东省广州市番禺区石楼人民医院，周仲昭）。

4. 自拟益气滋阴通便方　黄芪15g，生地15g，茯苓15g，玄参20g，麦冬15g，黄精20g，党参15g，肉苁蓉20g，麻子仁20g，厚朴15g，甘草10g（湖北省中医院，肖万泽）。

5. 薏苡附子败酱散加减　薏苡仁30g，败酱草15g，熟大黄6g（后下），丹参20g，三七5g，郁金10g，生地15g，枳实10g（广东省深圳市人民医院，陈玲玲）。

6. 增液承气汤加味　玄参30g，麦冬20g，生地20g，大黄6g（后下），厚朴10g，芒硝6g，枳实10g为基础方。加减：失眠者加夜交藤、远志、酸枣仁；口干多饮明显加天花粉、葛根粉；纳差者加鸡内金、苍术；乏力明显加黄芪、白术；心烦、抑郁明显加柴胡、郁金；伴四肢麻木明显加鸡血藤、络石藤等（陕西中医药大学附属医院，宋宗良）。

7. 润肠丸　大黄40g，黄芪20g，黄精30g，火麻仁20g，肉苁蓉10g，虎杖30g，当归10g（汕头市中医院糖尿病专科，侯凯健）。

8. 增液通便方　玄参20g，生地20g，麦冬20g，肉苁蓉12g，麻子仁15g，白芍15g，厚朴6g，桃仁10g，当归15g，白术15g（陕西中医药大学附属医院，苏露煜）。

9. 参芪调中汤　人参、枳实、乌药各6g，黄芪、生白术、紫菀各30g，玄参、槟榔各15g，甘草3g。加减：伴纳差，舌苔腻者，加藿梗、苏梗各 9g；伴口渴引饮者，加沙参、石斛各 15g，天花粉 10g；伴胸胁苦闷者，加枳壳、柴胡各 10g，佛手 6g；伴心下痞者，加瓜蒌 20g；伴四肢麻木，舌质暗有瘀点或瘀斑者，加桃仁 10g，当归 15g；伴食滞肠间者，加莱菔子 6g，水红花子 15g；伴腰膝冷痛、水肿、畏寒肢冷者，加肉桂 3g，肉苁蓉 30g，菟丝子 15g（山西省屯留县中医医院，姚景玲）。

10. 自拟增液通便润肠汤 生白术 50g，火麻仁 30g，生黄芪 40g，肉苁蓉 20g，南沙参 20g，制首乌 20g，生地黄 15g，玄参 125g，麦冬 15g，杏仁 10g，郁李仁 20g，制黄精 20g，决明子 30g，天花粉 15g（贵州中医药大学第二附属医院，杨传经）。

11. 增液润肠汤 生白术 40g，麦冬、生地黄、瓜蒌仁各 15g，火麻仁 12g，玄参、杏仁、枳壳、柴胡、当归、丹参各 10g，木香 6g，甘草 3g（陕西省安康市中医医院，李琳）。

12. 消渴润肠方 生地黄、麦冬、玄参、白芍、何首乌、桃仁（打）、火麻仁、郁李仁、枳实、柏子仁各 15g，知母、当归、石斛、木香各 10g。加减：气虚加生黄芪 20g，白术 15g；血瘀加三七 4g，川芎 10g；阴虚明显加天花粉 15g，乌梅 6g；腹胀明显加厚朴 15g，紫苏梗 10g；湿热蕴结加大黄 6~10g，莱菔子 15g（新昌县新康医院，何晓航）。

13. 增液承气汤合麻子仁丸 玄参 20g，生地 20g，麦冬 20g，大黄 5g，芒硝 3g，麻子仁 20g，白芍 20g，枳实 10g，厚朴 10g，杏仁 15g（海口市琼山区红旗中心卫生院，黎周卫）。

14. 黄芪养阴润燥方 黄芪、生地各 30g，玄参、麦冬、火麻仁、肉苁蓉各 15g，杏仁、陈皮各 10g（浙江省平阳县中医院，陈琪）。

第九节 骨折术后便秘

1. 柴胡宣肺健脾汤 生黄芪 30g，太子参 30g，莱菔子

15g, 枳实 15g, 白术 15g, 厚朴 15g, 木香 10g, 苏梗 10g, 杏仁 10g, 柴胡 15g, 黄芩 12g, 大黄 20g, 桃仁 10g, 赤芍 20g, 蒲公英 30g, 白芍 30g, 甘草 6g（河南省洛阳平乐郭氏伤科验方）。

2. 地龙承气汤 地龙、当归、苏木、杜仲、桃仁、香附、川大黄、独活、续断、麻黄、甘草（江苏省射阳县中医院骨伤科验方）。

3. 攻下逐瘀汤 大黄 12g, 桃仁 10g, 丹参 15g, 郁金 9g, 当归 15g, 厚朴 10g, 赤芍 10g, 延胡索 6g, 泽泻 10g, 木通 6g, 甘草 6g（安徽寿县中医院验方）。

4. 行气活血通腑汤 药物组成为当归、红花、厚朴、枳壳、陈皮、苏木、大黄、芒硝、甘草（河南省清丰县中医院骨伤科验方）。

5. 化瘀润肠汤 当归 15g, 桃仁 12g, 红花 10g, 生白术 40g, 麦冬 15g, 玄参 10g, 生地黄 15g, 厚朴 15g, 枳壳 10g, 柴胡 10g, 杏仁 10g, 火麻仁 15g, 甘草 3g（陕西省安康市中医医院骨伤科验方）。

6. 化瘀通腑方 刘寄奴 30g, 桃仁 10g, 红花 10g, 当归 10g, 川芎 12g, 赤芍 12g, 丹参 10g, 大黄 10g, 枳实 12g, 厚朴 15g, 牛膝 10g, 半夏 9g, 莱菔子 15g, 砂仁 6g, 白豆蔻 12g, 焦三仙 15g, 山萸肉 15g, 甘草 6g（天津市武清区中医医院骨伤科验方）。

7. 活血疏肝汤 当归 12g, 柴胡 10g, 赤芍 10g, 枳壳 10g, 大黄 10g, 厚朴 6g, 槟榔 10g, 陈皮 5g, 桃仁 5g, 红花 5g, 黄芩 6g, 甘草 3g（河南省洛阳平乐郭氏伤科验方）。

8. 活血通便汤 大黄 10g, 芒硝 9g, 槟榔 6g, 当归 15g, 枳实、厚朴各 12g, 木香、陈皮各 9g, 延胡索 20g, 桃仁、红花各 9g, 血竭 5g（浙江省宁波市鄞州区骨伤科医院，陆祖安医师）。

9. 理气逐瘀方　大黄 15g，五灵脂 15g，川芎 15g，赤芍 10g，当归 10g，桃仁 10g，红花 10g，枳壳 10g，乌药 10g，甘草 10g（河北省唐山市丰润区中医院，钱秀凤医师）。

10. 六仁三生汤　瓜蒌仁 12g，桃仁 9g，杏仁 9g，郁李仁 12g，柏子仁 9g，火麻仁 9g，生大黄 9g，生玄胡 12g，生枳壳 9g（宁波陆氏伤科验方）。

11. 疏肝活血汤　当归、柴胡、大黄、槟榔、枳壳各 10g，黄芩 6g，桃仁 7g，红花 5g，赤芍 12g，甘草 3g（四川安岳县中医医院骨伤科验方）。

12. 通腑活血方　枳实 15g，大黄 15g，芒硝（另冲服）9g，槟榔 6g，赤芍 15g，当归 15g，厚朴 12g，木香 9g，元胡 12g，桃仁、红花各 9g，血竭 5g（浙江省余姚市中医医院骨伤科验方）。

13. 通腑活血行气汤　枳实 12g，大黄 15g，厚朴 15g，芒硝 12g，桃仁 10g，红花 6g，生地 12g，赤芍 12g，当归 12g，川芎 12g，血竭 4g，赤小豆 30g，薏苡仁 30g，延胡索 12g，牛膝 10g，甘草 6g，山栀子 12g（广西柳州市中医院骨伤科验方）。

14. 通阳利湿泄浊方　酒大黄 15g，炒杏仁 10g，枳壳 15g，枳实 12g，黄芩 10g，生薏苡仁、川朴、全瓜蒌各 15g，生白术 20g，炒莱菔子 15g，炒山药 20g（河北省中医院骨伤科验方）。

15. 益气活血润肠方　党参 10g，黄芪 15g，白术 30g，茯苓 15g，桃仁 20g，当归 15g，川芎 10g，玄胡 30g，香附 10g，赤白芍各 10g，牛膝 15g，麻仁 10g，酒军 6g，炙甘草 10g（中国中医科学院西苑医院肛肠科验方）。

16. 止痛通腑饮　白芍、广木香、番泻叶、甘草各 10g（江苏省中医院骨伤科验方）。

17. **逐瘀通便汤**　大黄、当归各 15g，芒硝、桂枝各 6g，枳实、厚朴、丝瓜络、桃仁各 10g，生晒参 3g，血竭 5g，川牛膝 10g（广东省汕头市中心医院中医骨伤科，杨育斌医师）。

18. **逐瘀通腑方**　熟大黄 10~15g，桃仁、红花、三棱、莪术、柴胡、枳实、党参、炙甘草、焦山楂各 10g，当归 20g，槟榔 15g，生白术、瓜蒌仁各 30g，三七粉 3g（北京市海淀区医院中医科，王红宇医师）。

19. **滋阴养血润肠通便方**　黄芪、白芍、生首乌各 30g，当归、肉苁蓉、桃仁各 15g，熟地黄、枳壳各 12g，黑芝麻 10g（辽宁省海城正骨医院验方）。

20. **润肠汤**　柴胡 15g，黄芩 10g，芍药 15g，半夏 12g，枳实 12g，熟大黄 10g，当归 20g，麻子仁 15g，厚朴 12g，莱菔子 20g，槟榔 15g，桃仁 10g（绍兴市中医院，黄小琴医师）。

21. **益气活血通便汤**　黄芪 15g，当归 20g，木香 9g，鸡血藤 9g，红花 12g，生大黄 8~12g，厚朴 12g，枳实 10g，芒硝 6g，甘草 6g（河南洛阳正骨医院，刘又文医师）。

22. **通腑合剂**　大黄 12g，枳实 12g，厚朴 12g，赤芍 10g，甘草 6g，陈皮 10g，木香 6g，桃仁 10g（湖北省武汉市第一院创伤骨科验方）。

23. **郁金腰伤方**　大黄 10g，郁金 10g，桃仁 10g，红花 5g，赤芍 10g，当归尾 6g，川牛膝 10g，枳实 7g，延胡索 10g，生地黄 10g，绵萆薢 10g（广东省中医院珠海医院骨伤科，唐上德医师）。

24. **补中益气汤**　黄芪 18g，人参 6g，白术 9g，炙甘草 9g，当归 3g，陈皮 6g，升麻 6g，柴胡 6g。气虚、气陷者重用黄芪、党参，配伍升麻、柴胡、知母、桔梗；气滞者加枳实、厚朴等理气药物；津枯者加用玄参、麦冬、生地黄；气血两虚者加熟地黄、白芍、川芎（梁平县人民医院，李祥波）。

25. 复元活血汤　柴胡 15g，桃仁 15g，天花粉 15g，厚朴 15g，枳壳 10g，当归 10g，郁金 10g，怀牛膝 10g，酒大黄 6g，芒硝（冲服）6g，红花 6g，生甘草 6g。加减：纳差者加神曲 10g，炒麦芽 10g；疼痛甚者加川楝子 10g，延胡索 10g；恶心呕吐者加姜半夏 10g，竹茹 10g；尿少、尿闭者加竹叶 10g，木通 10g；年老体弱者大黄、芒硝减为 3g，加肉苁蓉 15g，火麻仁 15g（衢州市中医院，谢伟）。

第十节　中风后便秘

1. 补肾健脾汤剂　肉苁蓉 12g，当归 20g，牛膝 15g，黄芪 20g，陈皮 10g，山药 20g，生白术 30g，火麻仁 15g，升麻 9g，枳壳 15g，白芍 12g，甘草 6g，女贞子 20g，酒大黄 9g，槟榔 12g，沙参 10g（北京市宣武中医医院，孟涌生医师）。

2. 芍甘女贞汤　白芍药 60g，生甘草 20g，女贞子 60g，阿胶 25g，鸡子黄 2 枚，北沙参 20g，川黄连 6g，生龟板 30g，生牡蛎 25g，怀牛膝 15g（广东省大埔县中医院，余日新医师）。

3. 芪地通便汤　黄芪 20g，生地 30g，山药 20g，菟丝子 20g，瓜蒌 25g，当归 15g，大黄 10g，火麻仁 15g，郁李仁 15g，槟榔 15g，枳壳 15g，肉苁蓉 15g，山萸肉 15g，牛膝 10g，甘草 5g（吉林中西医结合医院，孙鹏医师）。

4. 芪精汤　生黄芪 50g，黄精 50g，生白术 20g，太子参 20g，炙甘草 10g，墨旱莲 10g，女贞子 10g，陈皮 10g，枳壳 10g，广木香 10g，全当归 10g，桃仁 10g（解放军第 89 医院验方）。

5. 苁蓉润肠汤　黄芪 30g，肉苁蓉 15g，当归 12g，生地 12g，白术 12g，郁李仁 12g（首都医科大学宣武医院验方）。

6. 润肠通便汤　麻仁 20g，当归 20g，何首乌 20g，厚朴

10g，枳实12g，炒杏仁12g，白芍12g，生大黄5g，升麻9g（山东省潍坊市中医院验方）。

7. 新加黄龙麻仁汤　生大黄（后下）9g，芒硝（另冲）3g，玄参、生地黄、麦冬、麻子仁各10g，人参（另煎）5g（河南平顶山中医院，郭二霞医师）。

8. 星蒌承气汤　生大黄（后下）、生地黄、芒硝各10g，瓜蒌、胆南星、黄芩各15g（广州市中医医院神经内科验方）。

9. 养血润肠合剂　当归20g，大黄5g（后入），玄参30g，生地20g，麦冬15g，厚朴6g，枳实9g，火麻仁30g，杏仁10g（山东日照市中医院验方）。

10. 中风Ⅰ号方　药物组成为黄芪、赤芍、熟地、当归、桃仁、红花、地龙（中铁第二十局中心医院验方）。

11. 益气润肠汤　当归20g，黄芪30g，虎杖15g，元参20g，白术30g，杏仁10g，桃仁10g（广东省佛山市南海区小塘医院验方）。

12. 通便汤　生大黄6～10g，枳实6～10g，厚朴6～10g，全瓜蒌2～30g，元明粉5～10g（北京市门头沟区中医医院，王京军医师）。

13. 通腑泄浊汤　生大黄6g，炒枳实10g，厚朴10g，羌活10g，全瓜蒌30g，制半夏9g，防风10g，桃仁10g，钩藤20g，元明粉6g（分冲）（北京市中医医院顺义医院神经内科，袁杰医师）。

14. 补中益气汤合增液汤加减　黄芪60g，党参15g，陈皮10g，生白术40g，当归20g，玄参25g，生地30g，麦冬30g，桔梗6g，枳壳6g，炙甘草9g（河南省新野县中医院，张红新）。

15. 增液承气汤　玄参30g，麦门冬、生地黄各25g，大黄9g，芒硝5g（河南省襄城县中医院，郑桂捧）。

16. 四君子汤加味 党参 30g，白术 15g，茯苓 15g，枳实 15g，厚朴 10g，熟地黄 30g，肉苁蓉 30g，桔梗 15g（菏泽市中医医院，许朝刚）。

17. 补阳还五汤加减 当归 20g，赤芍 15g，川芎 10g，地龙 10g，黄芪 30g，桃仁 10g，红花 10g，怀牛膝 20g，瓜蒌 10g，枳壳 10g，甘草 10g（辽宁中医药大学附属医院，张明波）。

第六章 便秘治疗经典方

第一节 《太平圣惠方》

一、治大便不通诸方

夫大便不通者，是三焦五脏不和，冷热不调，热气偏入肠胃，津液竭燥，故令糟粕否结，壅塞不通也。

大黄散
【主治】 大便不通，下焦伤热壅闷。
【处方】 川大黄一两（剉碎，微炒） 槟榔一两 木香半两 川芒硝一两 枳壳一两（麸炒微黄，去瓤） 子芩半两
【用法】 上件药，捣筛为散，每服四钱，以水一中盏，入生姜半分，葱白七寸，煎至六分，去滓，空腹温服，如未通，晚再服。

大戟丸
【主治】 肠胃积滞，大便不通，气壅上奔。
【处方】 大戟一两（剉碎，微炒） 川大黄二两（剉碎，微炒） 木香半两 羌活一两 陈橘皮一两（汤浸，去白瓤，焙） 桑根白皮一两（剉） 牵牛子四两（微炒，别捣罗取末二两）

【用法】 上件药，捣罗为末，入牵牛子末，同研令匀，炼蜜和丸，如梧桐子大，每于空心，以生姜汤下二十丸。

治大便不通，脐腹妨闷，不下饮食，偏宜服此方：

【处方】 乌巢子二两　木香一两　芎䓖一两　青橘皮一两（汤浸，去白瓤，焙）　川大黄三两（剉碎，微炒）

【用法】 上件药，捣罗为末，炼蜜和捣百余杵，丸如梧桐子大，食前，煎葱白生姜汤下二十丸。

治大便不通，腹内壅闷，喘息促，宜服此方：

【处方】 川大黄二两（剉碎，微炒）　川芒硝一两　桑根白皮一两（剉）　大麻仁一两（别研）

【用法】 上件药，捣罗为末，入麻仁令匀，炼蜜和捣一二百杵，丸如梧桐子大，每于食前，以温生姜汤下三十丸，以利为度。

枳壳丸

【主治】 大肠结实。

【处方】 枳壳一两（麸炒微黄，去瓤）　川大黄一两（剉碎，微炒）　川芒硝一两

【用法】 上件药，捣罗为末，炼蜜和丸，如梧桐子大，每于食前，以生姜汤下三十丸。

治干粪塞肠，胀痛不通方：

【处方】 毛桃花一两（湿者）　面三两

【用法】 上件药，和面作馄饨，熟煮，空腹食之，至日午后，腹中如雷鸣，当下恶物为效。

治大便不通，十日秘者方：

【处方】 枣一枚（去核）　腻粉一钱

【用法】 上以腻粉，纳于枣中，和白面裹之，于火上炙令熟，碾罗为末，以煎汤调，顿服之，立效。《神巧万全方》同。

治大便旬日不通方：

【处方】　鼠粪二枚　白胶香（半枣大）

【用法】　上件药，细研，入水少许，和丸如枣核大，以油涂，纳谷道中，良久便通，神妙。

又方：

【处方】　腻粉一分　黄丹一钱

【用法】　上件药，同研令匀，每服以粥饮调下一钱，不过三服效。

治大便秘涩不通方：

上用大麻子烂研，以米相和，煮粥食之良。

又方：

【处方】　蜣螂（微炒，去翅足）

【用法】　上捣罗为末，以热酒调下一钱。

又方：

【处方】　牵牛子二两（一半微炒，一半生用）

【用法】　上捣细罗为散，每服，以生姜汤调下二钱，良久，以热茶投。《备预百要方》牵牛子细末，热茶清调二钱服。《寿域神方》大肠风闭，壅热结涩，用牵牛子，半生半熟，为末，每服二钱，姜汤调下；如未通，再以热茶调下，量虚实，无时候，加减服下。

又方：

【处方】　皂荚二挺（去黑皮，微炙黄）

【用法】　上捣细罗为末，炼蜜和丸，如梧桐子大，每服空心，以温水下三十丸。

又方：

【处方】　巴豆一枚（去皮，以油燥焦，去心膜）

【用法】　上以粳米饭二十粒，同研熟，丸如绿豆大，每服，以温水下三丸，如人行十里当通，未通，即再服。

又方：

【处方】　瓜蒂五枚

【用法】　上捣罗为末，以绵裹纳下部中，即通。

又方：

【处方】　槟榔半两

【用法】　上捣罗为末，以童子小便一大盏，煎至六分，入葱白三寸，盖定良久，去葱顿服。《严氏济生方》槟榔散治肠胃有湿，大便秘涩。槟榔（不拘多少）上为细末，每服二钱，用蜜汤点服，不拘时候。

二、治大便难诸方

夫大便难者，由五脏不调，阴阳偏有虚实，谓三焦不和，则冷热并结故也。胃为水谷之海，水谷之精，化为荣卫，共巢氏病源作其。糟粕行之于大肠以出也。五脏三焦既不调和，冷热壅涩，结在肠胃之间，其肠胃本实，而又为冷热之气所并，结聚不宣，故令大便难也。

大黄饮子

【主治】　身有大热，热毒流于四肢，骨节急痛不可忍，腹中烦满，大便涩难。

【处方】　川大黄一两（剉碎，微炒）　杏仁一两（汤浸，去皮尖双仁，麸炒微黄）　栀子仁一两　川升麻一两　枳实一两（麸炒微黄）　黄芩一两　生地黄二两　人参半两（去芦头）甘草半两（炙微赤，剉）

【用法】　上件药，细剉和匀，每服半两，以水一大盏，入生姜半分，豉半合，煎至五分，去滓，空腹温服。《仁斋直指方》治身热烦躁，大便不通。川大黄（湿纸略煨）杏仁

（去皮尖，略炒）　栀子仁　川升麻　枳壳浸（去瓤，碎炒）
各半两　生地黄一两　人参　黄芩　甘草（炙）各二钱半
上剉散，每服三钱，姜五片，豉二十一粒，小乌梅一枚，
煎服。

治五实病，大肠难，宜服此方：

【处方】　川大黄二两（剉碎，微炒）　郁李仁二两（汤浸
去皮，微炒）　川朴硝二两半　吴茱萸半两（汤浸七遍，焙干，
微炒）

【用法】　上件药，捣细罗为散，每于食前，以蜜水调下三
钱，以利为度。

麻仁丸

【主治】　大便难，五脏气壅，三焦不和，热结秘涩。

【处方】　大麻仁二两　川大黄一两（剉碎，微炒）　枳壳
一两（麸炒微黄，去瓤）　赤芍药一两　郁李仁一两（汤浸，去
皮，微炒）　川芒硝一两　槟榔一两

【用法】　上件药，捣罗为末，炼蜜和捣三二百杵，丸如梧
桐子大，每服空心，以生姜汤下三十丸，晚再服之。

治宿食不消，大便难，宜服此方：

【处方】　川大黄二两（剉碎，微炒）　甜葶苈一两（隔纸
炒令紫色）　川芒硝一两　杏仁一两（汤浸，去皮尖双仁，麸炒
微黄）　青橘皮一两（汤浸去白瓤，微炒）

【用法】　上件药，捣罗为末，炼蜜和丸，如梧桐子大，每
服空心，以生姜汤下三十丸，晚再服之。

槟榔丸

【主治】　肠胃冷热不和，大便难秘，食饮不消，心腹妨闷。

【处方】　槟榔一两　诃梨勒皮一两　柴胡三分（去苗）

桂心一两　草豆蔻半两（去皮）　木香半两　郁李仁一两（汤浸
去皮，微炒）　川大黄一两（剉碎，微炒）　吴茱萸半两（汤浸
七遍，微炒）

【用法】　上件药，捣罗为末，炼蜜和丸，如梧桐子大，每
于食前，以生姜汤下二十丸。

治脾胃不和，常患大便坚难，宜服此方：

【处方】　川大黄二两（剉碎，微炒）　枳实一两（麸炒微
黄）　大麻仁二两（别捣如膏）　赤芍药二两　厚朴一两（去粗
皮，涂生姜汁，炙令香熟）

【用法】　上件药，捣罗为末，研入麻仁令匀，炼蜜和捣三
二百杵，丸如梧桐子大，每服空心，以生姜汤下三十丸，晚食
前再服，以利为度，强羸临时加减。

三、治大便卒不通诸方

夫大便卒不通者，由五脏气不调，阴阳偏有虚实，三焦不
和，冷热并结故也。胃为水谷之海，化谷精之气，流行荣卫，
其糟粕传行大肠出焉。五脏三焦既不调和，冷热壅涩，结在肠
胃，其肠胃本实，而又冷热气相并，津液枯燥，肠胃中干涩，
故令大便卒不通也。

牵牛子丸

【主治】　大便卒不通，心神烦闷，坐卧不安。

【处方】　牵牛子二两（微炒）　川朴硝一两　大麻仁一两
川大黄一两（剉碎，微炒）　甘遂半两（煨令黄）　木香一两

【用法】　上件药，捣罗为末，炼蜜和捣三二百杵，丸如梧
桐子大，每服空心，以生姜汤下二十丸，如人行十里当通，如
未通即再服，强羸人加减服之。

木香丸

【主治】　大便卒不通，心腹气满闷。

【处方】　木香一两　槟榔一两　川大黄一两（剉碎，微炒）　桂心半两　巴豆霜一分　川乌头半两（炮裂，去皮脐）

【用法】　上件药，捣罗为末，研入巴豆霜令匀，炼蜜和丸，如梧桐子大，每服空心，以橘皮汤下三丸，未效，加至五丸。

槟榔散

【主治】　大肠卒不通，腹胁胀满，气上冲心膈。

【处方】　槟榔一两　枳壳一两（麸炒微黄，去瓤）　牵牛子一两（微炒）　桑根白皮一两（剉）　川大黄一两（剉碎，微炒）　郁李仁一两（汤浸，去皮尖，微炒）　陈橘皮一两（汤浸，去白瓤，焙）

【用法】　上件药，捣粗罗为散，每服四钱，以水一中盏，煎至六分，去滓温服，如人行十里再服。

治大便卒不通，气上奔心膈，宜服此方：

【处方】　皂角一两（黑皮，涂酥炙黄焦，去子）　巴豆霜一分　阿魏半两（面裹，煨令面熟为度）　五灵脂一两

【用法】　上件药，捣罗为末，研入巴豆霜令匀，炼蜜和丸，如绿豆大，每服空心，以温生姜汤下五丸，良久未效，再服七丸。

治大便卒不通，气闷绝方：

【处方】　川大黄半两（剉碎，微炒）　川朴硝半两

【用法】　上件药，捣细罗为散，每服以温蜜水调下二钱。

治大便卒涩结不通方：

【处方】　吴茱萸五十粒（生用）　栀子十四枚　川朴硝一两

【用法】　上以水一大盏，煎取六分，去滓，下朴硝，空心，

分为二服。

四、治关格大小便不通诸方

夫关格者，是大小便不通也。大便不通谓之内关，小便不通谓之外格，二便俱不通，故为关格也；由阴阳不和，荣卫不通也。阴气大盛，阳气不得营之，故曰关；阳气大盛，阴气不得营之，故曰格；阴阳俱盛，不得相营，故曰关格。则阴阳气结，腹内胀满，气不行于大小肠，故关格而大小便不通也。又风邪在于三焦，三焦约痛，则小腹病内闭，大小便不通，日不得前后而手足寒者，为三阴俱逆，三日死也。诊其脉来浮牢且滑直者，不得大小便也。

大黄散
【主治】 风冷气入小肠，忽痛坚急如吹状，大小便不通，或小肠有气结如升大，胀起，名为关格，大小便不通。

【处方】 川大黄一两（剉碎，微炒） 苦参一两（剉） 贝齿一两（烧为灰） 滑石一两

【用法】 上件药，捣细罗为散，不计时候，煮葵根汤调下二钱。

吴茱萸丸
【主治】 大小便气壅不利，胀满，关格不通。

【处方】 吴茱萸一分（去汤浸七遍，焙干，微炒） 桂心半两 干姜一分（炮裂，剉） 川大黄一两（剉碎，微炒） 当归半两（剉，微炒） 赤芍药半两 甘草半两（炙微赤，剉） 芎䓖半两 人参三分（去芦头） 细辛三分 真珠三分（细研） 桃白皮一两（剉）

【用法】　上件药，捣罗为末，炼蜜和捣三二百杵，丸如梧桐子大，每服，以生姜橘皮汤下三十丸，日三服，以通利为度。

又方：

【处方】　木通一两（剉）　川朴硝一两　郁李仁一两（汤浸去皮，微炒）　黄芩半两　车前子一两　瞿麦花半两

【用法】　上件药，捣粗罗为散，每服四钱，以水一中盏，煎至六分，去滓温服，日三四服。

治大小便关格不通，腹胀喘急，立效方：

【处方】　水银一分　腻粉一分　滑石一分

【用法】　上件药，一处研令水银星尽，每服，以葱白汤调下一钱。

又方：

【处方】　甘遂半钱（煨令黄）　贝齿二枚（烧为灰）

【用法】　上件药，捣细罗为散，都为一服，用暖浆水一小盏，调服立效。

又方：

【处方】　胡椒二十颗（捣碎）　川朴硝半两

【用法】　上件药，先以水一大盏，煎胡椒至六分，去滓，入硝，更煎一两沸，放温顿服，神效。

又方：

【处方】　腻粉一钱　生麻油一合

【用法】　上件药，相和，空腹服之。

治大小便关格闭塞方：

上用蔓菁子油一合，空腹服之，即通，通后汗出勿怪。

治大小便关格不通，肚胀气筑心闷绝方：

上用乌臼树东面白皮，阴干，捣罗为末，如五七日不通，以熟水调下二钱，如急用，火上焙干为妙。

又方：

【处方】　蜀葵花一两（烂捣）　麝香半钱（细研）

【用法】　上相和，以水一大盏，煎至五分，去滓服之。如无花，即取根拍破用之。

治大小便关格不通，经三五日方：

上用皂荚烧灰，细研，以粥饮调下。三钱，立通。

五、治大小便难诸方

夫大小便难者，由冷热不调，大小肠有游气，游气在于肠间，搏于糟粕，小便不得通流，故大小便难也。诊其尺脉滑而浮大，此为阳干于阴，其人若小腹痛满不能尿，尿即阴中痛，大便亦然也。

大黄散

【主治】　大小便难，心腹满闷，不能可遏。

【处方】　川大黄二两（剉碎，微炒）　川芒硝二两　赤芍药半两　大麻仁二两　桑根白皮一两（剉）　瞿麦一两　防葵一两　榆白皮一两（剉）

【用法】　上件药，捣粗罗为散，每服四钱，以水一中盏，煎至六分，去滓，空腹温服，如人行十里再服，以大小便利为度。

白术散

【主治】　大小便难，腹胁胀满气急。

【处方】　白术一两　牵牛子一两（微炒）　木通一两（剉）　川大黄一两（剉碎，微炒）　陈橘皮半两（汤浸，去白瓤，焙）　槟榔一两　川朴硝一两

【用法】　上件药，捣粗罗为散，每服四钱，以水一中盏，煎至六分，去滓，空腹温服，如人行十里再服，以利为度。

治大小便难，宜服此方：

【处方】　木通一两（剉）　川朴硝一两　车前子一两　黄芩一两　郁李仁一两（汤浸去皮，微炒）

【用法】　上件药，捣粗罗为散，每服四钱，以水一中盏，煎至六分，去滓，每于食前温服。

赤芍药丸

【主治】　大小便难，脐腹妨闷。

【处方】　赤芍药半两　桂心半两　羌活半两　川大黄一两（剉碎，微炒）　郁李仁一两（汤浸去皮，微炒）　川芒硝一两　槟榔一两　大麻仁一两（《神巧万全方》二两）

【用法】　上件药，捣罗为末，炼蜜和捣三二百杵，丸如梧桐子大，每服空腹，以温水下三十丸，晚再服。

治大小便难，腹肚胀满，短气，宜服此方：

【处方】　荆芥一两　䗪虫三十枚（微炒）　川大黄二两（剉碎，微炒）　芎䓖一两　蒲黄一两　当归一两（剉，微炒）　桂心一两　甘草半两（炙微赤，剉）　桃仁四十枚（去汤浸，去皮尖双仁，麸炒微黄）

【用法】　上件药，捣罗为末，炼蜜和捣百余杵，丸如梧桐子大，不计时候，煎生姜葱白汤下三十丸。

治大小便难，腹中有燥粪，寒热烦迫，短气，汗出腹满，宜服此方：

【处方】　葛根一两（剉）　猪膏一两　川大黄一两（剉碎，微炒）

【用法】　上件药，以水二大盏，煎葛根、大黄，取汁一盏半，去滓，下猪膏，煎取一盏，分为二服。

治大小便难，神效方：

【处方】　木香半两　青黛半两　麻油二合

【用法】　上件药，以水一大盏，同煎令水尽，唯有油，去滓，分为二服，如人行十里服尽。

又方：

【处方】　芡实末半两

【用法】　上分二服，以新汲水调下。

第二节　《太平惠民和剂局方》

神功丸

【主治】　三焦气壅，心腹痞闷，六腑风热，大便不通，腰腿疼痛，肩背重疼，头昏面热，口苦咽干，心胸烦躁，睡卧不安，及治脚气，并素有风人大便结燥。

【处方】　大麻仁（别捣如膏　《御医撮要》十两）　人参（去芦　《御医撮要》一两半）各二两　大黄（锦纹者，面裹煨　《三因方》《世医得效方》蒸亦可，《御医撮要》八两）　诃梨勒皮（《御医撮要》一两半）各四两

【用法】　上为细末，入麻仁捣研匀，炼蜜为丸，如梧桐子大，每服二十丸，温水下，温酒米饮皆可服，食后临卧。如大便不通，可倍丸数，以利为度。

麻仁丸

【主治】　顺三焦，和五脏，润肠胃，除风气，治冷热壅结，津液耗少，令人大便（《御医撮要》大小便）。秘难，或闭塞不通，若年高气弱，及有风人大便秘涩，尤宜服之。

【处方】　白槟榔（半生半煨　《御医撮要》一两）　山茱萸　防风（去叉枝）　枳壳（去瓤，麸炒）　菟丝子（酒浸，别

末）　车前子　肉桂（去粗皮　《御医撮要》桂心）　山蓣各一两半　郁李仁（去皮，别研）　大黄（半蒸半生）　麻仁（别捣研）各四两　羌活（去芦）　木香各一两

【用法】　上为末，入研药匀，炼蜜和丸，如梧桐子大，每服十五丸至二十丸，温水临卧服。

脾约麻仁丸

【主治】　肠胃燥涩，津液耗少，大便坚硬，或秘不通，脐腹胀满，腰背拘急，及有风人大便结燥，又治小便利数，大便因硬而不渴者，谓之脾约，此药主之。

【处方】　厚朴（去粗皮，姜汁炒）　枳实（麸炒）　芍药各半斤　大黄（蒸焙）一斤　麻仁（别研　《永类钤方》炒去壳）五两　杏仁（去皮尖，炒研）五两（《医方大成》《永类钤方》五两半）

【用法】　上为末，蜜和丸如梧桐子大，每服二十丸，临卧温水下，以大便通利为度，未利再服。《古今医方集成》《南北经验医方大成》《袖珍方》与《医方大成》同。《寿亲养老书》脾约丸治老人津液少，大便燥，小便涩，其脾为约。大黄二两（酒洗，焙）厚朴　枳壳　白芍药各半两　麻子仁一两（微炒）　杏仁三分　上为末，蜜丸如梧桐子大，每服二十丸，温水下，加至三十丸。

七圣丸

【主治】　风气壅盛，痰热结搏，头目昏重，涕唾稠黏，心烦面赤，咽干口燥，精神不爽，夜卧不安，肩背拘急，胸膈痞闷，腹胁胀满，腰满重痛（《卫生宝鉴》腰腿重痛）。大便秘结，小便赤涩，及岚瘴之地，最宜服。

【处方】　郁李仁（去皮）　大黄（蒸，焙。各一两一分，

生用,《卫生宝鉴》酒蒸半两）　肉桂（去粗皮）　羌活（去芦　《卫生宝鉴》一两）　槟榔（生）　木香（生）　川芎各半两

【用法】　上为末,炼蜜搜和为丸,如梧桐子大,每服十五丸至二十丸,温熟水下,食后临卧服,更量脏腑虚实加减服。

七宣丸

【主治】　疗风气结聚,宿食不消,兼砂石皮毛在腹中,及积年腰脚疼痛,冷如冰石,脚气冲心,烦愦闷乱,头旋昏倒,肩背重痛,心腹胀满,胸膈闭塞,风毒肿气,连及头面,大便或秘,小便时涩,脾胃气《卫生宝鉴》作虚。痞,不能饮食,脚转筋,掣痛挛急,心神恍惚,眠卧不安等疾。

【处方】　诃梨勒皮　柴胡（去苗,洗）　枳实（煨　《卫生宝鉴》麸炒）　木香各五两　桃仁（去皮尖,煨　《卫生宝鉴》炒）六两　大黄（面裹煨）十五两　甘草（煨）六两（《卫生宝鉴》炙,四两）

【用法】　上为末,炼蜜丸如梧桐子大,每服二十丸,米饮下,食后临卧服（《卫生宝鉴》食前、临卧各一服）。稍增至四五十丸,取宣利为度;觉病势退,服五补丸,不问男女老少,并宜服,量虚实加减。

黄芪汤

【主治】　年高老人大便秘涩。

【处方】　绵黄芪　陈皮（去白）各半两

【用法】　上为细末,每服三钱,用大麻仁一合,烂研,以水投取浆一盏,去滓,于银石器内煎,候有乳起,即入白蜜一大匙,再煎令沸,调药末,空心食前服。秘甚者,

不过两服愈。常服即无秘涩之患。此药不冷不燥，其效如神。

第三节　《三因方》

半桃丸　诸方名半硫丸。

【主治】　年高风秘冷秘，心腹一切痃癖冷气，暖元脏，止泄泻，进饮食。

【处方】　硫黄（研细　《卫生宝鉴》明净好者，研令极细，用柳木槌子杀过）　半夏（汤洗七次，焙干，为末）

【用法】　上等分，以生姜汁同熬炊饼，末，搅匀，杵数百下，丸如梧子大，空心，温酒姜汤下三十丸。《卫生宝鉴》十五丸至二十丸，妇人醋汤下。《严氏济生方》上等分，和匀，用生姜自然汁，打面糊为丸，如梧桐子大，每服五十丸，空心，温酒姜汤任下。《医方大成》《古今医方集成》《永类钤方》《卫生易简方》同。《世医得效方》每服三十丸，空心，饭饮下，酒亦可。《仁斋直指方》上末，生姜汁煮白面糊筑丸桐子大，每服二十丸，姜汤下，或用葱白一条，生姜三片，煎熟，入阿胶二片，溶开，食空送下。

蜜兑法

蜜三合，盐少许，煎如饧，出冷水中，捏如指大，长三寸许，纳下部立通。《世医得效方》蜜三合，入猪胆汁两枚在内，煎如饴，以井水出冷，候凝，《澹寮方》稍热。捻如指大，长三寸许，纳《澹寮方》乘温纳。下部，立通。《严氏济生方》同。《类证活人书》单用蜜一法，入皂角末，在人斟酌用。一法入薄荷末代皂角用尤好。又或偶无蜜，只嚼薄荷，以津蔽调作挺用之亦妙。《肘后方》疗欲死方：蜜三升，微火煎如饧，投水中凝，为丸如大指，长六寸，导之。

第四节　《琐碎录》

治大小便不通方

东坡云：若小便浊，大府滑，百药不瘥，取倒粘子叶，蒸之，焙燥为末，以酒糊丸，日百余粒，二府皆平复。

大便不通，以盐实于脐内，包之，通则解去。

老人脏腑不通，以黄芪、人参，粗末，浓煎服之；小便不通，绵黄芪为末，水二盏，药二大钱，煎一盏，温服。小儿以岁数加减服。《经验秘方》《简奇方》同。

又方：以麻皮一握，细剉，入甘草少许，同煎服，立通。

又方：乌梅肉为末，水调二钱，神效。小儿通用。

又方：用锈刀一口。多平者最佳。用一万块磨。以盆内碗盛水磨之。澄清。每服半盏或一盏。不拘时服。一方磨剪刀交股。水一盏服。即通。

又五苓散加滑石末、木通、灯心，煎汤调下。

又琥珀末三钱，灯心、木通煎汤调下。

第五节　《仁斋直指方》

胶蜜汤

【主治】　老人虚人大便秘涩。

【处方】　连根葱白三片

【用法】　上新水煎，去葱，入透明阿胶炒二钱，蜜二匙，溶开，食前温服。

润肠丸

【主治】　大便秘涩通用。《世医得效方》名大润肠丸。

【处方】　杏仁（去皮尖，略炒）　枳壳（浸，去瓤，炒）麻仁　陈皮各半两　阿胶（炒）　防风各二钱半

【用法】　上末，炼蜜丸桐子大，每服五十丸。老者，苏子煎汤下，壮者，荆芥泡汤下。《医方大成》《古今医方集成》《袖珍方》每服五十丸，苏子汤、荆芥汤任下。

脾积丸

【主治】　饮食停滞，腹胀痛闷，呕恶吞酸，大便秘结。

【处方】　蓬莪术三两　京三棱二两　良姜半两（以上用米醋一升，于瓷瓶内煮干，乘热切碎，焙）　青皮（去白）一两南木香各半两　不蛀皂角三大锭（烧存性）　百草霜（深村锅底者佳）三匙

【用法】　上为细末，用川巴豆半两，只去壳，研如泥，渐入药末，研和得所，面糊丸麻子大，每服五丸，加至十丸，《世医得效方》每服五十丸，加至六十丸。橘皮煎汤下。

木香逐气丸

【主治】　食积气滞，通利大便，兼治脚气、小肠气、诸气攻刺腹痛。

【处方】　橘红　青皮（去白）　槟榔（鸡心者）各半两南木香二钱半　川巴豆肉一钱半（研如泥，渐入药夹研）

【用法】　上件并末，用生姜自然汁调神曲末为糊，丸麻子大，每服十丸，姜汤下。如气攻腹痛，枳壳、木瓜煎汤下。《世医得效方》同。

二香丸

【主治】　积滞气秘，心腹刺痛，中满壅嗽。

【处方】　南木香　丁香　青皮（浸，去白，晒）　橘红

草果仁　肉豆蔻（生）　白豆蔻仁　五灵脂（香润者，别研）各半两　蓬术（炮，乘热碎碾）　缩砂仁各七钱半

【用法】　上细末，用川巴豆肉半两；研如泥，渐入药末，研和；白面稀糊丸麻子大，候干，每服三丸，加至五七丸止，姜汤下；壅嗽，紫苏、生姜煎汤下。

独枣汤

【主治】　大便积日不通。

【处方】　大好枣一枚（擘开，入轻粉半钱）

【用法】　上以枣相合，麻线扎缚，慢火煮熟，嚼细，以枣汁送下。

疏风散

【主治】　风毒秘结。

【处方】　枳壳（制）半两　防风　羌活　独活　槟榔　白芷　威灵仙　蒺藜（炒赤，去刺）　麻仁（《世医得效方》炒，另研）　杏仁（《世医得效方》汤洗，去皮尖，炒，另研）　甘草（炙）各一两（《世医得效方》各一两）

【用法】　上粗末，每二钱半，姜五片，蜜一匙，《世医得效方》水一盏半。慢火煎服。

宽快汤

【主治】　气不下降，大腑涩滞。

【处方】　香附（杵净）二两　天台乌药（去心）　枳壳（制）各一两半　缩砂仁七钱半　苏子（炒）半两　青木香三钱　甘草（炙）七钱半

【用法】　上末，每服二钱，陈皮煎汤调下，或吞青木香丸少许。

降气汤

治气不下降，才使不通。方见脚气门。加枳壳、杏仁煎，此药流行肺气。

苏感丸

治气秘不大便。用紫苏、橘皮煎汤下，或枳壳散送下。

熏方：

不蛀皂角，用碗烧置于桶内，熏其后部，自通。《袖珍方》用皂角烧烟，马桶内坐熏，即通。

第六节　《朱氏集验方》

南木香丸

【主治】　大便秘结。

【处方】　南木香（不见火）　槟榔　麻仁　枳壳

【用法】　上等分，先将枳壳去瓤，每个切作四片，用不蛀皂角三寸，生姜五片，巴豆三粒，略捶碎，不去壳，用水一盏，将枳壳同煮和滚，滤去生姜、巴豆、皂角并不用，只将枳壳细剉，焙干，碾为末，入前木香、槟榔、麻仁，同为末，炼蜜为丸，蜜汤下，不拘时候。《南北经验医方大成》《袖珍方》同。

驱风丸

【主治】　大便不通，或年高风秘。

【处方】　皂角七锭（炮，按水两碗）　巴豆四十九粒（去壳心膜）　枳壳一两

【用法】　上以皂角援水，煮干为度，去巴不用，炒枳壳为细末，入木香半两，蜜丸如梧桐子大，每服三十丸，空心白

汤下。

治老人小便不通：

【处方】　茴香　白颈地龙

【用法】　上杵汁，倾脐腹中即愈。

利气散

【主治】　老人小便秘涩不通。

【处方】　绵黄芪　陈皮　甘草

【用法】　上等分为末，水煎自然通。

治小便不通，壅上心满，五苓散一贴，生姜自然汁半盏调。一方：用灯心、山茵陈，煎汤调服。

轻粉散

治大小便秘，用大枣十枚，却用真轻粉一匣，每一个入粉少许，合住，用盏子盛，纸覆之者，汤甑上蒸熟，细嚼白汤下，虚者不宜用。

润肠丸

【主治】　大肠风结气涩。

【处方】　肥皂角（五片醋炙焦，去皮及子，五片生用，去皮子，二味共为末；五片水一升，揉取浓汁，滤过，慢火炒，银石器中熬成膏，入后药）　南木香一分　青橘皮一分（去瓤）　槟榔一分（生用）　陈橘皮一分（去白，秤）

【用法】　上四味为末，和前皂角末令匀，却以皂角膏搜和成剂，看得所后，如硬，入少蜜，丸如梧桐子大，每服三十丸，空心温熟水下。

治闭结并脚气方：

【处方】　大螺（以盐匕和壳生捣碎，置病者脐下一寸三分，

用宽帛系之，即通)

饶医熊彦诚，年五十五岁，病前后便溲不通五日，腹胀如鼓，同辈环视，皆不能措力，与西湖妙果僧慧月相善，遣信邀致诀别，月惊驰而往，过钓桥，逢一异客，风姿潇洒出尘，揖之曰："方外高士，何孑孑走趋如此。"月曰："一善友久患闭结，势不可疗，急欲往问。"客曰："此易事也，待奉施一药。"即脱鞋入水，探一大螺而出，曰："事济矣。"特抵其家，以盐匕和壳生捣碎，置病者脐下一寸三分，用宽帛紧系之，仍办触器，以须其通。月未深以为然，姑巽谢之。熊昏不知人事，妻子聚泣，诸医知无他策，谩以试之，曾未安席，焂然暴下，医愧叹而散。月归访异人，无所见矣。熊后十六年乃终。白石董守约，以脚气攻注为苦，或教之捶数螺，傅两股上，便觉冷气趋下至足，既而亦安。

第七节 《严氏济生方》

枳壳丸

【主治】 肠胃气壅风盛，大便秘实。

【处方】 皂角一锭（去黑皮，微炒 《世医得效方》《永类钤方》去皮弦子，炙） 枳壳（去瓤，麸炒） 川大黄二两（剉，微炒） 羌活（去芦） 木香（不见火） 橘红 桑白皮（蜜水炙） 香白芷各二两（《世医得效方》各等分）

【用法】 上为细末，炼蜜为丸，如梧桐子大，每服七十丸，空心，米饮姜汤任下。《世医得效方》云："又方只用枳实、皂角，等分为末，饭饮为丸，亦妙，治法汤引同上。"

橘杏丸

【主治】 气秘，老人虚弱人《医方大成》秘下有大腑不通四字。皆可服。

【处方】　橘红（取末）　杏仁（汤浸，去皮尖　《世医得效方》另研）

【用法】　上二味等分，和匀，炼蜜为丸，如梧桐子大，每服七十丸，空心用米饮送下。

润肠丸

【主治】　发汗、利小便亡津液，大腑秘，老人虚人皆可服。

【处方】　肉苁蓉（酒浸，焙）二两　沉香（别研）一两

【用法】　上为细末，用麻子仁汁打糊为丸，如梧桐子大，每服七十丸，空心用米饮送下。《世医得效方》《澹寮方》《医方大成》《古今医方集成》《南北经验医方大成》《永类钤方》《卫生简易方》同。

第八节　《严氏济生续方》

威灵仙丸

【主治】　老人肠胃虚弱，津液不能内润，气涩不能运掉，大便秘结，不问风冷气秘，皆可服之。

【处方】　威灵仙（洗，去芦）　黄芪（去芦，蜜水炙）各一两　枳实（麸炒）半两

【用法】　上为细末，炼蜜为丸，如梧桐子大，每服七十丸，空心食前，用米饮送下。《世医得效方》：黄芪（蜜炙）　枳实　威灵仙　上等分，为末，用蜜丸如梧子大，每服五七十丸，姜汤熟水下。一方用防风，无黄芪，忌茶。

皂角丸

【主治】　大肠有风，大便秘结，尊年之人，尤宜服之。

【处方】　皂角（炙，去子）　枳壳（去瓤，麸炒）

【用法】 上等分，为细末，炼蜜为丸，如梧桐子大，每服七十丸，空心食前，用米饮送下。《世医得效方》《袖珍方》同。《澹寮方》风秘气秘方：皂角（不蛀者，去头，火内烧存性） 枳壳（麸炒） 上等分，烂饭为丸，浓磨沉香汤吞下。《经验良方全集》治里急后重。枳壳（炒） 皂角子（不蛀者，用占米谷糠炒，去糠） 上二味各等分，炒令干燥，为末，饭饮为丸，如梧桐子大，每服二十丸至三十丸，空心米饮下。

第九节 《澹寮方》

五仁丸

【主治】 大便涩秘，可以常服。

【处方】 杏仁（酒浸，去皮尖，麸炒令黄，取净一两，细研） 郁李仁（汤浸，去皮尖，取净一两，细研） 酸枣仁（汤浸去皮，取净一两，细研） 柏子仁（拣净一两，细研） 大麻子仁（晒，焙令干，用板子盛油，又用砖一片压定，轻轻以手磨砖，则麻壳自脱，拣未脱者，再磨，取净一两，细研）

【用法】 上五味，再合研令极细，以水浸，蒸饼为丸梧子大，每服五十丸，空心米饮吞下。《永类钤方》治津液枯竭，大肠秘涩，传导艰难。杏仁（去皮尖） 郁李仁 酸枣仁（炒） 柏子仁（炒） 麻仁（炒。各一两，净） 上为末，糊丸梧子大，空心，米饮五十丸。

三和散

【主治】 五脏不调，三焦不和，心腹痞闷，胁肋胰胀，风气壅滞，肢节烦疼，头面虚浮，手足微肿，肠胃燥涩，大便秘难，虽年高气弱，并可服之。又治背痛胁痛，有妨饮食，及脚气上攻，胸腹满闷，大便不通。医方大成治七情之气，结于五脏，不能流通，以致脾胃不和，心腹痞闷，大便秘涩。

【处方】 大腹皮（炙焦黄） 紫苏叶（用茎叶，去枝梗）沉香 宣木瓜（薄切，焙干） 羌活（去芦）以上各一两 白术（炒） 芎藭（大成三两） 木香 甘草（剉，炒） 陈皮（去白） 槟榔（面裹煨熟，去面）各三分

【用法】 上粗末，每服二钱，水一盏，煎六分，去滓温服。

第十节 《东垣试效方》

润肠丸

【主治】 脾胃中伏火，大便秘涩，或干燥秘塞不通，全不思食，乃风结秘，血结秘，皆令闭塞也，以润燥和血疏风，自然通。

【处方】 麻子仁（《卫生宝鉴》半升） 桃仁（去皮尖《卫生宝鉴》汤浸，去皮）各一两 羌活半两 当归尾（《卫生宝鉴》当归） 煨大黄半两

【用法】 上件，除麻仁、桃仁别研如泥外，捣罗为末，五上火，炼蜜丸如桐子大，每服三五十丸，《卫生宝鉴》每服五十九至百丸。空心，白汤送下。

当归润燥汤　《兰室秘藏》名润燥汤。

【处方】 升麻二钱 当归（《兰室秘藏》当归梢）一钱熟地黄一钱 生地黄二钱 甘草（《卫生宝鉴》《兰室秘藏》生甘草） 大黄（《卫生宝鉴》《兰室秘藏》煨） 桃仁泥子麻仁各一钱 红花（少许 《卫生宝鉴》半分，《兰室秘藏》五分）

【用法】 上件，除桃仁、麻仁另研如泥外，剉如麻豆大，作一服，水二大盏，入桃仁、麻仁，煎至一盏，去滓，空心，宿食消尽，热服之。

导滞通幽汤 《兰室秘藏》名通幽汤。

【主治】 大便难，幽门不通，上冲吸门不开，噎塞不便，燥闭，气不得下，治在幽门，以辛润之。

【处方】 当归（《兰室秘藏》当归身） 升麻 桃仁泥各一钱 生地黄五分 红花一分 熟地黄五分 炙甘草一分

【用法】 上件，作一服，水二盏，煎至一盏，去滓，调槟榔细末半钱，稍热服。

活血润燥丸

【主治】 大便风秘不通，《兰室秘藏》不通作血秘。常燥结。

【处方】 当归一钱 （《兰室秘藏》当归梢） 防风三钱 羌活一两 大黄一两（湿纸裹煨） 桃仁二两（汤泡去皮尖） 麻仁二两半（二味另研入药） 皂角（烧存性，去皮，一两半，其性得湿则滑，湿滑则燥结自除，用之勿误）

【用法】 上除麻仁、桃仁另研外，为细末，却同拌匀，炼蜜去沫为丸如梧子大，每服五十丸，三两服后，《兰室秘藏》白汤下，三两服后，须以苏麻子粥，每日早晚食之。大便日久不能结燥也。以瓷器内盛，纸封之，无令见风。

升阳泻湿汤 《兰室秘藏》一名升阳汤。

【主治】 膈咽不通，逆气里急，大便不行。

【处方】 青皮二分 甘草（《兰室秘藏》甘草梢）四分 槐子二分 黄芪一钱 黄柏三分 升麻七分 生地黄三分 熟

地黄三分　当归（《兰室秘藏》当归身）四分　桃仁二钱（《兰室秘藏》十个，另研）　苍术半钱

【用法】　上件咬咀如麻豆大，作一服，另研桃仁泥子，一处同煎，水二大盏，煎至一盏，去滓，稍热服，食前。

麻黄白术散

【主治】　大便不通，三《兰室秘藏》作五日一遍，小便黄赤，浑身肿，面上及腹尤甚，其色黄，麻木，身重如山，沉困无力，四肢痿软，不能举动，喘促，唾清水，吐哕，痰唾白沫如胶，时燥热，发欲去衣，须臾而过振寒，项额有时如冰，额寒尤甚，头旋眼黑，目中溜火，冷泪，鼻不闻香臭，少腹急痛，当脐有动气，按之坚硬而痛。

【处方】　麻黄（不去节）半两　桂枝三分　杏仁四分　吴茱萸（《兰室秘藏》四分）　草豆蔻（《兰室秘藏》白豆蔻五分）各半钱　厚朴三分　炒面半钱（《兰室秘藏》五分）　升麻二分　柴胡三分　白术三分　苍术三分　生甘草一钱（《兰室秘藏》一分）　泽泻四分　茯苓（《兰室秘藏》白茯苓）四分　橘红二分　青皮一分（《兰室秘藏》去腐）　黄连一分（酒制）黄皮二分（酒制）　黄芪三分　人参三分　炙甘草一分　猪苓三分

【用法】　上咬咀，分作两服，水二大盏半，先煎麻黄令沸，去沫，再入诸药，同煎至一盏，去滓，稍热服，食远。此证宿有风湿热，伏于荣血之中，其木火乘于阳道为上盛，元气短少，喘为阴火，伤其四肢，痿在肾水之间，乃所胜之病，今正遇冬寒得时，乘其肝木，又实其母肺金，克火凌木，是大胜，必大复，其证善恐，欠多嚏，鼻中如有物，不闻香臭，目视疏疏，多悲健忘，小腹急痛，通身黄，腹大胀，面目肿尤甚，食不下，痰唾涕有血，目眦疡，大便不通，只二服皆已。

第十一节　《兰室秘藏》

润肠汤

【主治】　大肠结燥不通。

【处方】　生地黄（《袖珍方》二分）　生甘草（《袖珍方》一分，《济生拔粹方》一钱）以上各二钱　大黄（《袖珍方》《济生拔粹方》煨）　熟地黄　当归（《袖珍方》《济生拔粹方》当归尾）　升麻　桃仁　麻仁（《袖珍方》去壳）以上各一分（《济生拔粹方》各一钱）　红花三分

【用法】　上㕮咀，水二盏，煎至一盏，去粗，香食温服。

《济生拔粹方》上件剉如麻豆大，都作一服，水三盏，先拌药湿，煎至一盏，去滓，带热服，食前。

《袖珍方》上㕮咀，每服一两，水二盏，煎至一盏，去滓，通口食前服。

第十二节　《世医得效方》

顺气丸

【主治】　三十六种风，七十二般气，上热下冷，腰脚疼痛，四肢无力，恶疮下疰，疏风顺气，专治大肠秘涩，真良方也。

【处方】　大黄五两（半生用，半湿纸裹煨）　山药（刮去皮土）　山茱萸肉（《医方大成》一两）　麻子仁（微炒，退壳，二两，另研）　郁李仁（炮去皮，研）　菟丝子（酒浸，炒《医方大成》酒浸，焙干，别研为饼，晒干）　川牛膝（酒浸一宿）各二两　大成三钱　防风（《医方大成》去芦）　枳壳（炒《医方大成》去瓤，麸炒）　川独活各一两　槟榔二两　车前子二两半

【用法】　上为末，炼蜜为丸，如梧桐子大，每服二三十丸，用茶酒米饮任下，《古今医方集成》《南北经验医方大成》《永类钤方》与《医方大成》同。百无所忌，平旦、临卧各一服。久服自然精神强健，百病不生。

搜风散

【主治】　大便秘结。

【处方】　青皮（去白）　威灵仙（去头，洗）各二两　大黄一两（生）　大戟一两　牛蒡子四两（新瓦上炒）

【用法】　上为末，每服一钱，人壮实每服三钱，蜜酒调服毕，漱口。

二仁丸

【主治】　虚人老人风秘，不可服大黄药者。

【处方】　杏仁（去皮尖，麸炒黄）　麻仁（各另研）　枳壳（去瓤，麸炒赤）　诃子（慢火炒，捶去核）

【用法】　上等分末，炼蜜丸如梧子大，每服三十丸，温水下。

四磨汤

【主治】　气滞腹急，大便秘涩。《经验良方全集》治老人虚秘。

【处方】　大槟榔　沉香　木香　乌药

【用法】　上四味，于擂盆内各磨半盏，和匀温服。有热者，加大黄、枳壳，名六磨汤。《经验良方全集》上用水磨，加白汤温服。顺气丸，极为通利，苏麻粥最佳。

小通气散

【主治】　虚人忧怒伤肺，肺与大肠为传送，致令秘涩，服燥药过，大便秘，亦可用。

【处方】　陈皮（去白）　苏嫩茎叶　枳壳（去瓤）　木通（去皮节）

【用法】　上等分，剉散，每服四钱，水一盏，煎温服，立通。

感应丸

【主治】　饮食所伤，三焦气滞，大便秘涩。

【处方】　百草霜（用村庄家锅底上者，细研，秤二两）新拣丁香一两半　杏仁（去双仁，拣肥者，一百四十个，去尖，去汤浸一宿，去皮，别研及烂如膏）　南木香（去芦头）二两半　肉豆蔻（去粗皮，用滑皮仁二十个）　川干姜（炮制）一两　巴豆七十个（去皮心膜，研细，出尽油，如粉）

【用法】　上除巴豆粉、百草霜、杏仁三味外，余四味捣为末，与三味同拌研令细，用好蜡匮和，先将蜡六两，溶化作汁，以重绵滤去滓，更以好酒一升，于银石器内煮蜡，溶滚数沸倾出，候酒冷，其蜡自浮于上，取蜡秤用。凡春夏修合，用清油一两，于铫内熬令末散香熟，次下酒煮蜡四两，化作汁，就锅内乘热拌和前项药末；秋冬修合，用清油一两半，同煎煮热作汁，和蜡匮药末成剂，分作小锭子，以油单纸裹之，旋丸服饵。

五仁丸　诸方名滋肠五仁丸。

【主治】　津液枯竭，大肠秘涩，传导艰难。

【处方】　桃仁　杏仁（炒，去皮）各一两　柏子仁半两　松子仁一钱二分半（《医方大成》《古今医方集成》《南北经验医方大成》《袖珍方》一钱二分）　郁李仁一钱（炒　《南北经验医方大成》二钱）　陈皮四两（另为末）

【用法】　上将五仁别研为膏，入陈皮末研匀，炼蜜为丸，如梧子大，每服五十丸，空心米饮下。《永类钤方》同。

槟榔丸

【主治】　大肠实热，气壅不通，心腹胀满，大便秘结。

【处方】　槟榔　大黄（蒸）　麻子仁（炒，去壳，别研）枳实（麸炒）　羌活（去芦）　牵牛（炒）　杏仁（去皮尖，炒）白芷　黄芩各一两　人参半两

【用法】　上为末，炼蜜丸，如梧子大，每服四十丸，空心熟水下。《医方大成》《古今医方集成》《南北经验医方大成》《袖珍方》《永类钤方》同。

甘遂散

【主治】　大小便不通。

【用法】　上以甘遂二两，赤皮者，为末，炼蜜二合，和匀，每一两重分作四服，日进一服，蜜水下，未知，日二服，渐加之。

又方：葵子末三合，水一升煮，去滓，分作二服，猪脂二两，空心。

推车散

【主治】　大小便秘，经月欲死者。

【处方】　推车客七个　土狗七个　（如男子病，推车客用头，土狗用身。如女子病，土狗用头，推车客用身）

【用法】　上新瓦上焙干为末，用虎目树皮向南者，浓煎汁调，只一服，经验如神。

敷药

【主治】　闭结至亟，昏不知人。

【用法】　生大螺一二枚，以盐一匕，和壳生捣碎，置病者脐下一寸三分，用宽帛紧系之，即大通，未效，乌桕木根三寸，研，井水服亦效，就多研烂，敷脐下亦可。

第十三节　《肘后方》

治大便秘涩不通方

葛氏云："大便不通方。"

纸裹盐作三丸，如大指，内下部中。

又方：削瓜菹如指大，以导下部中。

又方：煎蜜令极，和姜末丸如指，导下部。

姚氏疗欲死方：

穿猪胆一头，内下部中，倒写之。姚云："疗七八日，气奔心欲死者，须臾得通。"

又方：大黄三两，芒硝、黄芩二两，栀子十四枚，甘草一两，炙，水三升，煮取一升八合，纳芒硝，分三服，亦疗大肠秘结不通。无芒硝，用朴硝亦可也。

又有**承气丸**：疗时行结热不通，胃中有干粪，令人谬语方。

大黄、芒硝熬令沸，各六分，葶苈五分，杏仁五分，并熬，四物合捣，蜜丸如弹丸，煮一枚，纳汤中尽服之，不下，须臾更与一服，不过三服，良。

姚不得大便十日，一月日方：

葵子三升，以水四升，煮取一升，去滓，一服，不瘥，更作之。

《备预百要方》卒寒支满不通方：

葵子二升研，水煮取汁，顿服。

《斗门方》治大便不通，《卫生易简方》治大肠风秘，壅热结涩。用乌臼木方，停一寸来，劈破，以水《卫生易简方》，水一盏。煎取小半盏，服之立通，不用多吃，其功神圣，兼能取水。《卫生易简方》去水瘴。

又陈藏器云："取猪羊胆，以苇筒著胆，缚一头，纳下部，入三寸，灌之入腹，立下。"

下篇 便秘西医诊疗

第七章　便秘的发病机制

第一节　排便生理

随着人们生活习惯的改变，便秘已经成为许多人为之困扰的问题。要明确便秘的原因，首先要了解排便的生理机制。

食物经过上消化道之后进入结肠，其主要功能是吸收水分，在肠道菌群的作用下将肠内容物降解并通过结肠运动排送到远端形成粪便。

结肠运动分为袋状往返运动、分节推进运动、多袋推进运动和蠕动及集团运动5种形式。这5种形式相辅相成，袋状往返运动使肠内容物在结肠内来回运动，有助于营养物质的充分吸收；推进运动和蠕动使肠内容物向前移位；集团运动的实质是强烈的多袋式运动或蠕动，形成巨大移行性收缩，能将粪便以较快的速度向乙状结肠推进，甚至到达直肠。直肠、肛门内括约肌、肛门外括约肌、耻骨直肠肌、肛提肌复合体和肛周的结缔组织共同组成排便控制系统。

结肠内容物进入直肠依赖于乙状结肠的运动，由于乙状结肠与直肠间的生理弯曲和直肠的空虚状态使该部位呈现"扁平阀"效应，乙状结肠中粪便达到一定容积时可排入直肠壶腹使其扩胀。由于直肠纵肌比结肠纵肌更薄，从而使直肠具有较结肠更强的顺应性，当直肠内粪便容积增加时，直肠呈适应性松弛，储存更多的粪便，直到适当时机再排出体外。肛门内括约肌可使肛管处于关闭状态，维持肛管腔内的较高压力，是控制排便的重要压力屏障，在静息状态下呈张力性收缩状态，主要对液体大便和气体产生正性阻碍作用。当直肠扩张诱发直肠肛管抑制反射产生便意时，肛门内括约肌反射性弛缓，肛管上部开放，直肠内容物下排与肛管上部黏膜接触，并反射到高级中枢，决定是否排便动作。肛门外括约肌主要的反射活动是收缩，在静息状态下处于最小收缩状态，以收缩慢、不易疲劳的 Ⅰ 型肌纤维为主，使其具有特殊的收缩机制，维持较为持久的张力性收缩，其收缩程度随腹内压的改变而改变，具有随意性，是抑制排便的主要因素。耻骨直肠肌的收缩与肛门外括约肌是同步的，能保持肛管和直肠之间的角度（92°），可防止固体粪便通过。

在抑制排便的机制中，由于肛门直肠存在 2 个生理弯曲，即乙状结肠-直肠角和肛门直肠角，使直肠处于折叠状态，阻碍肠内容物的下降，起到"阀"的作用，同时肛门内外括约肌均处于收缩状态，肛管形成高压带，防止粪便进入肛管，形成自动抑便过程，一旦直肠扩张诱发直肠肛管抑制反射，粪团进入肛管，激活肛门外括约肌感受器，如果条件不允许，则可在意识的控制下主动收缩肛门外括约肌，使粪团上移，达到主动抑便的目的。

在排便的机制中，当直肠扩张容积增大时，首先仍诱发直肠肛管抑制反射，在肛门内括约肌反射性松弛的同时，神经冲动传至中枢神经产生便意和排便冲动，如果条件许可，启动排便机制，关闭声门，膈肌下降，腹肌收缩，腹内压升高，肛提肌群收缩，减少粪便下排阻力，同时肛门外括约肌收缩使消化道远端关闭，抑制结肠节段性收缩，粪块下移加快；当粪便进入直肠后，肛提肌群松弛，直肠肛管角变直，会阴下降，粪便继续下移，最后肛门外括约肌松弛，粪块排出体外。

因此，排便生理过程是人体中一系列复杂而协调的生理反射活动，需要有完整的肛门直肠神经结构、肛门括约肌群、排便反射的反射弧和中枢的协调控制能力，缺一不可。以上任一环节出现问题，都会引起便秘。

第二节　便秘病因

引起慢性便秘的病因复杂，主要有以下几种因素。

一、神经精神因素

因为排便动作是受大脑皮质随意控制的动作，人可以随意地延长排便时间。在工作繁忙或没有合适的排便地方和条件时，通过大脑皮质自主神经系统，随意和不随意的反射活动，能使便意缓解，粪便通过直肠的向上逆行蠕动返回乙状结肠，暂时不排便。这种对排便活动的随意控制能力，有利于人体适应环境的变化和养成定时排便的习惯。但如果经常任意地延长排便时间，久而久之就会使直肠壁上的神经细胞对粪便进入直肠后产生压力的感受性变迟钝，使粪便在直肠内停留时不引起排便反射，无便意感产生，这是直肠性便秘形成的主要原因，形成了所谓的习惯性便秘。许多人的便秘都是由于忽视了及时排便而产生的。一些肛门疾病，如肛裂、痔疮等，患者因怕排便时疼痛、痔脱出、出血等常有意识地控制、延长排便时间，也会产生这种习惯性便秘。情绪紧张、忧愁焦虑、注意力高度集中于某一工作，或精神上受到强烈刺激、惊恐时，也会使便意消失，形成习惯性便秘。许多中枢神经系统疾病，如急性脑血管疾病，结核性脑膜炎，流行性脑脊髓膜炎以及脊髓损伤、断裂的患者，常常先有一时性大便失禁，然后转变为便秘和排便困难。

二、胃肠道运动缓慢

年老体弱、久病重病、产后、营养缺乏（特别是 B 族维生素缺乏）、慢性阿片中毒、甲状腺功能减退症等，可影响整个胃肠道正常蠕动，使食物通过时间延长，因运动缓慢而形成便秘。一般认为是由于肠肌神经丛兴奋性降低导致肠壁肌紧张性降低所致，故此类便秘又称为运动低下型便秘或弛缓性便秘。

三、肠道所受的刺激不足

饮食过少，食物中的纤维素和水分不足，对肠道不能形成一定量的刺激而使结肠产生蠕动，未及时将食物残渣推向直肠。进入直肠后又因为量少不能产生足够的压力，刺激直肠壁的神经感受细胞产生排便反射，因而形成便秘。

四、肠壁的反应性减弱

肠壁内的神经细胞受到炎症、痢疾等引起腹泻的因素刺激时，为了对抗腹泻，保持人体的正常生理功能，应激性地降低排便活动。因患肠炎、痢疾等发生腹泻后，常常有短时期排便减弱性便秘。经常服用泻药或灌肠等，也可使肠壁应激性减弱，虽然受到足够的刺激，也不能适时地引起排便反射，反而使便秘更加严重。

五、肠道运动功能失调

此类便秘是由于自主神经系统功能失调，支配肠道的副交感神经系统功能亢进，导致肠道运动功能异常，故又称为运动失调性或痉挛性便秘。临床表现出便秘或便秘与腹泻交替出现，腹部不适或钝痛，排出粪便干燥呈羊粪状，排便后可使腹痛减轻，如肠易激综合征、肠道慢性炎症、过敏性大肠炎等疾病均易出现此类便秘。

六、排便动力缺乏

排便时不仅需要肛门括约肌的舒张、肛提肌的向上向外牵拉，而且还需要膈肌下降、腹肌收缩及大腿肌收缩来加强粪便排出。人们用力排便时，常常屏气，通过以上肌肉的收缩使胸膜腔内压和腹内压急剧上升来推动粪便排出。因疾病、年老体弱或女性生育使腹壁松弛，肛门手术使肌肉损伤后，膈肌、腹肌、肛提肌收缩力减弱，使排便动力缺乏，也会引起便秘。

七、排便肌肉运动不协调

主要见于出口梗阻型便秘，临床表现为排便困难。常见的病变有直肠前突、直肠内套叠、会阴下降综合征、耻骨直肠肌综合征、内括约肌失弛缓症等。

八、肠腔狭窄

自身或肠道周围的器质性病变均可阻塞或挤压肠腔造成肠腔狭窄，常见病变有肠道良性肿瘤，如肠道息肉、脂肪瘤、平滑肌瘤等因肿块增大而阻塞肠腔，造成大便通过困难；肠道恶性肿瘤，如结肠癌、直肠癌，癌肿增大阻碍肠腔，造成大便通过困难；肠道慢性炎性增生瘢痕挛缩，肠道变狭窄而使大便通过困难；先天性肠腔狭窄，如先天性巨结肠引起的直肠痉挛、先天性直肠肛门狭窄等；手术后并发肠腔或肛管狭窄；肠外压迫，如腹腔内大肿瘤（如卵巢囊肿、子宫肌瘤）、子宫后倾、妊娠以及腹水等压迫肠腔，造成粪便通过困难。

九、化学药物影响

铝、钾、汞、磷等中毒，服用碳酸钙、氢氧化铝、阿托品、溴丙胺太林以及阿片类药物，还有长期服用泻药或使用灌肠剂等，均可影响肠蠕动功能，使其自身的蠕动减弱，造成粪便传输减慢，粪便中水分吸收过多而变干，出现便秘，此类便秘称为药物性便秘。

第三节　便秘分类

一、病因分类

（一）器质性便秘

器质性便秘也有人称之为特异性、继发性便秘，指由于各种明确病因导致的便秘，包括低纤维饮食、肠道肿瘤、药物、代谢性或内分泌性疾病、神经性疾病或精神性疾病等各种原因引起与排便有关的肌肉肌力减退。典型的伴随症状对某些器质性疾病的诊断有一定的提示作用，如黏液脓血便提示溃疡性结肠炎。当患者的临床表现不典型或医师对便秘及其伴随症状等资料收集不全面时，容易忽视引起便秘的器质性疾病，其危害主要在于延误了对器质性疾病的处理，对存在结直肠狭窄的患者积极通便治疗还可能会加重肠梗阻。因此，对慢性便秘者，应特别注意有无警示征象，包括便血、粪潜血试验阳性、贫血、消瘦、明显腹痛、腹部包块、有结直肠腺瘤息肉史和结直肠肿瘤家族史。对年龄大于 40 岁的初诊患者有警示征象，应及时安排辅助检查，以排除器质性疾病。对慢性便秘病史较长的患者，应警惕在慢性便秘基础上新发的器质性疾病。

1. 一般原因

（1）不合理的饮食习惯，如低纤维素饮食，饮水不足。

（2）不良的排便习惯，如不定时排便，人为抑制便意。

（3）药物应用：一是长期服用诱发便秘的药物，如镇痛剂、抗酸药、抗胆碱能药、阿片类、铁剂、利尿剂等；二是滥用泻剂，早已证明滥用含有蒽醌类及其衍生物等接触性泻剂可以形成"泻剂结肠"。

（4）环境改变或排便方式改变。

（5）运动量减少。

2. 心理障碍　心理因素是影响肠道功能的重要因素，许多临床资料揭示了心理因素与肠道功能有关，性格外向的人大便频繁量多。

3. 消化道疾病

（1）结肠肿瘤、炎症或其他原因引起的肠腔狭窄或梗阻。

（2）肠扭转、肠套叠、巨结肠、便秘型肠易激综合征（constipation irritable bowel syndrome，IBS-C）、肠管平滑肌或神经源性病变。

（3）直肠脱垂、直肠膨出、痔、肛裂等。

4. 非消化道疾病

（1）神经系统疾病：骶副交感神经损伤、多发性硬化、脊髓损伤、周围神经病变等。

（2）代谢性疾病和内分泌疾病：糖尿病、甲状腺功能减退症、电解质紊乱（高钙血症、低钾血症）等。

（二）功能性便秘

功能性便秘来源于功能性胃肠病（functional gastrointestinal disorder，FGID）的罗马标准，分为结肠慢传输和出口梗阻，尽管很多患者既无结肠慢传输又无出口梗阻，部分患者两者都有。功能性排便障碍在排便时以盆底肌异常收缩或不能松弛（排便协调障碍）或蠕动力不足（排便动力不足）为特征。排便协调障碍尤指盆底肌协调障碍，因为很多排便协调障碍的患者都有性功能障碍或泌尿系统症状。

1. 功能性排便障碍的诊断标准

（1）患者必须符合功能性便秘的诊断标准。诊断前至少6个月中最近3个月有症状发作。功能性便秘的诊断标准如下。

1）应包括以下2个或以上症状：①至少25%的排便有努挣。②至少25%的排便为硬粪块。③至少25%的排便有不完全排空感。④至少25%的排便有肛门直肠阻塞感。⑤至少25%的排便需手助排便（如手指排便、支托盆底）。⑥每周排便少于3次。

2）不用泻药软粪便少见。

3）不符合肠易激综合征（irritable bowel syndrome，IBS）的诊断标准。

（2）在反复用力排便时至少有以下2项：①气囊逼出试验或影像学检查有排便功能受损的证据。②肛门直肠测压、影像学或肌电图（EMG）检查发现盆底肌（如肛门括约肌或耻骨直肠肌）有异常收缩，或肛门括约肌松弛少于静息状态的20%。③肛门直肠测压或影像学评价，蠕动力不足。

2. 排便协调障碍的诊断标准　排便时盆底有异常收缩或肛门括约肌松弛少于静息状态的20%，蠕动力正常。

3. 排便动力不足的诊断标准　排便时蠕动力不足，伴或不伴有异常收缩或肛门括约肌松弛小于20%。

4. 流行病学　普通人群功能性排便障碍的发生率尚不清楚，在三甲医院就诊的慢性便秘患者中排便协调障碍的发生率变化很大，为20%~81%。由于一些研究存在高假阳性率，过高地估计了排便协调障碍的发生率。部分原因可能是患者在做人工和实验室检查时有焦虑而不能松弛所造成。

5. 修改诊断标准的理论基础　功能性排便障碍的诊断标准需有便秘的症状和腹部的诊断性检查，因为仅凭症状还不能区别功能性排便障碍患者和无功能性排便障碍的患者。尽管保留了排便协调障碍的诊断标准，但修订后的标准认可了最近的研究结论，认为蠕动力不足也会引起功能性排便障碍，现已认识到排便时有4种肛门直肠压力变化类型。正常类型的特点就是直肠内压力增加，肛门括约肌松弛。Ⅰ型的特点是有足够的蠕动力（直肠内压力≥45mmHg），肛门压力增加；Ⅱ型的特点为蠕动力不足（直肠内压力<45mmHg），肛门括约肌松弛不够或收缩；Ⅰ型和Ⅱ型属于排便协调障碍；Ⅲ型的特点是直肠内压力增加（≥45mmHg），而肛门括约肌不能松弛或肛门括约肌松弛少于静息状态的20%。

6. 临床评价检查和诊断性试验的应用　功能性肠道疾病应用实验室检查诊断便秘的器质性原因，并着重于功能性排便障碍的评价。在没有结肠癌预警症状和家庭史的情况下，保守治疗失败前（如增加纤维素和液体的摄入量，禁服会引起便秘的药物）做肛门直肠的实验室检查是不必要的。保守治疗失败的患者可以试用渗透性泻剂或刺激性泻剂。泻药治疗失败的患者可应用替加色罗（5-HT₄拮抗剂）治疗。对泻药和替加色罗治疗不敏感的患者应做生理学检查。

直肠气囊逼出试验：测量水囊或气囊的排出时间是检查排便障碍的一项敏感有效的特异性检查。气囊逼出试验是一项有效的筛查方法，但不能确定排便障碍的发病机制，气囊逼出试验正常也不能排除功能性排便障碍。还需做进一步研究使该项检查标准化，因为该检查与其他直肠排空试验，如排粪造影以及肛门括约肌浅表 EMG 检查总是无关的。

肛门直肠压力测定：静息状态和力排状态下的直肠内压力和肛门压力测定对诊断功能性排便障碍是有用的。但即使无症状的患者肛门直肠压力测定也有排便协调障碍的特征。

排粪造影能发现解剖结构的异常（直肠前突、肠病、直肠脱垂）和评价功能指标［静息状态和力排状态的肛直角、会阴下降、肛门直径、耻骨直肠肌压痕（凹口）、直肠和直肠前突的排空量］。排粪造影的诊断价值还有存疑，主要是由于正常范围的定量测定还不能确定，一些指标如肛直角的测定由于直肠形态的差异性而不可靠。磁共振排粪造影提供了另一种检查肛门直肠运动和直肠排便时的成像方法，并且没有辐射。磁共振排粪造影是否会增加这些患者形态学和功能评价新的尺度值得进一步评价。

保守治疗失败的患者做结肠运输试验检查能提供有用的生理学数据，但仅凭此项检查还不能诊断慢传输便秘，原因如下：①慢传输便秘独立存在或由功能性排便障碍引起。②仅凭症状还不能可靠地区别引起这两类便秘的原因。结肠运动试验通过不透光的标志物或电影成像来进行评价。功能性排便障碍患者可以观察到左侧结肠或全结肠运输延迟。

基于最近的研究结果，肛门直肠压力测定异常和直肠气囊排出试验足以诊断功能性排便障碍。如仅一项检查异常，还需做进一步检查（如排粪造影）。

7. 生理和心理因素　功能性排便障碍可能是后天获得性疾病，因为至少有30%的患者通过生物反馈训练来学习松弛肛门外括约肌和耻骨直肠肌。因而认为反复用力排出硬粪便引起的疼痛会导致肛门括约肌的反常收缩，以尽可能减轻排便不适。但与运输正常或慢传输便秘相比，盆底功能障碍引起的直肠不适并不常见。焦虑和/或精神压力通过增加骨骼肌的张力也会引起排便协调障碍。非控制研究报告显示，22%患功能性排便障碍的女性有被性虐待史，40%患下消化道疾病的女性（包括功能性排便障碍）有被性虐待史。

8. 关于罗马Ⅳ标准 罗马Ⅳ标准于2017年美国消化疾病周（DDW）上发布，即功能性胃肠病的新标准（罗马Ⅳ），相比罗马Ⅲ标准的变动之处如下。

罗马Ⅳ标准对功能性便秘的诊断标准的修改主要体现在便秘6个特征性症状（即排便费力、排干硬便、排便不尽感、排便时肛门直肠堵塞感、需要手法辅助排便和排便频率）的频度阈值。在美国普通人群中进行的较大规模调查发现，便秘的6个症状在正常人中发生的频度阈值差异很大，例如，排便费力、排便不尽感在正常人群中较为常见，据此应将诊断标准中的频度阈值定为50%，而需要手法辅助排便的频度阈值为20%，且男性和女性在多个症状的频度阈值存在差异。尽管在罗马诊断标准中，便秘6个症状的频度阈值统一设定为在"1/4（25%）以上的排便或周数"存在症状，但罗马委员会特别提醒，在对慢性便秘患者的症状进行评估时，应停用补充纤维素制剂和影响排便的药物，排便次数应为自发排便次数（spontaneous bowel movement，SBM）；在以科研为目的时，应参考罗马Ⅳ诊断性问卷中每一项症状的具体频度阈值。当患者符合阿片引起的便秘（opioid-induced constipation，OIC）的诊断标准时，就不应诊断为功能性便秘。

尽管在功能性便秘的诊断标准中，仍然强调"患者不符合肠易激综合征（IBS）"的诊断标准，也就是说，当患者符合IBS诊断标准时，不再考虑功能性便秘的诊断。但罗马Ⅳ标准在肠道疾病这一章中提出，IBS、功能性便秘、功能性腹泻、功能性腹胀或腹部膨胀这几种功能性肠道疾病是具有相同的病理生理机制的一类连续的疾病谱，而不是独立的疾病。慢性便秘的患者当腹痛表现突出时，其诊断应考虑为 IBS；而当腹痛轻微、便秘突出时，或随着便秘的改善腹痛可以缓解，则应诊断为功能性便秘。这种现象在临床上还可表现为两种疾病可随时间而相互转换。从治疗的角度看，根据患者就诊时最主要的症状作出诊断、制订治疗策略是最可取的方法；从科研的角度看，应以患者当时的主要临床表现作为诊断依据。

阿片引起的便秘（OIC）是阿片引起的肠道疾病中最常见的一种，尽管阿片引起的便秘实际上是阿片在胃肠道不良反应的表现，而不是真正意义上的功能性胃肠病。考虑到使用阿片类药物治疗癌症和非癌症性疼痛日益增加，包括疼痛性功能性胃肠病患者，阿片对胃肠道、中枢神经系统的影响与功能性胃肠病发病机制类似（即脑-肠互动异常），OIC 的临床表现与功能性便秘类似，两者可以重叠，治疗和处理类似，故将其列入功能性胃肠病。在 OIC 的诊断标准中，强调患者是"在开始使用阿片、改变剂型或增加剂量过程中新出现的或加重的便秘症状"，对便秘的判断与功能性便秘一致，诊断 OIC 并没有病程的要求。

便秘型肠易激综合征罗马Ⅳ标准修订后的 IBS 诊断标准：反复发作的腹痛，近 3 个月内平均发作至少每周 1 日，伴有以下 2 项或 2 项以上。

（1）与排便相关。

（2）伴有排便频率的改变。

（3）伴有粪便性状（外观）的改变。

功能性排便障碍在罗马Ⅲ诊断标准中的诊断首先要符合功能性便秘的诊断标准，且要有诊断性检查（即肛门直肠功能检查）的异常。在罗马Ⅳ标准中，将功能性排便障碍的诊断标准中的第1条修改为"患者必须符合功能性便秘和/或便秘型肠易激综合征的诊断标准"，并明确指出在反复试图排便过程中，需经以下3项检查中的2项证实有出功能下降：①球囊逼出试验异常。②压力测定或肛周体表肌电图检查显示肛门直肠排便模式异常。③影像学检查显示直肠排空能力下降。从诊断标准看，功能性排便障碍的诊断必须有肛门直肠诊断性功能检查，但罗马Ⅳ标准专家委员会也明确指出，功能性排便障碍患者在排便时盆底肌肉不协调性收缩或不能充分松弛和/或排便推进力不足通常与排便费力、排便不尽感、需要手法辅助排便等症状相关，对于保守治疗有效的患者，不推荐进行肛门直肠功能检查。保守治疗包括养成规律排便习惯、增加膳食纤维的摄入和增加饮水量、尽可能停止使用有便秘副作用的药物、规范使用渗透性泻剂等。在评估肛门直肠的功能性检查中，罗马Ⅳ标准专家建议将球囊逼出试验作为功能性排便障碍的初筛检查。肛门直肠压力测定和肛周体表肌电图检查是诊断功能性排便障碍的主要检查手段；采用高分辨率压力测定系统能够提供更多的解剖学信息。通过模拟排便时肛门直肠压力的变化，对排便障碍进行分型，来指导治疗，特别是对生物反馈治疗；排粪造影检查除能评估排便时的功能性参数外，还能够发现一些结构的异常。每一种诊断性检查在功能性排便障碍的诊断中均存在一定的局限性，应结合患者的具体情况和检查条件来选择检查方式，并客观解读检查结果。

罗马Ⅳ诊断标准应用于慢性便秘需注意的问题是，对慢性便秘的患者，依据罗马Ⅳ诊断标准是否会漏诊器质性疾病？这是在诊断功能性胃肠病中所面临的普遍问题。罗马标准是基于症状的诊断标准，对绝大多数功能性胃肠病来说，诊断标准中并没有强调一定要排除器质性疾病，这并不意味着所有符合诊断标准的患者均可以诊断为功能性疾病。实际上，在罗马Ⅳ诊断标准对每一种疾病的"临床评估"中，均包括了对使用诊断标准的详细推荐建议。以功能性便秘为例，罗马Ⅳ标准中专家建议对功能性便秘的诊断需要进行以下 5 个循序渐进的步骤：①临床病史（包括便秘的主要症状、有无警示征象）。②体格检查。③实验室检查。④对有警示征象的患者应及时进行结肠镜检查。⑤如何选择评估便秘病理生理学的特殊检查。

慢性便秘在普通人群中十分常见，多数患者病程长。在诊断功能性疾病的同时，需要同时注意在功能性疾病的基础上，可以新发器质性疾病；某些器质性疾病，也可以出现一些与功能改变相似的症状，如炎性肠病患者在黏膜愈合后仍然存在 IBS 样症状；一些疼痛性疾病患者在使用阿片治疗后出现严重的便秘。还有功能性疾病和结构性疾病的重叠现象非常普遍，如功能性排便障碍中不协调性排便和直肠前突、慢传输型便秘和结肠冗长的并存。因此，对慢性便秘患者的处理应遵循先尽量纠正功能性异常，再全面评估形态结构的改变，在此基础上考虑有针对性地选择手术治疗。

罗马Ⅳ标准中对诊断标准修订主要基于近年来研究的进展，其主要的目的是指导临床更准确地诊断、治疗功能性胃肠病患者，但也要考虑到诊断标准的国际适用性。罗马标准的制定主要是基于西方的研究资料，已有资料表明我国 IBS 患者的临床表现有一定特殊性，我国的医疗资源也有所不同，这就需要我们在临床实践中结合我国的具体情况灵活使用罗马Ⅳ诊断标准，使其更好地指导我们的治疗。

二、发病机制分类

便秘按发病机制主要分为 4 类：慢传输型、出口梗阻型、混合型和正常传输型。

1. **慢传输型便秘**　慢传输型便秘占慢性便秘的 45.5%，是临床上比较常见的一种类型。理论上消化道任何部位对其内容物传输减慢都可能导致便秘，但实际上 95% 的传输减慢发生在结肠，所以慢传输型便秘又称为结肠慢输型便秘。它是指由于各种原因造成的结肠运动功能迟缓，传输粪便功能下降而导致的便秘，于 1986 年首次提出，临床上以结肠通过时间延长和对纤维素、缓泻剂治疗反应差为特征，主要临床症状为排便次数减少（每周排便少于 1 次），少便意，粪质坚硬。其发病机制尚不明确，近年来对其发病机制的研究也是层出不穷。主要有以下几个方面。

（1）肠神经系统异常。

（2）结肠平滑肌层异常。

（3）Cajal 间质细胞异常。

（4）胃肠神经递质异常。

（5）精神心理因素异常。

（6）其他：饮食、性别、年龄等因素。

2. **排便障碍型便秘**　即既往俗称的出口梗阻型便秘（outlet obstructive constipation，OOC），2013 年中国慢性便秘诊治指南将其改名为排便障碍型便秘，其具体发病机制目前尚不十分明确，可能由于盆底肌功能紊乱，排便时耻骨直肠肌、肛门外括约肌不仅不能舒张，反而收缩，张力更高，以致肛门口不松弛，则大便不能排出。盆底异常多见于直肠前突、直肠内套叠、会阴下降、肠疝、骶直分离、内脏下垂、耻骨直肠肌综合征、内括约肌失弛缓症等，且上述症候群可以互相影响。2013 年最新指南将其分为不协调性排便和直肠推进力不足 2 个亚型。杨新庆等根据病理特点将其归为两大类：第一类为盆底松弛综合征，包括直肠膨出、直肠黏膜内脱垂、直肠内套叠、会阴下降、肠疝、骶直分离、内脏下垂等；第二类为盆底痉挛综合征，包括耻骨直肠肌综合征、内括约肌失弛缓症等。

（1）盆底松弛综合征型便秘：导致盆底松弛型便秘（constipation caned by pelvic floor relaxation，PFR-C）的病因较复杂，包括妊娠、分娩、年龄、肥胖、嗜烟、衰老、腹压增加、骨质疏松，还涉及行为与遗传因素，生殖内分泌的影响等，在临床上，可发现少数 PFR-C 患者的盆腔腹膜薄如蝉翼，直肠周围组织异常松弛。也有极少数儿童患者有 PFR-C，因此不排除有先天性因素的可能。

盆底松弛综合征（relaxed pelvic floor syndrome，RPFS）是盆底肌反射性或随意性异常引起的一组症候群。其临床特征表现为患者静息时盆底肌呈持续收缩状态，排便时盆底肌不仅不放松，反而收缩；肛直肠角不增大，反而缩小。故患者临床表现通常以排便困难为主，粪块拥积于直肠肛门区，会阴部膨胀堵塞，向下隆凸，外形像圆壶底状，此种类型的便秘，临床上称盆底松弛型便秘。研究表明，影响盆底肌在排便过程中失协调的原因可能有以下几点。①盆底肌超负荷收缩：可出现缺血性痉挛和 Trp 痉挛，造成阴部神经受到牵拉、刺激和水肿。②炎症反应刺激：耻骨直肠肌周围感染引起的炎症刺激导致水肿、纤维化，甚至形成瘢痕，使耻骨直肠肌失去正常舒张功能。③精神心理障碍：精神心理障碍可致大脑兴奋性增强，肌肉收缩反射环路失调，并可使肛管压力升高，内括约肌反射活动增强，从而发生盆底失弛缓。④长期使用泻剂：可能导致盆底反射性松弛机制不稳定，使直肠反射敏感性减弱，便意阈值提高，耻骨直肠肌和肛管内外括约肌长期处于收缩甚至痉挛状态。⑤其他：对于功能性胃肠疾病，罗马Ⅲ标准在动力异常的基础上，关注了内脏高敏感性的存在以及肠神经系统和中枢神经系统之间的相互作用，此外提及了黏膜炎症和免疫功能异常在功能性胃肠疾病中的相关作用。

目前大多数学者认为慢性腹压增高和胶原代谢异常是PFR-C最主要的两大发病原因。①慢性腹压增高：腹压增高导致盆底下降，支配盆底肌的神经被动拉长；反复的腹压增加可加重神经损害，致使盆底肌收缩无力；特别是提肌板的承重能力被大大削弱，此时的提肌板从正常的水平位变为倾斜位；平卧时其上方的直肠也随之变为垂直位，因而极易沿提肌板的倾斜面下滑，发生直肠脱垂。另外，由于提肌板倾斜下垂，扩大了提肌裂孔，导致封闭裂孔的纤维小带变性、断裂，破坏了裂孔下方提肌隧道内的负压环境，致使排便时腹压可进入裂孔压迫肛管，出现便秘，若患者经常用力努挣，可能导致肛-直肠套叠或直肠内套叠。②胶原代谢异常：胶质纤维的主要化学成分是一种蛋白物质，称胶原（collagen），盆底结缔组织的强度主要决定于其中的胶原含量。研究表明，胶原的分解和合成代谢与两种蛋白酶有关：一种是促胶原分解的基质金属蛋白酶（MMsP），另一种是抑制MMsP的组织金属蛋白酶抑制剂（LTMsP），二者共同维持组织中胶原含量的动态平衡。如果在某些情况下（如分娩创伤、高腹压、低激素或炎症）导致胶原分解增加或合成障碍，即可出现胶原含量下降，盆底结缔组织松弛、薄弱，盆腔器官移位或膨出。正常情况下，阴道腔不含空气，常为负压，它借直肠阴道隔作为坚硬的屏障以阻挡来自直肠高压的侵扰，一旦直肠阴道隔松弛，直肠阴道压力梯度升高，即可导致直肠前壁向阴道膨出，形成直肠前突。

（2）盆底痉挛综合征型便秘：盆底痉挛综合征是由于肛门外括约肌、耻骨直肠肌在排便过程中的反常收缩，导致直肠排空障碍性便秘的一种盆底疾病，即在排便时，肛门外括约肌和耻骨直肠肌不但不松弛反而呈反常的过度收缩，使粪便在直肠内滞留，难以排出，导致顽固性便秘。盆底痉挛综合征型便秘病理特点的认识目前主要是描述性，对其发生的病理生理机制未见明确阐述，存在下述多种描述性的诊断，如盆底协同困难、耻骨直肠肌矛盾收缩、耻骨直肠肌失弛缓综合征、梗阻性排便以及盆底出口梗阻等。根据肛门外括约肌的静息电位以及模拟排便外括约肌的电位变化，将成人盆底痉挛综合征型便秘分为3种病理分型。Ⅰ型：高静息电位＋矛盾运动；Ⅱ型：高静息电位；Ⅲ型：矛盾运动。

赵文召等认为引起排便障碍型便秘原因主要包括两方面：第一，肛门直肠方面的因素，直肠肛门解剖结构异常导致的直肠内外括约肌失协调及排便动力障碍，如直肠前突、耻骨直肠肌肥厚症、直肠内套叠等；第二，盆腔其他脏器和盆底形态的因素，其中以直肠前突和耻骨直肠肌肥厚为多见。尚克中认为排便障碍型便秘可分为痉挛型与松弛型两大类，前者包括耻骨直肠肌肥厚症、盆底肌痉挛综合征等，后者包括直肠前突、会阴下降、直肠内黏膜脱垂、直肠内套叠等。很多患者存在两种甚至多种病变，显示排便障碍型便秘的病因多是合并存在的。

3. 混合型便秘　患者同时存在结肠传输延缓和肛门直肠排便障碍的证据。

4. 正常传输型便秘　2013 年最新指南添加了正常传输型便秘。其多见于 IBS-C，发病与生活习惯和精神心理异常等有关。西医学认为本病的病因尚不明确，但据近年来研究资料显示可能与下列因素有关。

（1）精神因素：IBS-C 患者有精神病史者占 54%，发现该病症状的发作常与情绪紧张有关。刘谦民等把精神因素归结为四大假说两大机制，即躯体化疾病假说、躯体心理假说、心理疾病假说、自我选择假说及敏感机制、中枢免疫机制。

（2）食物因素：食物不是便秘型肠易激综合征的病因，但如果食物含纤维素少，在肠胃内通过缓慢，粪便量少会加重便秘。另外，纤维性食物亲水性强，如果含纤维少，则肠道中的粪便失水而导致大便秘结。

（3）肠道动力学改变：IBS-C 患者的胃、小肠、回盲部、结直肠、肛门以及胆囊的动力学均有改变。孟欣颖等研究发现便秘与静息状态下单纯直肠肛门括约肌的压力变大，肛门直肠屏障压较对照组增高。IBS-C 时此压力差过高，不利于粪便由直肠进入肛门，造成排便困难。直肠的最大耐受性与顺应性，IBS-C 组高于对照组，表明直肠壁对容积扩张引起排便反射的阈值增加，可能是造成排便困难的原因。孟欣颖等还发现，IBS-C 患者的便秘原因 67% 可能为结肠慢传输，33% 为出口梗阻。刘谦民等认为 IBS-C 患者节段性收缩增加，肠袋使粪便形成丸状，在基础状态下，IBS-C 的乙状结肠腔内压力增高，结肠高幅推进性收缩减少，乙状结肠-直肠壁张力高，而直肠的节律性收缩增强。

（4）内脏感觉过敏：这是 IBS-C 腹痛的主要原因之一。肠道感知高敏性和传入神经冲动传递异常可能在 IBS-C 发病中起作用。大量研究发现，IBS-C 患者对于食管、胃、肠腔内的气量扩张及随之引起的肠管收缩极为敏感，即痛阈降低，较易感到腹痛。彭丽华等认为引起肠道高敏感性的可能机制有多方面，但主要有肠壁感知异常、自主神经系统功能失调、内脏感觉传导通路异常、高级中枢对内脏高敏感的调节作用。

（5）结肠分泌和吸收减少：粪便在肠内运输过缓，致使液体过度吸收而致大便干结。罗金燕等应用口服标志物、X 线造影和乳果糖氢气试验测定 IBS 患者的胃肠通过时间，便秘型通过时间长，说明便秘患者液体吸收过度与粪便在肠道通过时间延长有关。

（6）胃肠道激素的变化：研究发现胃肠激素血管活性肠肽（VIP）在 IBS-C 患者明显高于正常人和腹泻型肠易激综合征（diarrhea-predominant irritable bowel syndrome，IBS-D）患者。胃肠激素作为神经递质，根据其分布和释放的区域在 IBS-C 发病机制占有重要地位。

（7）免疫功能异常：IBS-C 患者外周血中 CD8 细胞减少，CD4 细胞的比例相对升高，CD4/CD8 比值明显增高，IgG 含量增高。

（8）性别因素：关于性别是否是 IBS-C 发病的影响因素，目前研究结果差异很大，尚未形成定论。一方面有学者的研究支持性别不是影响 IBS-C 发病的危险因素，如 Tillisch K 等研究提示虽然在不同亚型的 IBS 之间男女所占比例略有差异，男性患者以腹泻型 IBS 多见，女性患者中便秘型 IBS 和混合型 IBS 较腹泻型 IBS 所占比例稍高，但是据统计分析结果提示性别对 IBS 的患病目前没有影响；另一方面，又有研究资料表明女性较男性便秘型 IBS 的患病率高，可能与女性体内的性激素水平较男性性激素水平高，尤其是女性体内孕激素水平的增高，可以抑制胃肠道平滑肌收缩，从而导致胃肠道蠕动减慢，粪便长时间积聚在肠道中而致便秘；而且也有研究表明，女性在妊娠过程及产褥期等体内孕激素水平较高的时期便秘发病率较平时高，也说明了孕激素和便秘的发生有一定关系。因此女性体内激素水平尤其是孕激素有可能使得女性患 IBS-C 的人数有所增加，所以女性可能是 IBS-C 发病的危险因素。

（9）生活地区、经济条件、文化程度：国内的一项研究提示城市慢性便秘的患病率（3.3%）明显低于农村慢性便秘的患病率（5.4%），这可能与我国城市居民相对于农村居民来说经济水平高、生活条件好、接受营养和保健知识较多以及城市居民的自我保健意识较强和较早预防疾病的发生有关。另外，我国也有研究提示文化程度高者 IBS-C 的患病率偏低，我国城市居民文化程度普遍较农村居民高，所以城市居民的患病率低，提示慢性便秘的患病也可能与居民的文化程度有关。

第八章 便秘临床诊断

临床上不仅可以靠病史、症状诊断便秘，也可以依靠一些器械检查进一步明确诊断，常用的检查方法有肛门直肠压力测定、结肠运输试验、球囊逼出试验、排粪造影、盆底表面肌电图、肛管 B 型超声、呼氢试验等。近年来随着科技的发展，医学的进步，三维高分辨率肛门直肠测压等新的检查方式也逐渐在临床中推广。

第一节 肛门直肠压力测定

直肠肛管测压检测技术已有一百多年的历史，早在 1877 年 Gowers 通过实验发现直肠扩张后能引起肛管松弛的反射现象，并在人体上证实了这一反射的存在，这被认为是直肠肛管测压技术的最早应用。之后，Denny-Brown 等进一步阐明此反射涉及肛管内括约肌，它亦存在于截瘫患者。1948 年 Gaoton 通过对人肛管内不同部位的压力测定，分析了肛门内括约肌与肛门外括约肌的压力变化，指出了肛门内外括约肌的压力变化与直肠内压力变化有着密切关系，是连续性的反射性活动。1967 年 Schnaufer 和 Lawson 先后应用直肠肛管测压检查，发现先天性巨结肠患儿直肠肛门抑制反射（rectal anal inhibitory reflex，RAIR）消失，确认在本病诊断中有较高的特异性，并以此作为诊断小儿先天性巨结肠疾病的一项重要的检测指标，使该项检测技术在小儿外科领域当中得到了广泛的应用和进一步发展。自 20 世纪80年代初，国内学者引进并介绍了国外直肠肛管测压技术及其在临床上的应用，并先后报道了参照国外测压仪器装置自制测压仪器进行直肠肛管内压力测试的基础实验研究和在各科临床上尤其是小儿外科的临床应用。随着压力传感器及电子计算机技术的不断发展，直肠肛管测压的技术和检测指标不断提高，使直肠肛管测压检查与临床诊断符合率也逐年提高。

直肠肛管测压检测装置包括最基本的两部分，即压力感受器系统和记录系统。早期是采用多导生理记录仪，只能粗略地了解直肠肛管的压力变化，近年来随着仪器设备的不断更新和完善，已发展为高分辨率、多通道的肛肠动力检测仪。压力感受器系统就是用探头感受直肠肛管内的压力，通过导管将所感受到的压力及变化信号经压力换能器转变为电信号，然后再传输给计算机和记录装置，显示或打印出直肠肛管压力图形。

一、测压系统的分类

根据测压导管与压力换能器之间的位置不同，基本分为3类。

1. 气囊法（封闭式）又分为双囊法或三囊法 顶端气囊为直肠充气气囊，用于引起直肠肛管的抑制反射，下端的气囊为肛管气囊（或肛门内、外括约肌气囊），用来测定肛管（内、外括约肌）的压力，通过肛管、直肠收缩压迫气囊产生压力变化，并可以记录压力曲线，了解直肠肛管的压力变化模式。该方法所需设备及操作简单，无痛苦，压力参数容易获得。优点是内压测定范围广，可测出肛管舒张压，缺点是测量的肛管压力实际上是一段而非一个点的压力，而且由于空气的可压缩性，传出的压力波有减弱，反应频率也较差，故精确度、敏感性较差，易受人为影响，差异较大。此法在检查前3天禁服胃肠动力药及镇静药，检查当日不需禁食及肠道准备，不做肛门指诊，排空粪便。定标后，嘱受试者左侧屈膝卧位，将前端附有刺激球囊的测压导管通过肛门插入直肠内 10cm，向外缓慢牵拉至近侧压力传感器距肛缘 6cm 处，停 2~10 分钟使受试者充分放松，测定直肠基础压力，而后测量肛管静息压和最大收缩压，然后将球囊送入直肠壶腹测直肠静息压，导管接拖动装置测括约肌功能长度。接下来换双囊导管，大囊置于壶腹，小囊（或探头）置于肛管，向大囊内快速充气 50~100ml，肛管压力下降且时程大于 30 秒为肛管直肠抑制反射阳性。

2. 灌注法（又称开放灌流式，或开管法）　该法是将测压探头做成多个感受孔和多腔道式，故可同时测量直肠肛管不同平面或同一平面不同象限的压力值。探头与换能器的配合也较灵活，如探头可做成多腔导管集束型，分接多个换能器，同时记录直肠肛管多个点的压力值，特别适合于直肠肛管的生理学研究，这种测压系统采用液体作为压力传导介质，而且末端开放，因此需要一套低流率低顺应性的灌注系统，以恒定流速将液体注入，并通过三通开关分别与测压导管和压力传感器相通。它的结构和技术要求较为复杂，但精确性和灵敏度好，目前绝大多数直肠肛管测压研究是用这种原理的测压系统进行的。利用此法测压前需清洁肠道，应于检测前 2~4 小时排尽粪便，严重便秘者可用开塞露通便或清洁灌肠。婴幼儿或不合作者需使用镇静剂，让其安静入睡。年长儿童取左侧卧位，婴幼儿取仰卧位，体位不影响测压结果。每次测压前应进行基线调整。灌注式测压基线位于零点附近，以避免误差。

开放灌流式测压系统包括探头、压力换能器、灌流系统三部分。标准的灌流式测压探头为三腔一囊软管，其中一个为充气导管，顶端为气囊，用以充气扩张直肠引发肛门内括约肌松弛反射；另两根导管分别接灌流系统和传感器，用于不同部位的测压。目前多数采用的是四腔或八腔导管探头，导管上的侧孔位于同一横断面上呈放射状分布，相邻侧孔间隔为90°或45°，可用于测量直肠肛管静息压力及收缩压力。压力换能器能够感受到水流的压力变化及气囊内压力变化，并将其转换成数字信号输入记录系统，经计算机的特殊软件系统分析和储存。灌注系统的灌注由微泵执行，压力范围在300mmHg左右，液体经侧孔流出时肛管壁对水流的阻力被确定为肛管压力。测压时应将整个系统中的气泡排除，灌注液一般用蒸馏水，由于生理盐水有盐粒结晶析出，易堵塞导管或传感器的腔孔，因此不能用生理盐水做压力传导介质。灌注法既可以采用定点固定的方法，在安静状态下，相对于肛缘一定间隔（通常0.5cm），测定直肠肛管的压力值，由于探头运动也可刺激括约肌收缩，故测压时应用20~30秒的稳定时间，该法可以比较精确地测量某一点的压力值，亦可连续描记肛管压力波形的变化；也可以将导管以恒速向外拖曳通过肛管，以获取一连续的直肠肛管纵轴的静息压力波形。

3. *直接传感器法*　该法直接将直径2mm大小的微型传感器固定在探头上进行测压，可直接感受肛管的压力，不需要经过任何转换系统，使测压的指标更加准确，但微型传感器用于测压的缺点与气囊法类似。由于不能在一个探头的同一平面上集束安装多个传感器，所以它无法测量肛管或直肠横径上不同点的压力。此外，微型传感器因工艺要求严格，价格昂贵，易损坏，国内尚未广泛应用。

二、直肠肛管测压检查的指标

1. *直肠静息压*（restingrectal pressure）　是指静息状态下直肠的压力、腹内压、直肠壁的收缩及肠壁的弹性等综合结果。

正常情况下该指标压力值较低。在某些病理情况下，如直肠远端梗阻、先天性巨结肠时，直肠压也可能升高，而在直肠肛门畸形术后伴严重大便失禁时则明显降低。

2. 肛管静息压（restinganal pressure）　为安静状态下所测得的肛管内压力，是肛门内括约肌和肛门外括约肌作用的结果，主要是由肛门内括约肌产生的。最大肛管静息压在距肛缘 1~1.5cm 处，有文献报道，肛管静息压值的范围很大，新生儿为 10~73.6mmHg，儿童和成人为 15~98.3mmHg。在静息时，肛管静息压明显高于直肠静息压，从而形成一个压力屏障，这对于维持肛门自制有着十分重要的意义。而排便时，直肠、肛管静息时的压力梯度逆转，直肠压大于肛管压，粪便在这一压力差下被驱出肛门，这是正常排便的重要特征。

3. 肛管收缩压（analsqueeze pressure）和收缩时间　受检者尽力收缩肛门时所产生的最大肛管压力为肛管收缩压，其压力升高持续的时间为收缩时间，是外括约肌收缩所产生的压力，用于判断外括约肌的功能，与肛管静息压相结合可用于判断肛门括约肌的整体功能。正常人做憋便动作时，直肠压升高不明显，而肛管压力显著升高，是静息压的 2~3 倍。如有肛门外括约肌以及支配该肌的神经发生病变时，肛管收缩明显降低。肛管收缩时间对应激时的肛门控制十分重要，此时间虽短，但已为直肠顺应性扩张，内括约肌反射性收缩提供了足够时间，从而使环境不许可排便时延缓排便成为可能。

4. 主动收缩压　肛管最大收缩压减去肛管静息压的差值，代表肛门外括约肌、盆底肌收缩净增压。

5. 肛管高压区的长度（high pressure zone length）　测压时探头插入直肠内，记录直肠压，然后用拖曳系统匀速拖出探头，到压力骤然升高时测压孔的位置即为肛门括约肌近端平面，也就是高压区近端起点；高压区远端平面即为锐降到大气压水平的测压点。高压区的范围代表了内外括约肌功能的分布范围，现研究认为肛管高压区的长度在排便机制中具有相当重要的作用，它是可以直接反映内外括约肌功能的综合指标。肛管高压区长度：儿童静止状态下为 16.9±3.9mm，缩肛时则为 18.9±2.7mm，较静止时相应变长，排便时则随之变短。男性较女性略长。

6. 直肠感觉阈值（sensationthreshold）　将气囊插入直肠距肛缘 8~10cm 处，经导管每隔 30 秒随机向气囊内注入不同量的气体，并不断询问患者的感觉情况，首次出现直肠扩张感觉时，记录注入气体量，当两次分别注入同等量的气体而产生同一感觉时，为直肠感觉阈值（正常儿童为 30.82±6.83ml），直肠感觉阈值大致上可分为 4 级。0 级：气体充盈后直肠无感觉；1级：引起直肠短暂感觉的最大充气量为直肠感觉阈值的感觉容量；2 级：使直肠感觉持续存在时的充气量为直肠持续性感觉容量；3 级：引起便意或不适的充气量为直肠最大耐受量。Farthing 等报道正常人的直肠感觉阈值为 44.0±6.7ml，直肠恒定感觉阈值为 87±12ml，直肠最大耐受量为 258±42ml。直肠内容物对直肠壁感受器的刺激是引起排便反射的启动因素。此项检查可以判断排便反射弧的感受器及感觉传导是否正常，适用于慢性便秘及结直肠炎患者的检查。临床上排便功能障碍越严重，直肠感觉阈值增高越明显。先天性巨结肠症该值明显升高。

7. 直肠顺应性（rectal compliance）　是检测随直肠内压力变化而产生的直肠容积变化程度，反映直肠壁的弹性情况。顺应性越大，直肠壁弹性越好，直肠充盈时的便意越轻，反之便意强烈。直肠壁有炎症，瘢痕或纤维化时，直肠顺应性明显降低。

8. 直肠肛门抑制反射　直肠肛门抑制反射又称为内括约肌松弛反射。直肠被肠内容物或人工气囊扩张所引起的肛管压力下降是内括约肌松弛所造成的，这种反射现象被称为直肠肛门抑制反射。在正常情况下，直肠壁受压，扩张压力感受器，刺激信号通过肠壁肌间神经丛中的神经节细胞及其节后纤维引起内括约肌松弛，这种由直肠壁压力感受器→壁间神经节细胞→内括约肌构成的低级反射已由实验和临床所证实与脊髓中枢神经系统关系不大。在直肠扩张引起内括约肌松弛的同时，还可见到外括约肌产生反射性收缩，这种反射被称为直肠肛管的收缩反射。而直肠扩张容量继续进行性增加，最终可引起便意和外括约肌的松弛，直肠肛门抑制反射和直肠肛管的收缩反射在控制排便的过程中都是十分重要的，内括约肌抑制性松弛时，可允许直肠内容物充分下降，并与敏感的肛管感觉黏膜接触，同时外括约肌收缩闭合远端肛管以防止大便溢出。

检查方法：正常情况下，当直肠扩张后，肛管压力由静息压力水平陡峭下降，之后缓慢上升并恢复到原来静息压力水平，此时为直肠肛门抑制反射阳性。按每次增加 10ml 梯度向直肠气囊内注入气体正常实验顺序为 10ml、20ml、30ml、40ml、50ml，到 50ml 应该是以引出直肠肛门抑制反射。

9. 肛管的波相运动　部分人群肛管括约肌的静息压力呈有节律的波相运动，大致分为慢波和超慢波两种。波形的变化在不同年龄组人群中差异较大，且波相的变化与呼吸无关，超慢波的频率一般为 1~2 次/分，波形较小，波幅为 2~6mmHg；慢波的频率一般为 10~14 次/分，波幅为 10~30mmHg；当内括约肌发生病变时，除肛管静息压力发生改变外，正常的波相运动也出现紊乱和消失，有人发现先天性巨结肠慢波频率减慢，为 8.0±1.5 次/分。

三、直肠肛管测压在便秘诊治过程中的应用及意义

1. 先天性巨结肠症　该病是直肠肛管测压作为特异性诊断

方法的唯一的一种疾病。现已建立完整的诊断先天性巨结肠的测压判别指标，且诊断阳性率都已达到90%以上。对超短段型先天性巨结肠和顽固性便秘的鉴别尤为重要。该方法简单、安全、无损伤，已经成为诊断先天性巨结肠的特异性诊断方法。先天性巨结肠的测压诊断指标有下列几种：①直肠肛门抑制反射消失。②直肠顺应性明显下降。③肛管节律性收缩明显减少（正常值 12～16 次/分）。④直肠静息压和肛管静息压高于正常。

2. 盆底痉挛综合征　由于在排便时，盆底肌肉和肛门外括约肌不能正常松弛，反而出现异常收缩，导致直肠肛管角变锐，造成排便的困难。测压显示直肠感觉阈值异常升高，且有排便动作时肛管压力不降反升。但应注意有人会在情绪紧张时出现盆底痉挛综合征。

四、临床研究

王智凤和柯美云等通过 100 例符合罗马 II 诊断标准的功能性便秘患者，采用下消化道动力监测系统，通过检测肛门直肠动力和感觉功能，分析肛门静息压、用力排便时直肠压、肛门括约肌压及直肠-肛门括约肌压差。观察动力异常分型和感觉之间的关系。根据得出的结果认为肛门直肠测压为选择正确的治疗方法提供了依据，对临床具有指导意义。

他们根据力排时直肠压及肛门括约肌压的动力变化将便秘分成 3 型，如图 8-1，力排时直肠及肛门括约肌压力变化分型，箭头所示为力排动作。I 型指力排时直肠压力增高，肛门括约肌压矛盾升高；II 型指肛门静息压低于正常，力排时直肠压力增高，肛门括约肌压也呈矛盾升高，但其幅度低于 I 型；III 型指力排时直肠压力增高幅度小，肛门括约肌压力升高。

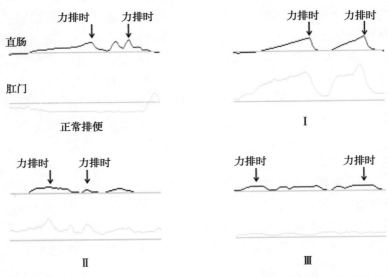

图 8-1　正常及便秘患者力排时直肠测压及肛门内括约肌的变化示意图

　　于向阳等采用低顺应性水灌注式测压系统，以静止测压法进行肛管直肠测压，测定 20 例患者和 15 例健康人的肛门直肠压力，测定直肠对容量刺激的最低敏感量、最大耐受量及直肠顺应性。结果提示患者的直肠、肛门内外括约肌静息压力以及内括约肌主动收缩压、模拟排便时直肠收缩压、内外括约肌净减压与对照组比较差异无统计学意义。肛门直肠屏障压高于对照组，直肠对容量刺激的最大耐受量及顺应性均高于对照组。因而他们得出的结论是慢性功能性便秘患者存在肛门直肠动力学异常，便秘发病可能与直肠的低敏感及高耐受感觉有关，这种异常可能是导致便秘的原因之一。

　　周立平等采用肛管直肠测压装置对 26 例功能性便秘患者和 24 例健康志愿者进行肛门直肠动力学检查，结果显示功能性组力排时肛管剩余压力、直肠初始感觉容量、初始便意感容量、排便窘迫容量、最大耐受容量均高于对照组，由此得出的结论是慢性功能性便秘患者存在肛门直肠动力学异常。该肛管直肠测压技术可准确、重复地测量成人的肛管直肠压力。

目前临床上还有三维高分辨率肛门直肠测压，国内外研究指出，FC 与肛门直肠动力及感觉功能异常有关，通过三维高分辨率测压这一新技术直观模拟异常表现，为阐明 FC 与胃肠动力、脑-肠轴（brain-gut axis）相互作用等的关系提供了新的依据。

韩煦和张玲等使用三维高分辨率肛门直肠测压仪对 24 例功能性便秘患者和 26 例无症状人群进行肛门直肠动力学检测，结果显示功能性便秘患者直肠初始便意量、模拟排便时直肠压力及肛管残余压高于对照组（$P<0.05$）；而肛管静息压、肛管最大收缩压、肛管高压带长度、持续挤压时间、直肠初始感觉容量及最大耐受容量与对照组比较差异无统计学意义（$P>0.05$）。功能性便秘组内男性患者肛管最大收缩压、肛管高压带长度、直肠感觉最大耐受容量及肛残余压高于女性（$P<0.05$）。

第二节　结肠运输试验

一、检查方法

检查前 3 天禁服泻药及对肠功能有影响的药物和刺激性食物，包括灌肠等。于检查前 1 天上午 8 点口服不透 X 线标志物 20 粒，此后每隔 24 小时拍腹部平片 1 张至第 5 天为止。检查期间生活及饮食习惯不变，在平片上胸 12 椎体棘突和腰 5 椎体棘突之间做连线，然后在腰 5 椎体棘突水平做前线的垂直线，以此将结肠分为左半结肠区、右半结肠区和乙状结肠、直肠区域（图 8-2），通过这 3 个区域来描述标志物的位置。依各时相分别记录 3 个区域的标志物剩余数。

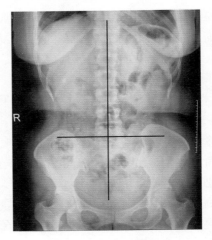

图 8-2　腹部平片分区

二、诊断与评定标准

（1）结肠运输时间正常型便秘：标志物 72 小时 ≤4 粒（图 8-3）；结肠运输时间延长型便秘：标志物 72 小时 >4 粒（图 8-4）。

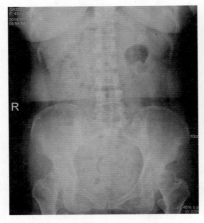

图 8-3　结肠运输时间正常型便秘图

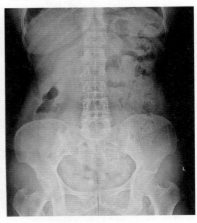

图 8-4　结肠运输时间延长型便秘

（2）运输指数（TI）= 72 小时乙状结肠、直肠区剩余的标志物数/72 小时全结肠剩余标志物数。TI 接近 0：结肠慢传输型便秘可能性大；TI 接近 1：出口梗阻型便秘可能性大；TI 接近 0.5：混合型便秘可能性大。

三、临床意义

结肠慢传输可以引起出口梗阻，出口梗阻也可加重结肠慢传输。结肠传输实验可充分评价结肠的运输功能、判断运输障碍的部位，区别结肠慢传输型与出口梗阻型便秘（图 8-5、图 8-6）。但是结肠运输实验只能确定存留部位病变，但不能排除病变部位远端的结肠有无病变，可结合钡剂灌肠检查及其他检查结果确定，排除病变。

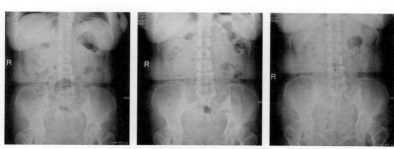

图 8-5 结肠传输试验：慢传输型

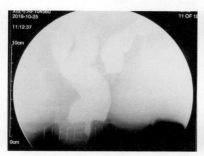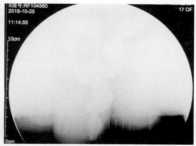

图 8-6 结肠传输试验：排便障碍型

第三节　球囊逼出试验

将导尿管插入球囊内，用线扎紧球囊末端，球囊外部浸水润滑，将球囊插入直肠壶腹部，注入 37℃ 温水 50ml 或 50ml 空气，用夹子夹住导管。在注水过程中，询问患者有无便意感，刚开始引起便意时，记录注入的水量（直肠感觉阈值）。嘱受试者取习惯排便姿势尽快将球囊排出，同时记录排出的时间（正常在 5 分钟内排出）。球囊逼出试验临床多用于鉴别出口处阻塞和排便失禁。球囊逼出试验安全、简单、易操作，已经成为临床上用于诊断出口梗阻型便秘的主要检查方法之一。

第四节　排粪造影

排粪造影检查主要用于临床症状有排便困难，慢性便秘，黏液血便，肛门坠胀，排便时会阴及腰骶疼痛等。这类患者经临床肛指检查，常规钡灌肠和内窥镜检查很难发现问题，因为直肠空虚时做排粪动作查不出异常，只有当直肠充盈后用力排便时才能显示异常。通过向患者直肠注入造影剂，对患者"排便"时肛管直肠部位进行动、静态结合观察的检查方法。它能显示肛管直肠部位的功能性及器质性病变，为临床上便秘的诊断治疗提供依据，尤其适用于出口梗阻型便秘。

排粪造影主要监测肛直角、肛上距、小耻距、肛管长度、直肠骶前间距、直肠前凸深度。肛直角反映耻骨直肠肌的活动情况，该肌绕过直肠远端与肛管接合部后壁而附着于耻骨联合后下方，它收缩时（平静及提肛）缩小，而力排时增大。测量方法为画肛管轴线与近似直肠轴线的夹角，近似直肠轴线为画平行于直肠壶腹部远端后缘，末端在耻骨直肠压迹处的平行线。正常值：静坐

101.9°±16.4°，力排120.2°±16.7°。肛上距为肛管、直肠轴线交点至耻尾线的垂直距离。耻尾线即耻骨联合下缘与尾骨尖的连线，它基本相当于盆底位置。正常值：男性，静坐11.7±9.1mm，力排23±13.6mm；女性，静坐15.0±10.2mm，力排32.8±13.1mm。肛上距正常值定义为≤30mm，经产妇放宽为≤35mm。小耻距指小肠最下缘距耻尾线的垂直距离，上负下正。正常力排时应为负值，若为正值即为小肠疝。肛管长度为肛管上部中点至肛门距离。正常值：男性37.67±5.47mm，女性34.33±4.13mm。直肠骶前间距（DSR）为充钡的直肠后缘至骶骨前缘的距离，分别测量第2、3、4、5骶椎至直肠后缘的最近距离，DSR≤20mm。直肠前凸深度指排粪过程中直肠前壁向前方的膨出。于膨出的起始部画一条与肛管轴线平行的直线，该线到达前凸顶点的垂直距离即为直肠前凸深度。示意图如下（图8-7、图8-8）。

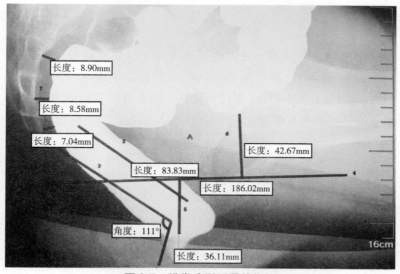

图8-7　排粪造影测量的指标

1. 肛管轴线　2. 直肠轴线　3. 近似直肠轴线　4. 耻尾线　5. 肛上距　6. 乙耻线　7. 骶直间

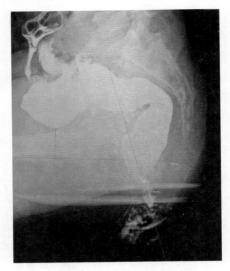

图 8-8　直肠前凸测量示意图

1. 盆底松弛综合征所致便秘患者的 X 线排粪造影表现

（1）会阴下降：用力排便（力排，下同）时肛上距 ≥31mm，经产妇>35mm 者即可诊断，多数伴随其他异常，如直肠前突、直肠内套叠等，故有会阴下降综合征之称（图 8-9）。

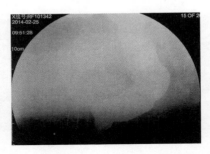

图 8-9　直肠前膨出，会阴下降，骶直分离

（2）直肠前壁黏膜脱垂、直肠内套叠、直肠外脱垂：直肠黏膜脱垂指增粗、松弛的直肠黏膜脱垂于肛管上部前方，造影时该部呈凹陷状，而直肠肛管结合部后缘光滑连续。当直肠黏膜脱垂在直肠内形成>3mm 厚的环状套叠时，即为直肠内套叠。套叠的厚度>5mm 者多为全层套叠。直肠外脱垂为完全性直肠脱垂。直肠黏膜脱垂及套叠同样可出现于无症状者中，只有那些引起排钡中断和梗阻的黏膜脱垂或内套叠，才是排便梗阻的真正原因。由于肛管直肠指检、内镜检查和钡剂灌肠时，套叠多已复位，故只有通过排粪造影才能明确诊断，典型表现为排粪造影黏膜相的套叠部位呈漏斗状，并有钡剂在套叠部位以上滞留。套叠测量包括套叠深度、厚度和套叠离肛门的距离，采用4 度分法：皱襞深≤15mm 为轻度，15～30mm 为中度，≥30mm 或多发、多重或厚度≥5mm 套叠为重度，直肠脱垂为特重度（图 8-10）。

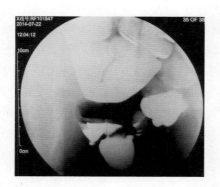

图 8-10　可见内套叠（双重），内脏下垂，会阴下降及盆底疝

（3）直肠前膨出：亦称直肠前突。为直肠壶腹部远端呈囊袋状突向前方（阴道），深>6mm，为女性常见病。直肠前突的

诊断和分度标准：当用力排粪时，直肠肛管交界处前上方前突深>6mm 者考虑异常，前突长度不能用来评价严重程度，而以深度作为分度标准，即前突的皱襞深 ≤15mm 为轻度；15～30mm 为中度；≥30mm 者为重度（图 8-11）。

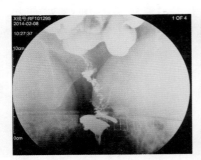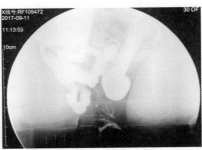

图 8-11　静坐及力排相见直肠前膨出，力排显示直肠前膨出明显

（4）盆底疝：疝内容物可为乙状结肠和/或小肠，可有附件及大网膜等。疝囊深浅不一，有的可达会阴皮下，引起排粪障碍和会阴下坠感，临床上诊断困难。排粪造影可显示疝内容物及乙状结肠和/或小肠及疝囊的深达部位，是目前最简便、可靠的诊断方法。目前，排粪造影多依据疝内容物而分为小肠疝和乙状结肠疝。力排时小肠和/或乙状结肠疝入直肠子宫窝内或直肠膀胱窝内，即成为小肠疝和/或乙状结肠疝。有的小肠和/或乙状结肠疝至会阴皮下，形成会阴疝（图 8-12）。

（5）内脏下垂：盆腔脏器如小肠、乙状结肠和子宫等的下缘在耻尾线以下者即为内脏下垂。常见于力排时，与小肠疝或乙状结肠疝局限疝入子宫直肠窝或膀胱直肠窝内不同，内脏下垂为全部盆腔脏器下垂于耻尾线以下（图 8-13）。

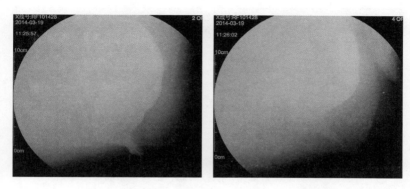

图 8-12 初排、力排相。直肠前膨出，会阴下降，乙状结肠及小肠疝

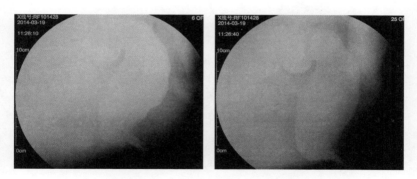

图 8-13 初排相及力排相，内脏下垂，会阴下降，直肠前膨出

（6）骶直分离：力排时第 3 骶椎水平处骶直间距＞20mm，且直肠近段向前下移位并折屈成角，部分小肠位于骶直间，直肠亦可左右折屈而影响排便。骶直分离常合并其他异常，以直肠前突、直肠内套叠、会阴下降、内脏下垂、盆底疝较常见。多数因直肠系膜和盆底结构松弛所致，如图 8-14。

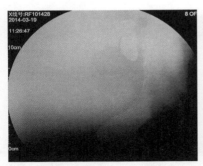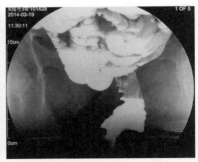

图 8-14　初排及力排相，骶直分离，乙状结肠疝及小肠疝

2. 盆底痉挛综合征所致便秘患者 X 线排粪造影表现

（1）亦称耻骨直肠肌综合征：1985 年由 Kujjpers 等提出，是力排时盆底肌肉收缩而不松弛的功能性疾病，男性较多见，主要症状是排便不规则，便次少，排便困难、不适和疼痛，该病是以耻骨直肠肌、外括约肌在排便时反常性收缩，致使直肠排空障碍为特征的排便障碍。本病诊断主要依靠排粪造影，排粪造影中可见肛管直肠角在力排时不但不增大，甚至缩小。盆底肌群（主要是耻骨直肠肌）的活动度，正常人静坐状态下耻骨直肠肌呈收缩状态，盆底肌群约 92°（72°～125°），而力排时该肌松弛，盆底肌群增大，约 137°（105°～160°），以利排粪。若力排时耻骨直肠肌不松弛反而加强收缩，甚至持续痉挛，则盆底肌群不增大，保持在 90°左右或更小，而影响排粪，即可诊断为盆底痉挛综合征。本病只有在排粪时才能显示。卢任华通过对 59 例盆底痉挛综合征并发直肠前突的分析发现新的 X 线征象——“鹅征”，它对盆底痉挛综合征+直肠前突有确诊价值。

（2）耻骨直肠肌肥厚症：是耻骨直肠肌综合征的主要原因，

也是便秘的主要原因之一，男性较女性多见。肛直角小，肛管变长，排钡很少或不排，且出现由卢任华命名的"搁架征"。它对耻骨直肠肌肥厚症有重要的诊断价值。

动态 X 线排粪造影已在临床上开展多年，常采用钡悬液造影剂。影像表现典型，使用安全，诊断价值可靠，检查步骤明确、不复杂，检查费用经济易推广。与传统钡灌肠相比不会增加 X 线剂量，对合并其他可能引发出口梗阻型便秘的疾患可一并观察，作出诊断。吴德红等通过对 300 例功能性慢性便秘患者进行影像学检查，所有患者均进行了 X 线排粪造影检查，阳性率为 100%，因而排粪造影在诊断过程中有至关重要的作用。祝洪福通过对 110 例有不同程度排便困难的患者行 X 线排粪造影检查。通过动静态观察排便过程。观察患者静息、提肛、力排时充盈像和黏膜像。并测量肛直角、肛上距、乙耻距、骶直距。结果 110 例便秘患者中 9 例正常，101 例异常。

3. 动态磁共振（MR）排粪造影　目前临床上经常采用的还有动态磁共振排粪造影。MR 排粪造影可分析盆底肌群、肛管长度、肛管直肠肌和盆底结构。通过与造影剂的对比可很好地显示直肠壁及肛管直肠周围组织，有助于诊断盆底痉挛综合征及涉及多个缺陷的盆底异常。

（1）会阴下降：肛管直肠连接低于耻尾线 >2cm 即可诊断，<3cm 为轻度，3~6cm 为中度，>6cm 为重度。

（2）内脏下垂：盆腔器官在强忍相时低于耻尾线 1~2cm 可认为盆底支撑弱，如果>2cm 则可以考虑手术治疗。在几个期相的矢状面图像上，可分辨出支撑器官的韧带、筋膜或肌肉以及因损伤导致器官疝至耻尾线下，包括膀胱疝、尿失禁、宫颈阴道脱垂（阴道后穹隆及宫颈阴道连接部在耻尾线以下）、腹膜疝、乙状结肠疝、小肠疝等。< 3cm 为轻度，3 ~ 6cm 为中度，>6cm 为重度，中度以上可影响直肠排空。

（3）盆底痉挛综合征：当排空时间>150秒时以及肛直角变化<20°时，应考虑该诊断。

（4）直肠前膨出：与X线排粪造影相似，但诊断标准稍有差异，<3cm为轻度，3~6cm为中度，>6cm为重度。

（5）直肠内套叠及脱垂：黏膜皱襞厚>3mm即可诊断。

Brandao等在研究中详细阐述了MR排粪造影。检查时相包括静坐、提肛、强忍和排泄，同X线排粪造影基本相同。检查前将250ml对比胶注入直肠，同时将10ml超声胶注入阴道。患者仰卧位，臀部下方垫枕头。静坐相采集横断面、冠状面等图像，可显示盆底肌肉、筋膜及盆腔器官结构及缺陷。提肛、强忍及排泄采用动态电影采集。他们认为动态MR排粪造影在便秘及盆底脱垂诊断中能够解决问题，并为常用检查方法以决定下一步治疗。MR具有较强的空间及时间分辨率，能够显示盆底结构和功能，动态MR排粪造影能够正确评价直肠、肛门、盆底肌群和盆腔器官形态和功能，探查盆底损伤、缺陷及疾病，并对疾病进行分类和分度。

宋维亮和王振军等用盆底动态MR联合排粪造影技术研究出口梗阻型便秘患者盆底功能失调情况，评价其对诊断出口梗阻型便秘的敏感性、可行性。他们选取109例临床表现有排便频率改变和排便困难、盆部坠胀痛等的盆底功能失调的女性患者，对其进行盆底MR和排粪造影检查，评价盆底解剖结构。其中1例患者，52岁，主诉为排便困难7年余，动态MR及排粪造影均可见直肠前膨出；MR另可见膀胱轻度膨出，排粪造影可见乙状结肠低位（图8-15）。最终得出结论是盆底动态MR能够较全面地评价盆底功能性疾病，具有较好的灵敏度，其不足可通过排粪造影来弥补。

4. X线排粪造影和MR排粪造影各有优势 Pilkington等对二者进行了对比研究，对于盆底疾患患者的动态成像，排粪造

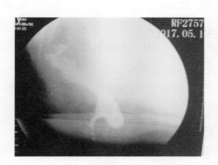

图 8-15　排粪造影示：直肠前膨出

影在直肠排空及显示结构异常方面很大程度上优于 MR 排粪造影，认为 MR 排粪造影会低估患者盆底疾患的严重程度，特别对于无法排空的患者。因此，接受 MR 排粪造影但直肠未能排空的患者，应接受 X 线排粪造影检查，以免遗漏重要的盆底疾病。Pilkington 等认为常规排粪造影与 MR 排粪造影诊断直肠前膨出效果相当，但对于直肠前膨出中的对比剂排空诊断，常规排粪造影要优于 MR 排粪造影，主要在于 MR 排粪造影患者直肠排空比例低，进一步的原因是 MR 排粪造影患者非生理的检查体位。此外，关于膨出深度的测量，常规排粪造影与 MR 排粪造影相差约 2.6cm，这种差别有临床意义。所以，不能用 MR 排粪造影评价膨出程度。直肠内套叠的诊断对于梗阻型排便困难拟行经直肠黏膜切除者非常重要，普通排粪造影漏诊率约为 8%，而 MR 排粪造影漏诊率达 31%。此外，MR 排粪造影低估了 50% 的患者的套叠程度，其中 31% 的患者低估 2 级。肛直角在排粪造影各期的变化方面，MR 排粪造影诊断效果与常规排粪造影相当。正确、可靠的盆底动态图像对于盆底疾病患者后期治疗非常重要，目前可采用常规排粪造影和 MR 排粪造影检查，X 线排粪造影对患者有辐射风险；MR 排粪造影能够看到患者盆腔中线区域器官、组织结构，但是患者必须是仰卧位，无法模拟正常人体排便姿势。由于直接暴露于检查者前，X 线排粪造影患者常感到窘迫，而 MR 排粪造影采用仰卧位，患者有一定的私密性，但直肠不容易排空。

练延帮等对 32 例患者行动态磁共振排粪造影和 X 线排粪造影检查，磁共振排粪造影序列包括静态高分辨肛管轴位、矢状位和冠状位 T_2WI 序列及动态单层正中矢状位重复采集快速、平衡稳态进动序列，分别采集静息、提肛和力排时相图像。X 线排粪造影包括前后位静息、侧位静息、提肛、初排和力排时相图像，加摄正中前后位力排相和黏膜相。以耻尾线作为参考线，分别在磁共振排粪造影和 X 线排粪造影图像上测量肛管长、肛直角、肛上距以及可能存在的直肠前突、黏膜脱垂等病变及其程度，以及在磁共振排粪造影图像上测量膀胱颈、子宫颈到耻尾线的距离和可能存在的盆底异常。采用卡方检验比较两种图像显示出口梗阻型便秘及其并发症的情况和严重程度。得出的结果是磁共振排粪造影和 X 线排粪造影在直肠前突、耻骨直肠肌痉挛、小肠疝及乙状结肠疝的诊断方面没有明显的统计学差异。在显示直肠黏膜脱垂、直肠内套叠和会阴下降方面磁共振排粪造影不及 X 线排粪造影；而在显示膀胱脱垂、子宫脱垂及其他盆底、盆壁病变方面磁共振排粪造影具有明显优势。

第五节　盆底表面肌电图

Glazer 评估于 1997 年由 Glazer 和 Marinsff 提出，其原理是表面肌电信号（sEMG）是神经肌肉系统在进行随意性和非随意性活动时的生物电变化，经表面电极引导、放大、显示和启示所获得的一维电压时间序列信号。与传统的针式肌电图（NEMG）相比，表面肌电信号探测空间较大、重复性好，为非创伤性操作，为临床研究和基础研究提供了一种无创、动态、实时的评估方法。它为盆底肌肉活动的测量提供了一种固定的程序，也为正常人及伴有盆底肌肉功能障碍的人提供了一种描述表面肌电的数据库。

1. 评价流程设计　放松测试 60 秒；快速收缩 5 次/放松 10 秒；收缩 10 秒/放松 10 秒；持续收缩 60 秒；后基线 60 秒。

2. 评估指标解释　RMS（均方根值）/单位 μV（微伏）：反映患者盆底肌收缩或者放松时的表面肌电值，幅值的增加表明肌力的增强，也就是说 RMS 与肌力成正比。

3. 测试步骤

（1）60 秒的基线记录。做 60 秒的基线记录，即在安静状态下测量盆底肌肉 sEMG 在平均振幅、标准差、方差（如信号振幅的标准差）等基线水平。这是在静息状态下对盆底肌肉 sEMG 的振幅及其变动情况进行最初的评估。

（2）5 次快速收缩或抽动（每次收缩前休息 10 秒）。一系列的 5 次快速收缩或抽动（flick），每次收缩前休息 10 秒。并做以下测量记录：休息期间的 sEMG 的平均振幅和标准差，快速收缩（抽动）时最高峰的平均值以及产生收缩所需的时间，这就记录、评估了收缩时 sEMG 的最大幅度和阶段性抽动的速度，并能评估快速活动肌纤维对静息电位的影响。

（3）5 次连续收缩和放松（收缩 10 秒、放松 10 秒）。一系列的 5 次快速收缩，每次收缩前休息 10 秒，每次收缩持续 10 秒。测量休息和收缩期间信号的平均幅度、标准差和均方，同时也测量收缩时的功率密度频谱的中位数以及肌肉收缩和松弛发生所需的平均时间。这一部分被称为兴奋或紧张性（tonic）肌纤维活动测验，它能帮助确定参与收缩的肌纤维类型、收缩的程度以及兴奋性收缩对静息电位的影响。

（4）连续 60 秒收缩（收缩前后都放松 10 秒）。一次持续

60 秒的收缩，在收缩前后均休息 10 秒。测量：休息和收缩期间信号的平均幅度、标准差和均方，收缩时的功率密度频谱的中位数以及在收缩期间信号幅度的下降情况。这一部分被称为肌纤维耐力测验，它有助于评估参与持久性收缩的肌纤维的类型。每个测量指标都有一个标准，因此，在评估期间，临床学家和治疗师都能看到一个偏离正常的读数。但正常值会因所使用的硬件，信号产生过程以及使用的软件类型的不同而不同。一般来说，在基线前和基线后的平均静息电位为 $2\mu V$，标准差为 $0.2\mu V$，收缩时信号的高峰平均值为 $30 \sim 35\mu V$，产生收缩的时间为 0.2 秒。兴奋性（紧张性）收缩时信号的高峰平均 $20 \sim 25\mu V$，标准差为 $2.5\mu V$，产生收缩和恢复所需的时间不到 1 秒。一般来说，兴奋性收缩期间的静息电位幅度的平均值不会超过兴奋性收缩电位幅度的 10%。持久性收缩的幅度为 $20\mu V$，在整个 60 秒持久性收缩期间信号的振幅不下降或几乎不下降。在测量前应该让患者观看阴道或肛门传感器，并且给患者详细介绍传感器的插入方法，其中包括传感器插入的方向以及润滑油的合理使用等。

（5）再次 60 秒的基线记录持续收缩 60 秒后。让患者休息一段时间，在休息期间测量信号（sEMG）的平均振幅、标准差及其均方。这一部分测量记录的目的是确定在进行一系列的收缩试验以后，休息时肌电的幅度及其变化性。

4. 评估目的　Glazer 评估目的是基线测试。了解安静状态下盆底肌肉的变动情况；快速收缩测试：评估阶段性抽动的速度，分析快速活动肌纤维；兴奋型肌纤维活动测试：帮助判断快肌及慢肌纤维的功能；肌纤维耐力测试：帮助确定参与持久性收缩的肌纤维的类型；评估在一系列的收缩后，休息时肌电的幅度和变化性。其盆底肌表面肌电参考数值见表 8-1，肌电值分级见表 8-2。

表 8-1　肛肠科盆底肌表面肌电评估统计数值（参考值）

部位	指标	时间段				
		静息平均值	快速收缩的最大值	最大收缩值	持续收缩的平均值	静息值
阴道	RMS	2	35~37.5	25	20	2

部位	指标	时间段				
		静息平均值	快速收缩的最大值	最大收缩值	持续收缩的平均值	静息值
肛门	RMS 最大值	4 以下 正常	70 以上 正常	40 以上 正常	25 以上 正常	4 以下 正常
		4~5 基本正常	40~50 基本正常	35~40 基本正常	20~15 基本正常	4~5 基本正常
		大于 5 静息值过高	40 以下 功能欠佳	30 以下 功能欠佳	20 以下 功能欠佳	大于 6 静息值过高
	变异率	大于 0.2 不正常	—	大于 0.2 不正常	—	大于 0.2 不正常

表 8-2　盆底肌肉强度肌电值分级

分级	表现
1 级	盆底肌几乎没有收缩，只有极低的肌电数值
2 级	轻微（slight）盆底肌收缩动作，肌电值较上一级增加，并能短暂持续收缩
3 级	中等强度（moderate）盆底肌收缩，肌电值较上一级增加，持续收缩时间增加
4 级	有力（Firm）盆底肌收缩，肌电值较上一级增加，持续收缩时间增加
5 级	强有力（Strong）盆底肌收缩，肌电值较上一级增加，持续收缩时间更长
6 级	健壮（Robust）盆底肌，持续收缩时间极大提高

　　张波等通过对 284 例患者进行盆底肌电图检查，共检查852 块肌肉，发现有反常收缩的肌肉共 540 块（63.4%），其中耻骨直肠肌 200 块（37.0%）、内括约肌 188 块（34.8%）、外括约肌 152 块（28.1%）。单纯 1 块肌肉出现反常收缩的 92 例，2 块肌肉出现反常收缩的 128 例，3 块肌肉均出现反常收缩的64 例。

　　张波等还通过对 90 例出口梗阻型便秘患者，进行盆底肌电图检查，并分析其结果。结果显示如下。①静息相：5 种出口梗阻型便秘（直肠内脱垂、直肠前突、盆底疝、盆底肌失弛缓征、会阴下降综合征）均可出现异常电位，以松弛性盆底疾病多见，尤以会阴下降患者居多。松弛性疾病表现出内外括约肌的异常静息电位居多，痉挛性疾病表现出耻骨直肠肌的异常电位居多。②轻度收缩相：5 种出口梗阻型便秘疾病的动作电位电压下降，波幅缩短，表明肌源性损伤。③重度收缩相松弛性盆底疾病多见异常，痉挛性盆底疾病相对较少。④模拟排便相：以痉挛性盆底疾病多见反常缩，并以耻骨直肠肌异常居多，松弛性盆底疾病相对较少。⑤总体评价：出口梗阻型便秘的盆底肌电图异常率高达 95.56%，因而得出结论，盆底肌电图应作为便秘的常规检查方法，不仅方便综合评定盆底功能，更能早期发现异常，还可以鉴别出松弛性盆底疾病和痉挛性盆底疾病。

　　薛雅红等采用 Glazer 盆底表面肌电评估方案对 90 例盆底失弛缓患者（盆底失弛缓组）和 101 例无症状人群（无症状组）采集表面肌电值，检测指标包括波幅、变异系数、反应时间和中值频率，并绘制受试者工作特征曲线（ROC 曲线）。结果提示盆底失弛缓组患者前基线静息波幅大于无症状组；快速收缩和持续收缩阶段收缩波幅小于无症状组；持续收缩和耐久收缩阶段变异系数明显大于无症状组。

第六节　肛管 B 型超声

　　腔内超声（intralurninal ultrasound）是近年来飞速发展的一种介入性超声检查新技术，它主要是采用专门制作的特殊形状的超声探头或通过内镜、导管等技术将超声探头直接引入人体的有关腔道、管腔及体腔内，以直视或非直视的形式对各种管道、体腔和器官内利用超声检查手段了解体腔内及其周围脏器组织病变的一种超声影像技术，最终实现其对疾病诊断与治疗的目的。腔内超声的主要特点是大大拓展了超声检查的临床应用范围，突破了传统经体表超声检查所受到的一些限制与不能实施检查的一些"禁区"，获得了体表超声难以得到的超声影像学资料，并具有探头频率高（3.5~20MHz），分辨率高，近距离探查图像质量清晰，受外界因素干扰少等优点，可为临床疾病的诊断分析提供更趋完善和准确的信息。肛管超声临床主要作用：①检查肛管括约肌的正常解剖结构和生理功能。②诊断肛管直肠疾病，如肛瘘、肛管肿瘤、肛周围感染等。③评价排便失禁者肛管括约肌功能。④为功能性肛管直肠疾病提供诊断学图像依据。

　　1. 仪器与设备　采用黑白或彩色超声诊断仪，根据检查需要选择频率3.5~15MHz超声探头，一般情况下，主要应用实时超声显像装置，探头频率以3~5MHz为宜，肠腔内超声检查可选用5~10MHz，同时备有穿刺探头、穿刺架及附件等。

　　2. 探头种类　直肠探头种类繁多，有机械扫查式、线阵式、凸阵式等；有单平面、双平面、多平面、三维成像探头，有单频、多频或宽频、超宽频等多种以及加入了彩色多普勒技术的探头；换能器和超声束可行360°扇形扫描（机械放射状扫描），腔内超声探头还可与内镜相结合。对于出口梗阻型便秘患者，更适于机械式扫描的探头，因为图像可以显示不同水平面的括约肌情况。

3. 检查前准备　检查前1日口服泻药或检查前2小时灌肠，排空大便；B型超声检查前3日，患者禁忌钡餐和钡灌肠检查。

4. 腔内检查法（直肠腔内超声检查）　腔内超声能提供准确的括约肌二维图像，清晰显示肛肠周围复杂的解剖结构，有助于检查肛门括约肌病变。

5. 操作方法　腔内超声检查通常是在患者左侧卧位下进行，检查前医生向患者交代操作过程，使患者放松情绪。探头柄涂有薄层温暖凝胶，把探头置入直肠或阴道腔内，将骶骨作为弯曲标志，做不同平面360°扫描。检查前告知患者应该没有疼痛，如果发生疼痛，应立即停止，直到找到可以解释疼痛的原因。在任何情况下绝不能使用暴力插入超声探头检查，也绝不能试图推压超声探头通过狭窄的病变区。应将探头缓缓插入肛门，打开显示仪。探头插入8~10cm能显示肛管及充盈膀胱中部以下部分的直肠回声图像。绝大多数情况下探头是能通过的，有时为了通过狭窄病变区抽出探头时，不得不减少气囊内的液体口检查探头尽可能深地进入直肠，通常自肛缘起10~14cm气囊内可注水约50ml，活动旋转探头就可看到直肠壁。当注水到气囊的开关指向正上方时，按照规定直肠的前面将在显示屏的顶部（12点位），右侧在左（9点位），后面在下（6点位）。为了获得直肠壁和直肠周围结构的最佳图像，超声探头顶端必须保持在直肠腔中央。将所获取的肛门直肠周围、肛管直肠腔、邻近脏器及组织信息，分析异常回声信号，记录病灶位置、范围、深度、与肛管直肠括约肌的关系等。

6. 优点　它能清晰地显示肛管周围复杂的解剖结构，具有无创伤、无痛苦、操作简单、价格低廉等优点，设备易于普及。随访时，患者的依从性很好。超声比CT和MRI检查更迅速，而且患者不暴露于射线。最后，由于设备是可移动的，可以在临床医生的检查室内进行超声检查。

7. 临床意义　腔内超声可明确显示肛管和盆底的解剖学结构。通过肛管内超声可见到 5 层或 6 层强回声和弱回声图像。从内到外，分别为强回声：覆盖探头的塑料锥形壳；弱回声：黏膜；强回声：上皮下组织；弱回声：肛门内括约肌；强回声：纵行肌；界于强、弱回声之间的信号：肛门外括约肌。肛门内括约肌是超声能够恒定显示的唯一结构。在直肠前方，男性前方为膀胱的无回声区、精囊的半透声区及实质性的前列腺；女性膀胱直肠间为子宫实质性回声，宫颈部及部分阴道回声也可见。直肠后面为骶骨。肛管上部可显示耻骨直肠肌、内括约肌和外括约肌深部；肛管中部主要显示内括约肌及外括约肌浅部；肛管下部主要显示外括约肌及肛尾韧带。这样扫描的肛管直肠腔高、中、低不同平面，可了解耻骨直肠肌、内外括约肌等情况。

第七节　乳果糖呼氢试验

测定从口服乳果糖硫酸钡至钡首通过回盲瓣的时间，即为口-回盲瓣通过时间。胃肠动力失调使进入小肠的细菌过多，小肠动力紊乱引起的停滞状态也可使结肠内细菌繁殖，当每毫升小肠内容物中细菌数大于 105 个时，即认为小肠细菌过度生长，并因此引起小肠动力紊乱，影响口-回盲瓣通过时间。张丽萍等研究了乳果糖呼氢试验对肠易激综合征的意义，结果显示 IBS 腹泻型和便秘型的口-回盲瓣通过时间均较对照组明显延长，并均存在小肠动力异常及小肠细菌过度生长。乳果糖呼氢试验简单、易操作，临床可行性大。

第九章　便秘的西药治疗

便秘是以大便排出困难、排便次数减少、粪便干结为主要临床表现的一组症候群，是临床上最常见、看似简单而实际上非常难治的一种疾病，也是全球公认的较为棘手的难题。流行病学调查资料显示，欧美发达国家便秘的发病率为 15%~20%，我国便秘患者占健康人群的 10%~15%，患病率随年龄的增长而上升，且女性患病率高于男性。据估计约半数以上的人（50%~60%）曾遭受过便秘的折磨，特别是老年人、孕妇、儿童和节食减肥者发生率较高，而且便秘经常作为一些患者到医院就诊的唯一原因。

便秘的发生，是一个非常复杂的过程，因此对引起便秘病因的研究日益受到重视。排便过程是一种复杂而协调的生理反射活动，是非意识性的反射活动，且还受大脑高级中枢的意识控制。胃肠反射引起结肠集团运动，将粪便推入乙状结肠和直肠，刺激直肠壶腹感受器，出现便意引发排便反射。受大脑皮质控制的盆底肌及直肠肌肉松弛，盆底下降，肛直角扩大，直肠"S"状弯曲变直，肛管开放，完成排便。任何一个环节出现问题，都可以发生排便障碍。

功能性排便障碍是便秘最常见的一个类型，主要表现为排便困难、排便费力、排出不畅、便后仍有残便感等。现代医学治疗功能性排便障碍仍以服用泻药为主，长期应用可产生依赖，导致治疗难度加大。

目前对便秘的治疗首先强调生活方式的改变，如增加膳食中的纤维素和饮水量、适当的运动、调整心理状态、养成良好的排便习惯等，如无效者或顽固性便秘则需要药物治疗，且在手术前也需经过一段时间严格的非手术治疗。因此，药物治疗在便秘中占有重要地位。

一、促泻药

（一）盐类泻剂

常用的硫酸镁、镁乳，这类药物因含有不吸收的阳离子和阴离子，可提高渗透压，增加肠内水分含量，固定肠腔内水分，增加液体排泄，促进排便。硫酸镁在肠道难以吸收，大量口服形成高渗压而阻止肠内水分的吸收，扩张肠道，刺激肠壁，促进肠道蠕动。同时还能引起十二指肠分泌缩胆囊素，此激素能刺激肠液分泌和蠕动，亦能促进肠道运动，利于大便排出，缓解症状。多用于肠道准备、排除肠内毒物及与驱肠虫药联用。一般空腹应用，并大量饮水，1~3小时即发生下泻作用，排出液体性粪便。缺点是由于导泻作用剧烈，可引起反射性盆腔充血和失水，月经期、妊娠妇女及老人慎用，并且可能导致水电解质失衡，对于肾功能或心功能不全的患者，必须在使用时告知。镁盐慎用于消化道出血及消化道溃疡患者，以免增加其吸收，引起中毒；镁离子可经肾排泄，故肾功能不全者慎用，且硫酸镁抑制中枢系统。

（二）膨胀性泻剂

通过在肠道内吸水膨胀，增加肠道容积，轻度刺激肠蠕动；增加肠内渗透压和阻止肠内水分被吸收，增加导泻的作用；一般不导致水电解质紊乱，不干扰营养成分和维生素的吸收，但摄入过多会发生胃肠胀气。甲基纤维素含有大量钠盐，长期使用会引起水钠潴留。常用的有可溶性纤维素（果胶、车前草、燕麦麸等）和不可溶性纤维素（植物纤维、木质素等）。欧车前亲水类黏胶是天然植物纤维，亲水性强，有较好的疗效和安全性。不可溶性纤维素通过吸收水分软化膨胀粪便。有临床研究表明，纤维素治疗对慢传输型便秘和排便功能紊乱者无效。膨胀性泻剂起效慢而副作用小、安全，故对妊娠便秘或轻症便秘有较好的疗效，但不适用于作为暂时性便秘的迅速通便治疗。

（三）刺激性泻药

主要作用为刺激肠道，特别是大肠，增加肠道蠕动，达到排便的目的。

1. 蒽醌类的植物性泻药　主要作用于大肠。①大黄制剂：泻下作用缓和，大黄还含有鞣酸，小剂量使用可致泻后继发便秘。②番泻叶：其功用为可以促进肠内蠕动，产生下泻作用。这种情形可减少盲肠、上行结肠之正常逆蠕动波，并且抑制水分的吸收，使用本药7~10小时后，才会开始缓泻，与芦荟相比腹痛和盆腔充血等副作用减少。用法：每次6~9g，每日1~2次，温水冲服。所含苷类被结肠中细菌水解，使其易于吸收，作用于结肠壁神经丛，促进肠蠕动。刺激过强时，可引起腹痛、盆腔脏器充血，月经期和妊娠期禁用此药。③芦荟：主要成分含芦荟素，一旦进入肠管就会发挥刺激性泻下作用。芦荟素分解时生成阿拉伯胶糖和芦荟泻素。糖和芦荟泻素牢固结合，在肠道分解时必须有胆汁存在，肝病及胆囊病患者不宜使用。在泻下的同时，往往伴有显著腹痛和盆腔充血。芦荟胶囊用法：每次2粒，每日1~2次。长期口服蒽醌类泻剂可造成结肠黑便病或泻药结肠，引起平滑肌萎缩和损伤肠肌间神经丛，反而加重便秘，停药后可逆。

2. 双苯甲烷类 可刺激肠道而促进蠕动和分泌，同时增加水电解质交换，产生排便。①酚酞（果导）：酚酞口服后在肠道内与碱性肠液相遇形成可溶性钠盐，能促进结肠蠕动。服药后 6~8 小时排出软便，作用温和，适用于慢性便秘。口服酚酞约有 15% 被吸收。从尿排出，如尿液为碱性则呈红色。部分由胆汁排泄，并有肝肠循环而延长其作用时间，故一次服药作用可维持 3~4 天。有过敏性反应、发生肠炎、皮炎及出血倾向等反应。用法：每次 0.1g，每日 1~2 次，口服。约有 4% 的患者长期应用发生过敏反应。②比沙可啶：服药时不得嚼碎或压碎。主要用于治疗便秘，也可用来排出肠道毒物及服用某些驱虫药后排出虫体和药物，以及手术前后，腹部放射检查的肠排空等。

3. 蓖麻油 蓖麻油富含蓖麻子油酸，在小肠被脂肪酶水解，释放出有刺激性的蓖麻油酸，从而影响到肠绒毛、改变肠内液渗透性，引起肠蠕动增加，作用迅速且对全肠道均有作用，使用 2~6 小时即可引发严重水泻，常伴有腹痛，泻后便秘，通常用来做肠道检查前的清洁肠道或严重便秘。用法：每次 10~20ml，肠道检查前 4 小时服用；严重便秘者每次 10ml，1 日 1 次，温开水送服。刺激性泻药作用强且迅速，因其刺激肠黏膜和肠肌间神经丛，提高黏膜通透性，影响水电解质和维生素的吸收，还可导致大肠肌无力，形成药物依赖和大便失禁。刺激性泻剂应在容积性泻剂和盐类泻剂无效时才使用，有的较为强烈，故不宜长期应用。

（四）润滑性泻剂

包括开塞露、液状石蜡、甘油等。液状石蜡是一种矿物油，它是无色、透明的液状油脂，与酒精或水都不相溶，也可和一些可消化的植物油混合而发挥作用。它可覆盖在粪便表面使其软化，又可防止粪便中的水分被肠吸收。此外，它可包附在肠壁上，影响肠道内容物的吸收，尤其是水分的吸收，以至粪便变软变稀。口服矿物油时，若不小心吸入，可能造成吸入性肺炎；当作灌肠剂时几乎不被吸收。虽然矿物油在肠中不吸收，但太过频繁或长期使用，仍会造成矿物油被吸收而产生副作用或毒性。使用最长时间建议不超过 1 周。不良反应：应用液状石蜡会妨碍脂溶性维生素的吸收，继而影响钙和磷的吸收。再者，液状石蜡也会减少口服抗凝血药、洋地黄类强心苷或口服避孕药等药物的吸收。甘油以 50% 浓度的液体注入肛门，由于高渗压刺激肠壁引起排便反应，并有局部润滑作用，数分钟内引起排便。适用于儿童及老人。其作用机制与前述的盐类泻剂类似，但甘油栓剂几乎不会被吸收，在婴幼儿或成人使用后，约在 30 分钟内产生药效。除了灌肠剂型会造成较大的直肠局部刺激性外，本品副作用很少，也没有显著的药物交互作用问题，但长期应用可能造成血中钾离子浓度降低。

（五）渗透性泻药

适用于粪块嵌塞或作为慢性便秘者的临时治疗措施，是对容积性轻泻剂疗效差的便秘患者的较好选择。包括乳果糖、甘露醇、山梨糖醇、聚乙二醇等。

1. 乳果糖　乳果糖为半乳糖和果糖的双糖，它在小肠内不被消化吸收，故能导泻。未被吸收部分进入结肠后被细菌代谢成乳酸等，进一步提高肠内渗透压，发生轻泻作用。乳果糖还能降低结肠内容物的 pH 值，减少肠内氨的形成；H^+ 又可与已生成的氨形成铵离子（NH_4^+）而不被吸收，从而降低血氨；可用于慢性门脉高压及肝性脑病。应注意因腹泻而造成水电解质丢失，可使肝性脑病恶化。用法：每次 10ml，每日 2 次，口服。在结肠被人体正常微生物分解成乳酸和醋酸，使肠道渗透性发生改变，因而刺激结肠蠕动，产生腹泻，并有利于氨和其他含氮物质的排出，同时还能促进生理性细菌的生长；适用于肝性脑病患者以及需加强肠道排空者；有乳酸血症患者禁用。

2. 甘露醇及其异构体山梨糖醇　甘露醇因所含无机（有机）离子不被吸收而形成肠内高渗状态，水分从体内进入肠腔，刺激肠道，引起腹泻，而帮助排便。一般空腹使用，并大量饮水，多用于肠道准备。不良反应：腹泻严重者可导致体液丢失，可引起电解质紊乱，如高镁、高钾、高钠血症及低钙血症。仅于需要快速清洁肠道时使用。

3. 聚乙二醇（PEG）　可借分子中氢键结合并固定水分子，使便秘患者肠道内粪便液体增多，粪便软化，易于排出。PEG的这种缓泻作用并不影响结肠的转运时间和左半结肠的动力。其优点为较少引起腹胀排气反应，不引起腹泻，不影响肠黏膜的完整性及结肠的生理功能，不影响水电解质代谢，不含糖，服用安全。PEG 3350/4000 对慢性功能性便秘患者有明显效果，作用优于乳果糖。临床证据表明，其中乳果糖改善便秘症状的效果稍差于聚乙二醇4000；综合231篇相关文献发现，聚乙二醇泻剂治疗组相比于其他治疗组，可更成功地去除粪便嵌塞，且其副作用更易于接受，耐受性更好，更易于控制。PEG 4000 的显效率明显高于乳果糖，且对出口梗阻型便秘患者也显示出较好的疗效。聚乙二醇类药物通过聚乙二醇4000的氢键固定水分子，使水分保留在结肠内，增加粪便含水量并软化粪便，促进排便的最终完成。聚乙二醇电解质散剂是国内聚乙二醇类产品中唯一具有两种适应证的产品，小剂量通便，大剂量清肠。福松是一种新型缓泻剂，它的主要成分是聚乙二醇4000，是一种高分子量的长链聚合物，它通过氢键结合水分子，使水分保留在结肠腔内，从而使大便软化。大便软化和含水量增加可以促进大便在肠道内的移行和排泄。因此，聚乙二醇4000可治疗各种原因引起的便秘。其主要不良反应表现为口干、头晕、恶心、腹部不适、皮疹等。此外，还禁用于炎性器质性病变，如溃疡性结肠炎、直肠炎、克罗恩病、肠梗阻、未确诊的腹痛及对聚乙二醇过敏的患者。

（六）湿润性泻剂

湿润性泻剂为几乎不吸收水分的表面活化剂，能使粪中水和脂肪易于混合而软化，增加肠内水的分泌，特别适合不能用力的短程治疗。泊洛沙姆可增加脂溶性药物的吸收，并增加这些药物的毒副作用。多库酯钠与其他药物合用，可增加后者在胃肠道的吸收或肝的摄取，增强了药物效应或毒副作用，忌与矿物油合用。

二、促动力药

主要为5-羟色胺4（5-HT$_4$）受体激动剂。代表性药物有普芦卡必利、莫沙必利和伊托必利、替加色罗。普芦卡必利可选择性作用于结肠，应根据情况选用。而莫沙必利和伊托必利具有促胃肠动力作用。

普芦卡必利可选择性地结合肠肌间神经丛的5-羟色胺4受体，增加胆碱能神经递质的释放，刺激结肠产生巨大收缩，促进近端结肠的排空。琥珀酸普芦卡必利，是一种二氢苯并呋喃甲酰胺类高选择性、高亲和力的5-HT$_4$受体激动剂，分子式为$C_{18}H_{26}ClN_3O_3 \cdot C_4H_6O_4$，相对分子质量为485.96。普芦卡必利对5-羟色胺4受体的选择性至少为西沙比利的150倍。有促肠动力的活性，可通过兴奋肠肌间神经元的5-HT$_4$受体释放乙酰胆碱，刺激平滑肌收缩和蠕动，从而推动结肠运动，加速排便。早期研究表明，普芦卡必利可减少正常人及便秘患者的肠道传输时间。一项涉及 280 例慢性便秘患者的临床试验研究显示，经普芦卡必利治疗后，结肠通过时间（colonic transit time，CTT）明显缩短，缩短时间约为 12 小时，提示普芦卡必利可帮助功能性便秘患者加速胃排空、小肠传输、全结肠传输和升结肠排空。普芦卡必利不良反应较轻，主要为头痛、恶心、腹泻等症状，且通常在治疗第 1 天后即消失，慢性便秘患者治疗后健康生活质量对药物的评价十分重要。临床研究发现，经 2mg 普芦卡必利治疗的患者组（659 例）与安慰剂组（661 例）相比，患者生活质量指数 PAC-QOL 值（patient assessment of constipation quality of life）明显升高约 2 倍，提示普芦卡必利对慢性便秘患者病情的治疗和生活质量的改善具有很好的作用。

西沙必利和莫沙必利也是选择性 5-HT₄ 受体激动剂之一，主要刺激肠间神经元，促进胃肠平滑肌蠕动，同时作用于胃肠器官壁内肌神经丛神经节后末梢，促进乙酰胆碱释放和增强胆碱能作用，因具有潜在的心血管方面的不良反应，而限制了其应用。Tajika 等研究发现，在 249 例受试患者中，经莫沙必利治疗组中肠道优化准备率（78.2%）明显高于安慰剂组中的左结肠（65.6%，$P < 0.05$），但与右结肠相比无统计学意义（66.4%，$P>0.05$），提示莫沙必利对慢性便秘患者有一定的治疗作用。但莫沙必利用药后有一定副作用，如腹泻、口干、头晕等，有时还会出现心电图异常，因此，临床使用时应谨慎。

替加色罗通过触发肠道黏膜生理反射，刺激肠道嗜铬细胞释放钙基因相关蛋白、血管活性肠肽和 P 物质，调节环肌的松弛和收缩，加速结肠内容物的通过。替加色罗常见的不良反应为腹泻、腹痛和头晕，但发生率均不足 3%。

三、促分泌剂

代表性药物有鲁比前列酮（lubiprostone）和利那洛肽

（linaclotide）。鲁比前列酮是氯离子通道激活剂，属于前列腺素衍生的双环脂肪酸，可选择性促进肠道上皮细胞活化，激活其2型氯离子通道（CIC-2），促进肠上皮细胞的氯离子分泌，使得大量液体进入肠腔，从而提高肠液分泌；增加基础状态的胃黏液分泌，利于食物排空；激活 ATP 敏感性钾通道，有调节结肠Cajal 间质细胞起搏的潜能。改善粪便性状，缓解便秘的严重程度，但不改变血浆中钠和钾的浓度。用法为口服，推荐剂量为24μg，1日2次，餐中服用。常见的不良反应为恶心、腹泻、头痛等。鲁比前列酮生物转化不依赖 CYP450 酶，因此与其他药物发生相互作用的概率很低。主要用于慢性特发性便秘、便秘型肠易激综合征。

利那洛肽是一种由 14 个氨基酸组成的多肽，可激活肠上皮细胞管腔表面的鸟苷酸环化酶 C 受体，促进氯化物和碳酸氢盐的分泌，促进肠腔内液体的分泌，加速肠道蠕动，促进结肠传输，降低内脏高敏感性，维持肠黏膜屏障，抗炎并调节肠黏膜细胞的再生与凋亡。改善便秘症状，且不良反应少。用法为口服，至少餐前 30 分钟空腹服用，1日1次。用于便秘型 IBS 用量为 290μg。早期研究发现，它能增加排便频率和软化大便。最近发表的一份剂量范围研究报告显示，1272 例慢性便秘患者的两个Ⅲ期临床试验结果表明，利那洛肽能显著改善大约 20% 患者的肠道功能（每周 ≥3 次自发排便，自发排便次数增加 ≥1 次，12 周≥9 次自发排便），第 1 次自发排便的平均时间是21.9 小时（150μg）；此外，腹部症状、便秘和生活质量也明显改善；停止治疗后不会再次出现便秘症状；患者依从性较好。它主要作用于消化道，全身不良反应较小，常见不良反应为腹泻。

阿片类药物在癌痛患者镇痛及术后镇痛中不可或缺，然而此类药物在发挥镇痛作用的同时也会因激动肠道阿片 μ 受体，从而抑制肠蠕动及肠液分泌，导致便秘。现可使用外周阿片 μ 受体抑制剂（不影响阿片类药物的中枢镇痛作用）来增加便秘患者的排便频率。常用药物为甲基纳曲酮，用法为皮下注射，隔天 1 次，24 小时之内不超过 1 次剂量。给药剂量根据体重而定，体重 38~62kg 推荐剂量为 8mg，体重 62~114kg 推荐剂量为 12mg，除此之外推荐按照 0.15mg/kg 给药。最常见的不良反应是腹痛、腹胀、恶心、头晕、腹泻、多汗。

四、微生态制剂

主要有双歧杆菌三联活菌数、地衣芽胞杆菌活菌、枸橼酸铋钾等。口服微生态制剂可以补充大量的生理性细菌，纠正便秘时的菌群改变，促进食物的消化、吸收和利用。这些生理性细菌定植后可产生有机酸促进肠壁蠕动，同时抑制腐败菌生长，减少体内腐败菌产生的胺酚、吲哚类代谢产物的堆积和吸收，防治肠麻痹，但采用何种菌株及应用多大剂量才能达到理想治疗效果还有待进一步的临床研究。

五、钙通道阻滞药

匹维溴铵是具有高度选择性的胃肠道钙通道阻滞药，可降低平滑肌细胞兴奋性，可最大限度减少无效的和一过性的痉挛收缩，改善肠道平滑肌的收缩能力，加速结肠运动时间，并能显著降低直肠对扩张的敏感性，能缓解肠痉挛，解除疼痛和促使排便。匹维溴铵明显改善肠易激综合征患者的腹痛、腹胀症状，无心血管系统的不良反应。钙通道阻滞药可能改善患者焦虑症状，具有对肠道动力平衡的双向调节作用和良好的安全性。

六、灌肠和栓剂

适用于粪块嵌塞，也可作为慢性便秘者的临时治疗措施，如甘油栓、开塞露等。肥皂水和磷酸盐类灌肠剂可损伤肠黏膜，长期使用可致肠缺血、肠穿孔。

第十章 便秘的手术治疗

第一节 便秘手术治疗的发展

从20世纪80年代中期开始，人们开始尝试通过外科手术来治疗便秘，出现了很多新的手术方式，虽取得了一定的疗效，但是针对各种类型便秘的手术效果、并发症发生率以及复发率等文献报道差异较大。尽管许多作者对其所推荐的手术方式报道效果很好、并发症较少，但在其他医院临床应用时结果不尽如人意。因此，近年来慢性便秘的治疗又更多地回到以非手术治疗为主，对是否应当手术以及采用何种手术方式的争议也越来越引起临床外科医生的关注。

以盆底肌痉挛或耻骨直肠肌肥厚为主的功能性排便障碍，通过外科手术治疗可取得立竿见影的效果。例如，1964年Wasserman首先报道了采用耻骨直肠肌部分切断术来治疗4例盆底痉挛综合征，其中有3例取得了成功。之后多位学者采用该术式，但手术有效率在24%~83%不等，而且存在较高的肛门失禁的风险。为此国人采用挂线疗法代替部分切断术，避免了肛门失禁的发生。

因直肠黏膜内脱垂或内套叠、直肠前突、会阴下降、肠疝等而引起的功能性排便障碍，常采用直肠黏膜纵行折叠术、经直肠或阴道修补术、吻合器痔上黏膜环切术（procedure for prolapsing hemorrhoids，PPH）、经肛吻合器直肠切除术（stapled trans-anal rectal resection，STARR）、直肠悬吊术、直肠悬吊+乙状结肠切除术等，但术后远期效果文献报道差异很大，早期有效率可达90%，但远期复发率可达50%以上。STARR手术曾经被广泛应用于直肠内套叠和直肠前突的治疗。但文献中报道的STARR的效果差别很大，有效率从短期的90%到18个月时的45%不等。此外，STARR的并发症较多，包括出血、肛门失禁、剧烈的肛门疼痛、直肠阴道瘘，甚至致死性的盆腔脓毒症，该术式在国外的应用已越来越少。国内取而代之的是直肠黏膜结扎术及硬化剂注射治疗，大大减少了以上各种并发症的发生，提高了临床疗效。

第二节　便秘的诊断和分型

目前广为接受的便秘诊断标准是罗马Ⅲ标准，如下。

（1）症状持续6个月以上，近3个月症状必须满足下列2点或2点以上：①排便费力。②排便为块状或硬便。③有排便不尽感。④有肛门直肠梗阻或阻塞感。⑤需要用手辅助排便。⑥排便<3次/周。

（2）不使用泻药几乎没有松软大便。

（3）不足以诊断肠易激综合征。

便秘的类型很多，分型复杂，国内和国际上分型也不完全一致。国内目前仍将便秘分为慢传输型便秘、出口梗阻型便秘和混合型便秘。2008年国外出版的罗马Ⅲ标准的便秘诊治标准，将出口梗阻型便秘命名为排便困难型便秘。出口梗阻型便秘的类型较多，包括直肠内脱垂、直肠前突、耻骨直肠肌痉挛和盆底失弛缓综合征、盆底疝、会阴下降、内括约肌失弛缓及孤立性直肠溃疡综合征7种类型。外科手术涉及的是慢传输型便秘和出口梗阻型便秘的直肠内脱垂、直肠前突、耻骨直肠肌痉挛和盆底失弛缓综合征、盆底疝。

一、出口梗阻型便秘

出口梗阻型便秘又称直肠型便秘，是指排便出口附近组织、器官的改变，导致排便困难或滞留性便秘的一种综合征，出口梗阻型便秘占慢性便秘的 60% 左右。临床分为 3 型：直肠无力型或称弛缓型、痉挛型和肠外梗阻型。3 种类型可单独发病，也可同时发病，常见的有直肠黏膜内脱垂、直肠前突、耻骨直肠肌综合征。

（一）直肠前突

直肠前突（rectocele，RC）是指排便时直肠前壁突入阴道后壁形成的囊袋，为出口梗阻型便秘的主要原因之一，临床上主要表现为排便费力、排空困难、排便不尽感及手助排便（手指压迫阴道后壁或会阴部），在经产女性中发病率为 78%~99%。RC 同样存在于无症状人群中。其明确的病因包括阴道生产史（多产、难产、产程延长、会阴撕裂等）、慢性便秘长期腹压增高、子宫切除术史、年龄、盆底支撑结构的先天性或后天性缺陷。

1. 发病机制

（1）传统概念：传统认为，直肠前突的发病机制与直肠阴道壁的普遍退化或薄弱、肛提肌支持变弱、会阴体附着处受损、顶端支持缺失以及直肠阴道压力梯度升高有关。直肠前突可能作为疝的结果而形成。这种状况的促进因素有阴道分娩、雌激素降低、阴道黏膜以及黏膜下组织萎缩、失神经或阴部神经病变、慢性便秘或排便困难等。

（2）直肠阴道隔（筋膜）断裂：直肠阴道隔（Denonvillier's

筋膜）是位于阴道后壁和直肠前壁之间的一层筋膜，起始于子宫颈和韧带、主韧带的后缘，向下延伸至会阴体，最后附着于会阴体的边缘及两侧肛提肌筋膜表面。此层筋膜内含致密的胶原蛋白、丰富的平滑肌及弹性纤维。成人直肠阴道隔上、中、下段的厚度分别为 1.5±0.5mm、1.7±0.6mm 和 1.8±0.4mm。额状位呈倒置的梯形，上宽下窄，其上端固定于宫颈周围结缔组织环，并借宫骶韧带连于骶骨骨膜，是悬吊支持阴道后壁的重要结构。在经过对盆底解剖彻底而全面的研究后，Riehardson 证实了直肠前突主要是由于阴道分娩所引起的直肠阴道隔断裂所致。而不是由于直肠阴道隔的普遍变薄或缺损造成直肠肌层和阴道黏膜接触造成。

Zimmerman（2005）观察到，在胎头下降过程中，巨大的强力压迫在具有悬吊功能的宫骶韧带上，随着分娩动作连续进行，导致直肠阴道隔从宫骶韧带侧方和宫颈周围结缔组织中央横向分离，当胎头娩出后，此时的直肠阴道隔已向下移位至会阴，直肠阴道壁已失去直肠阴道隔的支持，所以分娩时过分伸展所致的撕裂和分离是大多数 RC 发病的常见病因。

（3）阴道支持三层面的损害：根据 Delancy 所描述的阴道后壁，有 3 个支持层面：①顶端悬吊-主韧带复合体将阴道后壁顶端悬吊于骶骨。②侧方附着直肠阴道弓状腱膜将阴道中段两侧固定于坐骨棘及盆筋膜腱弓。③远端融合直肠阴道隔远端延伸融于会阴体，会阴体可在直肠及阴道间提供一个屏障，抵抗来自直肠的直接压力。Richardson 报道上述 3 个层面任何一个或多个联合损害，均可能导致直肠前突。

2. 分类　按发生的解剖位置，直肠前突分为高、中、低 3 类，可以单独或合并存在。

（1）高位：多由于阴道上 1/3、主韧带、耻骨膀胱宫颈韧带撕裂或病理扩张所致，常伴有内疝、阴道内翻或尿道脱垂。

（2）中位：多见，常由产伤引起，但通常与会阴和盆膈损伤无关，亦与上方盆腔脏器的稳定性、主韧带及耻骨膀胱宫颈韧带损伤无关。中位直肠膨出的直肠阴道隔薄弱区呈圆形或卵圆形，多位于肛提肌上 3~5cm。

（3）低位：多因分娩时会阴撕裂所致，常伴有肛提肌、球海绵体肌及会阴附着点撕裂，冗长的黏膜裂开或外翻于阴道外。其中仅阴道黏膜裂开而不累及直肠者，称假性直肠膨出。

目前，RC 的诊断主要依据病史、体格检查（直肠指诊）、影像学及肛门直肠生理检查。国内 RC 的诊断和分度标准：当用力排便时，直肠肛管交界处前上方前突深>6mm 者考虑异常，以深度作为分度标准，即前突的皱襞深 ≤ 15mm 为轻度；15 ~ 30mm 为中度；≥30mm 者为重度。

RC 临床上常常伴有肠疝、会阴下降、直肠脱垂、盆底失弛缓等其他盆底功能障碍性表现。

3. 手术指征和禁忌证

（1）RC 手术指征：①排粪造影显示前突部直径 ≥4cm，有钡潴留不能或只能部分排空。②直肠和/或阴道症状长达 12 个月。③虽然饮食纤维量（35g/d）长达 4 周仍不能解除直肠或阴道症状。④需用手指经直肠和/或阴道和/或会阴部支持协助直肠排空。

（2）手术禁忌证：①合并结肠慢传输者。②有反常肛管括约肌收缩者，如盆底痉挛综合征、肛门痉挛。③使用泻药或灌肠帮助排粪者。

4. 两种手术入路方式的比较　RC 手术时主要采用经肛门、经阴道入路的手术方法。国内外文献报道上述手术方法都有良好的手术效果。肛肠外科医生通常采用前者，妇科医生常采用后者。Nieman（2003）和 Yamana（2006）比较了经肛门和经阴道两种途径修补 RC 的结果指出，前者因术中需要扩肛暴露直肠可能会使肛门括约肌功能恶化；后者不会干扰肛管和直肠，因而不可能对肛门括约肌或直肠的参数产生负面影响。经阴道途径进行 RC 修补术对于那些有症状、伴直肠前突的、中年或老年的、性活跃或不活跃的患者来说是一个较好的选择。但是，Marks 指出，在直肠前突中直肠侧压力较高，单纯在阴道内修补并不能完全去除直肠内病因。Stewaut 认为，经肛门途径可同时手术治疗痔及肛门病变和缝合冗长的直肠黏膜，感染并发症较少。不过二者手术疗效大致相同。直肠前突手术成败的关键在于直肠前突正确的定位以及全面了解可能同时存在的各种盆底薄弱异常情况。下列因素会影响直肠前突的术后疗效：手法协助排便史、排粪造影中直肠前突内钡剂潴留程度、直肠前突的大小、合并结肠慢传输型便秘及其他出口梗阻因素、一些全身性疾病。

5. 手术疗效的评估　直肠前突的手术目的是通过修复后盆底解剖缺陷达到与突出相关的排便及性交功能的改善。但目前不论经肛门还是阴道途径的直肠前突修补术，其长期疗效并不理想。尽管它们都有很高的解剖治愈率，可以使 76%~96% 的病例有效消除或减轻直肠前突，而对其排便和性功能异常症状的缓解却一直不太满意；性交痛由术前的 18% 增至术后的 27%，便秘由术前 22% 增加到术后的 33%，复发率高达 10%（Kahn-Stanton，1997）。究其原因，Olsen 发现，76% 证实有盆腔器官脱垂的女性有直肠前突，他认为直肠前突可被认为是直肠前壁或阴道后壁突向阴道腔所形成的疝，与盆底松弛有关，其实质是子宫及其相邻的膀胱和直肠发生向下移位，是整个盆底功能障碍性疾病。尤其是绝经后妇女，由于雌激素水平下降，导致包括盆底在内的全身结缔组织退变松弛，这是不可逆转的自然规律，所以直肠前突的治疗是个复杂的问题，单纯行直肠前突黏膜紧缩、修补，其效果不理想。近年来，学者们在"整体理论"和"吊床学说"的指引下，开始注意到对盆底支持组织"重建"以及阴道"三层面"缺陷修补，不同程度地改善了盆底功能，提高了疗效，降低了复发率。

（1）直肠前突黏膜结扎注射术

1）麻醉：蛛网膜下腔阻滞麻醉（以下简称鞍麻）或局部浸润麻醉。

2）体位：折刀位或侧卧位。

3）手术步骤：①扩肛。一般使肛门能容纳 3~4 指。②显露直肠前壁。术者左手将喇叭肛门镜插入肛内，充分显露松弛的直肠前壁黏膜。③结扎黏膜。术者右手用组织钳自上而下钳夹直肠前壁黏膜，但不能伤及肌层，退出肛门镜，轻轻提起直肠黏膜，用弯血管钳在基底部钳夹提起直肠黏膜并用 10 号粗丝线予以结扎。同法结扎直肠最末端的直肠前壁黏膜。④药物注射用 1：1 消痔灵注射液约 20ml 注射于直肠前突部及结扎的基底部。

（2）经直肠切开直肠黏膜的直肠前突修补术

1）麻醉：鞍麻或低位连续硬膜外阻滞麻醉。

2）体位：折刀位，用宽胶布将两侧臀部对称牵开。

3）手术步骤：①充分扩肛，一般使肛门容纳 4 指即可。②用肛门直肠拉钩牵开肛门，充分显露直肠前壁，术者用左手食指自阴道插入并将阴道后壁推向直肠侧，用 1：10 万~1：20 万单位去甲肾上腺素生理盐水 50ml 注入直肠前突部位的直肠黏膜下层。使直肠黏膜与肌层分离开，并在游离直肠黏膜瓣可达到减少出血的目的。③切除直肠黏膜用组织钳在齿状线上 0.5cm 处钳夹起直肠黏膜。用弯止血钳沿直肠纵轴于直肠前正中部位钳夹直肠黏膜，长 6~7cm，用组织剪或手术刀在止血钳下方将直肠黏膜切除。切除后即可显露薄弱的直肠阴道隔。④显露肛提肌用组织钳夹住被切开的直肠黏膜肌瓣边缘，用组织剪或手术刀锐行游离两侧直肠黏膜肌瓣。达肛提肌边缘后再游离 1cm 左右，以显露肛提肌。⑤用 4 号丝线或 1 号铬制肠线间断缝合两侧肛提肌，一般自右侧肛提肌进针，从肛提肌边缘内侧出针，再自左侧肛提肌边缘内侧进针，自左侧肛提肌出针。缝合 4~5 针即可。然后自上向下顺序打结，使两侧肛提肌对合，加强直肠阴道隔。⑥缝合直肠黏膜肌瓣，修剪多余的直肠黏膜肌瓣，用 0 号铬制肠线间断或连续缝合直肠黏膜肌瓣。

（3）经阴道切开阴道后壁黏膜的直肠前突修补术

1）麻醉：鞍麻或骶管阻滞麻醉。

2）体位：截石位。

3）手术步骤：①会阴切口。用组织钳挟持两侧小阴唇下端并向两侧牵位，用剪刀或尖刀切开两钳中间的后阴道壁与会阴部皮肤边缘。②分离阴道黏膜。在切口中部用弯组织剪刀尖部贴阴道黏膜由下向上分离阴道直肠间隙，达直肠前突部位以上，并向会阴切口两侧剪开阴道黏膜，达组织钳固定点。③剪开阴道后壁。剪开前以组织钳牵拉拟切开阴道后壁的顶端及阴道后壁黏膜中线两侧，使之成直线，沿后正中线剪开阴道后壁黏膜。④分离直肠。前突部的直肠，用组织钳向外上方牵拉左侧阴道瓣，用刀刃或刀柄剥离阴道黏膜与直肠间组织，使突出的直肠左侧游离，分离时术者以左手拇指、示指把握牵引用的组织钳，以中指垫于左侧阴道瓣之上，使被剥离处紧张而容易分离。用同法分离右侧阴道瓣。⑤分离两侧肛提肌。直肠充分分离后，即可显露左、右两侧肛提肌。⑥修补直肠前突。如直肠前突呈球状，用 1 号细丝线或 0 号铬制肠线做几个荷包缝合突出的直肠，各同心圆荷包线缝完后，自内向外，顺序打结。如系高位直肠前突呈筒状时，可采用平行点状缝合法，在缝合完毕后，由上向下顺序打结。缝合时仅缝合直肠表面筋膜，缝针勿穿透直肠黏膜。⑦缝合肛提肌，加强直肠阴道隔。用 4 号中丝线或

0号铬制肠线间断缝合肛提肌4~5针。⑧切除多余的阴道黏膜。根据会阴松弛情况和直肠前突的深度，决定切除阴道黏膜的多少。一般自两侧会阴切口端斜向阴道后壁切缘顶点，剪去约1cm宽的阴道黏膜，越向顶端切除越少。注意勿切除过多，以防阴道及阴道外口狭窄。⑨用0号铬制肠线自内向外间断缝合阴道黏膜。⑩用1号细丝线间断缝合会阴部皮下组织及皮肤。

（4）经直肠黏膜切除、绕钳缝合修补术

1）麻醉：骶管阻滞或鞍麻，单纯轻度直肠前突可采用局部麻醉。

2）体位：左侧卧位或俯卧折刀位

3）手术步骤：①显露直肠前壁黏膜，用肛门直肠拉钩牵开肛门及直肠远端显露直肠前壁，术者用左手示指探查直肠阴道隔薄弱部位。②钳夹直肠前膨出部位黏膜并切除，用组织钳在前正中位齿状线上1cm处提起直肠黏膜，用中弯止血钳夹长5~6cm的直肠黏膜组织。注意要使被钳夹的黏膜组织上窄下宽。然后用组织剪或手术刀将止血钳上方的黏膜组织切除。③绕钳缝合修补直肠阴道隔。自齿状线上0.5cm处，用0号铬制肠线绕止血钳连续缝合直肠黏膜肌层。缝合达耻骨联合水平，即缝合顶点超出止血钳尖端1cm左右。然后边抽出止血钳边拉紧缝合线，先在顶端打结，然后将缝线尾部再在齿状线上0.5cm处与第1针水平再缝合1针后打结。

（5）Sehapayak手术

1）麻醉：低位连续硬膜外阻滞麻醉或鞍麻。

2）体位：折刀位，用布巾钳将两侧臀部对称牵开，以显露肛门。

3）手术步骤：①切除直肠远端。左、右两侧冗长的直肠黏膜用带缺口的肛门直肠镜先显露左侧的直肠黏膜，然后用一中弯止血钳钳夹住拟切除的直肠黏膜，长5~6cm，在止血钳上方将多余的直肠黏膜剪除。②缝合关闭直肠黏膜切口。用 0 号铬制肠线自齿状线上方绕止血钳连续缝合，注意尾线一定要留足够长度。缝合至止血钳尖部后，将止血钳抽出并拉紧肠线。③加强缝合。将所留尾线自下而上沿原缝合交叉缝合，达顶端后与遗留的铬制肠线打结。④痔切除。若有内痔存在，将痔组织切除，用 0 号铬制肠线关闭切口。⑤用上述方法将右侧冗长的直肠黏膜及痔组织切除。⑥直肠前膨出部位切口，用带缺口的肛门直肠镜显露直肠前壁。自齿状线上 0.5cm 做一与直肠纵轴平行的正中切口，向上达肛直环上方，长 7~8cm。⑦游离直肠黏膜瓣显露肌层及筋膜缺损，用组织剪锐行向左、右两侧游离黏膜肌层达左、右两侧肛提肌边缘，并显露部分肛提肌，使薄弱的直肠阴道隔和肛提肌暴露出来。⑧缝合两侧肛提肌，加强直肠阴道隔，修补直肠前膨出。用 0 号铬制肠线或中号丝线自右侧肛提肌边缘进针，穿过右侧肛提肌后出针，再从左侧肛提肌边缘内侧进针，在左侧肛提肌出针。间断缝合 4~6 针后，一起打结。⑨修剪多余的直肠黏膜瓣。用 0 号铬制肠线间断或连续缝合直肠黏膜切口。

（6）Block 手术

1）麻醉：骶管阻滞或鞍麻，单纯轻度直肠前突可采用局部麻醉。

2）体位：左侧卧位或折刀位

3）手术步骤：①显露直肠前壁。用肛门直肠拉钩牵开肛门及直肠远端显露直肠前壁，术者用左手示指探查直肠阴道隔薄弱部位。②修补直肠阴道隔。依据排粪造影及指检所示直肠前膨出的深度及宽度，自齿状线上 0.5cm 处起，用 0 号铬制肠线自下而上行连续锁边缝合直肠黏膜肌层，直至耻骨联合水平，缝合时应保持下宽上窄，使被折叠缝合的直肠黏膜肌层呈"宝塔"形，以防止在上端形成黏膜瓣。

（二）直肠内脱垂的手术疗法

1. 概述　直肠内脱垂（internal rectal prolapse）是指在排便过程中近侧直肠壁全层或单纯黏膜层折入远侧肠腔或肛管内，不超出肛门外缘，并在粪块排出后持续存在者。直肠内脱垂是直肠脱垂的一种类型，即不完全性直肠脱垂，又称直肠内套叠，或隐性脱垂。有学者统计其发病率是完全性直肠脱垂的 3～10 倍，健康人中也可发现直肠内脱垂，约占 17.65%，在年轻女性中甚至可高达 50%，故有人认为某些直肠内脱垂可能是排便过程中粪便推拉所致的正常现象。只有当粪便排出后脱垂仍持续存在，引起坠胀等梗阻性便秘症状时，才称直肠内脱垂。

2. 病因及发病机制

（1）骶骨曲未形成：婴儿期脊髓发育较慢，骶骨曲尚未形成，骨盆和直肠几乎笔直。当长期增加腹压时较易引起直肠黏膜或直肠全层脱垂。这是婴儿发病的主要原因。随着骶骨曲发育完善，发病率也随之降低。

（2）肛门括约肌松弛无力和直肠周围脂肪含量过少：Parks 指出，老年人体弱无力，括约肌松弛和骨盆直肠窝、坐骨直肠窝中脂肪量减少，是老年人发生直肠黏膜脱垂的原因。

（3）肛门直肠部手术后：Ⅱ期及Ⅲ期内痔或直肠息肉向下牵拉易引起直肠黏膜松弛。痔环切术后易发生直肠黏膜脱垂的后遗症。肛瘘切开或手术破坏肛门直肠环也可有直肠黏膜脱垂的发生。

（4）骶尾神经损伤：手术损伤或肿瘤侵犯了骶尾神经导致肛提肌麻痹，也可造成直肠或黏膜脱垂。

（5）滑动性疝学说：1912 年 Moschcowita 提出直肠内脱垂是直肠在盆腔陷凹入腹膜的滑动疝。在腹腔内脏的压力下，盆腔陷凹的腹膜皱襞逐渐下垂后，使覆盖于腹膜部分之直肠前壁压于直肠壶腹内，形成肠套叠，而从肛门排出。

（6）肠套叠学说：1968 年 Broden 及 Snelmen 认为直肠脱垂并不是滑动性，而是乙、直肠套叠。开始于乙、直肠交界处，套叠后，乙、直肠的附着点（固定点）将下拉，由于反复向下拉，直肠逐渐拉向远端，当肠套叠向下进行到达两侧神经血管部位时（直肠侧韧带处），由于此处有较强的筋膜附着，因此通过较为困难，需要一定时间，由于反复的腹内压增加及排便时用力使侧韧带变弱，套叠通过此处，从肛门口脱出，则形成完全性直肠脱垂，近年来多数学者支持这一学说。Theuerkoauf（1970）采用特殊的 X 线活动摄影术，证实套叠发生于直肠正常固定点最高处的近端，他用 4 个金属夹子，按次序固定在脱垂的直肠及肛管处的黏膜上，然后将脱垂直肠复位，以后再观察脱垂时夹子的次序，他观察了 2 例，1 例是直肠完全性脱垂，伴有肛管脱垂者，1 例是直肠脱垂但肛管不脱垂（又称肠套叠型）。证实肠套叠学说是正确的。

对于滑动性疝学说和肠套叠学说，过去争论较多，近年来 Starleg 认为这两种直肠脱垂基本一致，只是程度上的不同，如滑动性疝型，直肠前壁陷入直肠壶腹处，也可以说是一种肠套叠，只是没有影响肠壁的整个周径。在手术中也能看到，肠套叠型有小肠同时脱出。

（7）其他：因长期便秘、腹泻、前列腺增生、排尿困难等，使腹压持续升高，向下推压直肠。因年老及多次分娩，或分娩时会阴撕裂，以致骨盆底肌肉和直肠支持组织松弛无力，不能固定直肠于正常位置，导致直肠黏膜脱垂。

3. 病理变化表现　直肠黏膜与肌层固定不牢，分离下脱，黏膜反复脱出，并长期暴露在体腔外，因受外界刺激而发炎、水肿、糜烂、血液循环障碍、神经营养不良，以致发生退行性改变。直肠黏膜向下脱垂，又牵拉直肠，致使直肠周围的上提肌群松弛无力，失去上提固定的功能，引起直肠黏膜脱垂甚至全层脱垂。由于直肠黏膜或者全层反复脱出于肛门外，使肛门长期受到扩张而松弛，肛门括约肌内收无力。故直肠黏膜脱垂，常并发肛门松弛。

4. 分类

（1）按排粪造影分类如下。①直肠前壁黏膜脱垂：指松弛的直肠黏膜脱垂于肛管上部前方，使该部呈凹陷状，而直肠肛管结合部后缘光滑连续。②直肠内套叠：松弛的黏膜脱垂或全层肠壁在直肠内形成环行套叠，多数在直肠远端。③肛管内直肠套叠，套叠和脱垂的鞘部为肛管。

（2）按临床分类：即根据套叠的鞘部以及套入部是累及肠壁全层或是单纯累及黏膜层，将直肠内脱垂区分为直肠黏膜脱垂和全层直肠套叠2类。

手术指征如下。①具备典型症状：排便困难，排便时直肠肛门堵塞感、排便不尽感，须频频抬高臀部才能断续排出细便条。②具备典型体征：直肠指诊黏膜壅垂。轻触有"宫口"样感。做Salvati动作时更明显，直肠镜检时镜前堵塞黏膜。③排粪造影钡剂排出超过5分钟，常见"漏斗征"。④全面检查有无形态学异常，包括排便造影或盆腔四重造影、肛肠压力和肛门肌电图测定、结肠传输试验。⑤必须经过半年以上的保守治疗无效者。

直肠内脱垂的手术是针对形态学的改变施行的一种治疗方法，直肠内脱垂的发生，还有神经、肌肉等因素的参与，盆腔多脏器的影响。因此，直肠内脱垂手术治疗前必须全面检查，分析多因素对排便的影响，经过严格的非手术治疗无效后方可考虑手术，应从严掌握适应证。

直肠内脱垂的手术治疗方法有2种类型，分为经肛门手术和经腹手术。经肛门手术的手术方法包括多排缝合固定术、直肠黏膜套扎术、直肠黏膜纵行折叠、硬化剂注射术、痔上黏膜环切除术、改良 Delorme 手术等。经腹手术主要是乙状结肠切除、直肠固定盆底抬高术、功能性直肠悬吊术。经肛门手术的优点是创伤小，患者容易接受，此种方式应作为首选。采用经腹直肠固定术时，直肠的固定应首先选择直肠单侧固定，保留直肠有一定活动度，防止发生肠梗阻。另外，行经腹直肠固定术时，要同时纠正盆底形态的异常，如果合并盆底疝者则行盆底抬高术，有子宫后倒者则行子宫圆韧带缩短术，乙状结肠冗长者则行乙状结肠切除术。

（1）多排缝合固定术

1）适应证：直肠远端或直肠中段黏膜内套叠。

2）麻醉：蛛网膜下腔麻醉（以下简称腰麻）、骶管麻醉或局部麻醉。

3）体位：侧卧位或截石位。

4）手术步骤：①扩肛。一般扩肛能容纳 3~4 指。②多排缝合。在直肠后壁及两侧分别用肠线纵行折叠缝合松弛的直肠下端黏膜，自齿状线处开始向上连续缝合，缝合高度可考虑排粪造影片上套叠的高度和深度，一般高达 7~8cm。③药物注射。3 排缝合中间可注射硬化剂，加强固定效果。可选用 4% 的明矾溶液或 1∶1 的消痔灵注射液，总量约 20ml，在排与排中间点状注射，不能伤及肌层。

（2）直肠黏膜套扎术

1）适应证：直肠远端或直肠中段黏膜内套叠。

2）麻醉：腰麻、骶麻或局部麻醉。

3）体位：侧卧位或截石位。

4）手术步骤：①充分扩肛，使肛管容纳 4 指以上为宜。②在齿状线上方做套扎先用组织钳钳夹齿状线上方 1cm 左右的直肠松弛的黏膜，然后用已套上胶圈的 2 把弯止血钳，用其中的 1 把钳夹被组织钳钳夹的黏膜根部，然后用另 1 把止血钳将圈套至黏膜根部，为保证胶圈不致滑脱，可于套扎前在黏膜根部剪一小口，使胶圈套在小切口处。③在齿状线上方套扎 1 ~ 3 处，向上套扎 2~3 行，最多套扎 9 处，被套扎的黏膜 7~10 天缺血坏死脱落，其瘢痕组织可使直肠黏膜与直肠肌层黏膜粘连固定。

（3）直肠黏膜纵行折叠、硬化剂注射术

1）适应证：直肠远端内套叠，直肠远端黏膜内脱垂，中位直肠内套叠。

2）麻醉：腰麻、骶麻或局部麻醉。

3）体位：侧卧位或截石位。

4）手术步骤：①扩肛，同直肠黏膜套扎术。②钳夹松弛的直肠远端黏膜，用组织钳夹持直肠黏膜定位，再以长弯止血钳沿直肠纵轴夹持松弛的黏膜，夹持的长度应依据术前排粪造影摄片测算的套叠长度。③折叠缝合。自齿状线上 0.5cm，用 00 铬制肠线向上连续缝合。用此法分别在直肠前或后壁及两侧纵行折叠缝合松弛的直肠黏膜共 3 行。④硬化剂注射。常用的注射药物有 5% 的苯酚植物油，明矾（硫酸铝钾）水溶液，消痔灵注射液、芍倍注射液、高渗糖等。常用的注射方法有黏膜下注射法，适用于直肠远端黏膜内脱垂，即用上述药物在每两纵行折叠缝合柱之间纵行注射，具体注射方法又有经肛门镜在直视下注射和经肛周皮肤在直肠指诊引导下注射两种。

直肠周围注射法，适用于直肠远端内套叠，是经直肠外将上述药液注入两侧骨盆直肠间隙及直肠后间隙，使直肠高位与周围组织两侧直肠侧韧带及前筋膜，通过药物所致的无菌性炎症产生纤维粘连，使直肠与周围组织固定。行骨盆直肠间隙注射时，应在肛门一侧 9 点或 3 点位肛缘外 1.5cm 处用 7.5cm 腰穿针穿刺，经外括约肌至肛提肌，术者用左手示指伸入直肠做引导，将穿刺针进达骨盆直肠间隙，边退针边注药，使呈扇形分布。行直肠后间隙注射时，穿刺针应沿直肠后壁进针 4cm 左右，此时即达直肠后间隙，可注入药物。3 个部位注入药物总量为 20~25ml。

（4）吻合器痔上黏膜环切术

1）适应证：直肠远端内套叠、直肠远端黏膜内脱垂。

2）麻醉：腰麻、低位连续硬膜外麻醉。

3）体位：侧卧位或截石位。

4）手术步骤：①扩肛，肛内消毒，置入肛管扩张器，取出内栓，固定肛管扩肛器，使脱出的直肠黏膜落入扩肛器后面。②用 2-0 滑线，距齿状线上 3cm 处进针，顺时针环周做一内荷包缝合，检查荷包缝合完整。③将吻合器张开到最大限度，将吻合器头端置入荷包缝合内，收紧荷包线并打结。④用带线器将线自吻合器侧孔拉出，反向旋转收紧吻合器并激发，停顿30 秒后松开吻合器并取出。⑤检查吻合口切缘是否整齐，吻合器杆上黏膜圈是否完整。

PPH 手术治疗 OOC 是目前较多采用的术式，其机制在于切除了脱垂、松弛的直肠黏膜，恢复了排便时肛管的通畅性；同时吻合口形成瘢痕，导致无菌性炎症可使直肠黏膜牢固地固定在直肠壁肌层，从而加强了直肠阴道隔的张力，恢复了肛管的通畅性，从而缓解了排便障碍，并且通过悬吊固定直肠黏膜，同时解决了直肠前突的问题。

（5）改良 Delorme 手术

1）适应证：多发性直肠内套叠，套叠总深度 8cm 以上者。

2）麻醉：腰麻、低位连续硬膜外麻醉或全身麻醉。

3）体位：折刀位，用宽胶布将两侧臀部牵开。

4）手术步骤：①用肛门直肠拉钩先将肛门直肠左、右牵开，于齿状线上 0.5cm 处黏膜下层注射 1∶20 万单位去甲肾上腺素生理盐水 20ml。前位、后位注射完毕后，再用肛门直肠拉钩上、下牵开肛门直肠，同法在左、右侧注入 1∶20 万单位去甲肾上腺素生理盐水，总量在 80ml 左右。②环形切开直肠黏膜。于齿状线上 1~1.5cm 处用电刀做环形切开直肠黏膜。③游离直肠黏膜管。用组织钳夹住近端直肠黏膜的切缘，并向下牵拉，然后用组织剪沿黏膜下层向上锐性游离直肠黏膜，显露直肠壁的肌层。黏膜管游离的长度主要依据术前排粪造影所示直肠内套叠的总深度，一般在切口上方 6~15cm。④直肠环肌的垂直折叠缝合用 4 号丝线垂直缝合直肠环肌层，一般缝合 4~6 针即可。这样不但将直肠环肌折叠缝合以加强盆底功能，同时可以达到可靠止血、消除无效腔的目的。⑤切除直肠黏膜管。在距游离的直肠黏膜管最高点下方 2cm 用电刀切断。⑥吻合直肠黏膜。用 0 号铬制肠线间断缝合，首先在 12 点、3 点、6 点、9 点缝合，然后再在每 2 点之间间断缝合。⑦肛管直肠远端放置包裹有凡士林油纱条及明胶海绵的橡胶管。

　　(6) 乙状结肠切除、直肠固定盆底抬高术

　　1) 适应证：中位、高位直肠内套叠伴乙状结肠冗长和肠疝者。

　　2) 麻醉：连续硬膜外麻醉或全身麻醉。

　　3) 体位：仰卧位或截石位。

　　4) 手术步骤：①直肠固定。取左旁正中切口，显露直肠膀胱（或直肠子宫）陷凹，沿直肠前壁腹膜最低处向直肠上段两侧做弧形剪开直肠乙状结肠两侧的腹膜。用锐性或钝性的方法分离腹膜后疏松的组织，直达尾骨部。再分离直肠前壁疏松组织，直达肛提肌边缘。用组织钳提起直肠前陷凹膀胱（或子宫）侧腹膜锐行分离达膀胱（或子宫）后壁。将已经游离的直肠向上拉直，用中号丝线将直肠后壁左右两侧与骶前筋膜缝合 3~

4针，并将直肠、乙状结肠交界部用中号丝线将其固定于骶骨岬。②提高直肠膀胱（或直肠子宫）陷凹。将原来切开的直肠膀胱陷凹的前腹膜，即膀胱（或子宫）侧的腹膜向上提起，剪去多余的腹膜后，用中号丝线缝合于提高并固定在骶骨前的直肠前壁上。③乙状结肠切除。将冗长的乙状结肠切除。

（7）功能性直肠悬吊术

1）适应证：全层直肠脱垂合并盆腔腹膜疝者。

2）手术要点：①不做广泛的解剖，仅剪开盆底腹膜，显露骶骨岬及直肠侧壁，满足手术即可，同时切除乙状结肠时仅靠肠壁分离，保留肠道神经支配不受影响。②用丝线或筋膜，单侧或双侧悬吊直肠于骶骨岬，悬吊程度以保持术中的非套叠状态即可，因过度向上提吊直肠，术后短期内可导致明显的肛门坠胀等症状，而且排便时盆底下降，肛直肠角变钝，肛管开放，直肠过度悬吊可能影响排便时盆底的生理性下降，导致粪便排出障碍。③附加乙状结肠切除，手术中在松解乙状结肠与侧腹壁粘连后，乙状结肠常可提出切口10cm以上，乙状结肠堆积于盆腔并扭曲成角，这种情况在直肠悬吊后更明显，故即使肠道传输功能正常，为避免术后其扭曲成角，影响粪便通过，也应切除乙状结肠。④子宫前倾位固定，作为盆底脱垂的一部分，直肠内脱垂常伴随子宫脱垂或后倾，故对45岁以上的女性常规行子宫前倾位固定。⑤恢复盆底腹膜正常水平，排便时腹内压通过腹膜内段直肠前壁、压迫位于肛管上口的粪团，将其挤出肛管。完全封闭 Douglas 陷凹，将可能影响这一过程，导致术后排便困难仍然存在。故抬高盆底腹膜应仅恢复盆底正常位置即可，即女性在子宫骶韧带下1~2cm，男性在膀胱颈水平。⑥如果同时有结肠慢传输型便秘及结肠无力，则应附加全结肠切除。对存在排尿异常、合并盆底松弛者，可考虑行膀胱颈悬吊术，对改善症状有帮助。

功能性直肠悬吊术着眼于术后功能恢复，而非单纯的解剖纠正，有效率高达92%，优于 Ripstein 手术和 Wells 手术。

（三）耻骨直肠肌综合征的手术治疗

1. 概述　　耻骨直肠肌综合征（puborectalis syndrome，PRS），其概念首先是由美国学者 Wasserman 提出。是引起出口梗阻型便秘的原因之一，包括耻骨直肠肌肥厚和痉挛。常引起排便不规则、进行性排便困难、肛门坠胀不适及疼痛，给患者带来极大的痛苦和精神压力。

2. 病因、病理变化　　感染、先天因素、排便困难或长期腹泻及泻剂的应用、医源性损伤、盆底痉挛、心理因素等原因引起耻骨直肠肌肌纤维肥大、痉挛、瘢痕纤维化是其发病的主要原因，其主要病理变化是耻骨直肠肌反常性收缩，在排便时肛管直肠环不能松弛，肛直角不能扩大，粪便不能排出。

3. 分类　　依据病史、体征、排便情况、排粪造影等指标，将病情分为轻、中、重 3 度。轻度：耻骨直肠肌压迹"土丘"状，广底、搁架征不显著、肛直角开大角度30°~45°；中度：耻骨直肠肌压迹半球形，底高长度相近，有搁架征，肛直角开大角度15°~30°；重度：耻骨直肠肌压迹嵌入肠腔明显，边缘锐利，搁架征明显，肛直角开大角度不足15°。

4. 治疗　　药物治疗疗效多不理想，手术治疗是目前被认为最有效的方法。对于耻骨直肠肌痉挛的手术治疗，1969 年 Wallace 等首先报道 44 例耻骨直肠肌部分切除的经验。

国内的喻德洪于 1990 年首先报道 18 例耻骨直肠肌综合征的外科治疗经验。虽然相继有"闭孔内肌自体移植术"等的报道，但目前临床仍以耻骨直肠肌部分切除术为主要手术方式。

（1）耻骨直肠肌后位切开挂线术

1）麻醉：鞍麻、骶麻或低位连续硬膜外阻滞麻醉。

2）体位：截石位或侧卧位。

3）手术步骤：①消毒后，用肛门拉钩扩开肛门，自左后位或右后位做一切口，长 3~4cm，逐层切开，显露肛尾韧带。②用左手示指伸入肛门，摸清肥大的耻骨直肠肌上缘，右手持弯钳自切口处进入，从下缘向上寻找，在左手示指引导下，于该肌束上缘穿出引入橡皮筋。③切开切口与内口之间的皮肤及皮下组织，修剪皮瓣呈"V"形，聚拢橡皮筋，松紧适度后予钳下结扎。

（2）耻骨直肠肌后方切断缝合术

1）麻醉：鞍麻、骶麻或低位连续硬膜外阻滞麻醉。

2）体位：截石位或侧卧位。

3）手术步骤：①消毒后，用肛门拉钩扩开肛门，自左后位或右后位做一切口，长 3~4cm，逐层切开，显露肛尾韧带。②以示指深入肛内，自尾骨前下缘向上顶起耻骨直肠肌，仔细从直肠后壁钝性分离耻骨直肠肌肌束，用弯止血钳挑起宽约 1.5cm 部分肌束，用剪刀或手术刀将此肌束切断，使切除区呈"V"形。凡挑起的纤维束均应切除。③间断缝合皮下组织及皮肤，伤口置引流条，包扎。

（3）耻骨直肠肌肥厚全束部分切除术

1）麻醉：鞍麻、骶麻或低位连续硬膜外阻滞麻醉。

2）体位：折刀位。

3）手术步骤：①切口。自尾骨尖上方 1~1.5cm 处向下至肛缘，切口长 5~6cm。②游离耻骨直肠肌。术者左手示指插入肛门，扪及后正中位肥厚的耻骨直肠肌，并向切口方向顶起，仔细将耻骨直肠肌表面的软组织切开。仔细分辨肥厚的耻骨直肠肌与外括约肌深部，然后用弯止血钳自尾骨尖下方游离耻骨直肠肌上缘，最后沿耻骨直肠肌与外括约肌交界处将耻骨直肠肌下缘游离。所游离耻骨直肠肌长约 2cm。③切除部分全束耻骨直肠肌将被游离的耻骨直肠肌用止血钳钳夹，在止血钳内侧将其切除 1.5~2cm。耻骨直肠肌断端缝扎止血。④缝合切口。用生理盐水冲洗创面，检查直肠后壁无损伤、局部无活动性出血，放置橡皮条引流，缝合皮下组织及皮肤。

（四）盆底松弛型便秘的手术疗法

1. 概述　盆底松弛型便秘是指盆底支持组织松弛而引起的一系列疾病，如直肠内脱垂、直肠全层脱垂、骶直分离、盆底下降、盆底疝、直肠前突（阴道后壁疝）、直肠壁内疝、会阴皮下疝、子宫脱垂后屈、膀胱及尿道脱垂、膀胱尿道前膨出等。多见于中老年女性，造成患者排便不尽及手助排便，同时阴道后壁膨出。它们是多部位、多系统、多脏器松弛性改变，是盆腔脏器及其固定韧带松弛和盆腔腹膜位置下移过低而致。发病时可有一种或多种同时存在的解剖位置异常，压迫或阻塞排便通道，故患者临床表现通常以排便困难为主，粪块壅积于直肠肛门区，会阴部膨胀堵塞，向下隆凸，外形像圆壶底状，此种类型的便秘，临床上称盆底松弛型便秘。

2. 病因、发病机制　导致 PFR-C 的病因较复杂，大多数学者认为与以下因素有关：①损伤。RPFS 大部分见于经产妇，尤其是多产妇。因此认为分娩时腹压增高，可引起盆底横纹肌及其支配神经、韧带的损伤，如果在一定的时间内不能恢复，则会造成排便困难，进而长期用力、长时间排便，终致会阴下降，进一步加重损伤，形成恶性循环。长期的不良排便习惯，也是损伤的原因之一。②激素水平变化。RPFS 多见于老年妇女，但其中一部分可追溯到育龄期。随着年龄的增高，体内雌激素水平明显下降，于皮肤可表现为弹性下降；于腹壁可显示横纹肌纤维变细、张力下降。由此推理可认为盆腔的横纹肌、韧带及纤维组织弹性与张力下降，易损害，且不易恢复。Kamm 将便秘女性患者月经周期中卵泡及黄体阶段性激素水平变化与健康妇女进行了比较，结果显示，便秘患者卵泡阶段孕酮、17-羟孕酮、睾丸激素、雄激素等水平明显降低；黄体阶段雌激素、睾酮等水平显著降低。③化学物质的作用。现已证实，一氧化氮、吲哚等对肠壁的神经有影响，但目前就化学物质对纤维组织的影响尚未见深入的研究报告。④先天性因素。在临床实际工作中，可发现少数的 RPFS 患者的盆腔腹膜很薄、直肠周围组织异常松弛。也有极少数的儿童患有 RPFS，因此认为也可能存在先天性因素。⑤精神因素。在实际工作中常发现患者的自觉症状远远重于实际病变，且治疗后客观指标已接近正常，但疗效仍不佳，值得注意。

多数学者认为上述因素中，以下 2 种可能是 PFR-C 发病的主要因素。

（1）慢性腹压增高导致盆底肌失神经病变：高腹压→盆底下降→神经牵拉损伤→盆底肌收缩无力→盆底松弛→提肌板倾斜/提肌裂孔扩大→直肠脱垂→腹压入侵隧道压迫肛管→便秘→用力排便→肛直肠套叠、直肠内套叠。

（2）盆底结缔组织中胶原含量失衡：分娩产伤、低激素水平→MMP（促胶原分解的基质金属蛋白酶）活性升高→胶原分解增加→盆底组织中胶原含量下降→直肠阴道隔松弛→直肠阴道压力梯度升高→直肠前突→排便通道异常→便秘。

3. 手术原则　手术治疗 PFR-C 的目的是通过修复盆底解剖缺陷，达到对脱垂器官或松弛组织造成对排便通道的压迫和阻塞，即便秘症状得到缓解或消除。手术的传统观念是切除脱垂器官或松弛组织，而新的观念主张盆底重建，即合理地应用替代材料，替代盆底薄弱的组织结构，固定松弛部位的支持组织，支撑增生组织的力学结构，加强缺陷组织的承张力度，由解剖结构的恢复达到功能的恢复，以期能够改善排便困难这一难题。

如前所述，功能性直肠悬吊术治疗直肠内脱垂，阴道后壁"桥"式缝合术治疗直肠前突等术式都是这一概念的体现。

初期由于对盆底解剖和功能认识不足，认为阴道是支撑盆底器官的主体，因此修复的重点是加强阴道后壁的承托，采用经阴道折叠修补或经直肠切除冗余黏膜组织，缩窄腔道，加固组织，但远期疗效不够理想，复发率为50%。此后认识到肛提肌的薄弱造成提肌裂隙增大，盆腔器官下垂，希望通过肛提肌成形加强薄弱组织，因为非生理性重建致术后性交痛而逐步弃用。此后认识到盆底松弛的原因是直肠阴道隔的组织缺损或薄弱，形成类似疝的病理改变，形成直肠前突和肠疝等，因此设计加固直肠阴道隔，经阴道修补薄弱筋膜，直接缝合关闭薄弱处或加用不同材质的补片加强，但复发或补片侵蚀等矛盾仍然存在。

Petros 教授的盆底整体理论认为，盆腔器官的脱垂和功能障碍主要为以阴道为附着点的筋膜组织和 3 组韧带的松弛，导致韧带牵拉体系失衡，造成不同层面（高度）的直肠前突套叠或肠疝等松弛脱垂改变，治疗的重点应在加强韧带系统及平衡支点的重要结构，随着这一理论在女性尿道中段悬吊术治疗尿失禁取得成功，逐步延伸至排便功能机制的研究，早期经阴道后路人工韧带悬吊术（posterior intra-vaginal sling plasty，PIVS），单一加强宫骶韧带，悬吊阴道穹隆部治疗盆底松弛所致排便功能障碍。因为盆底韧带平衡系统还包括耻骨尿道韧带、主韧带和会阴体及盆筋膜腱弓等修复，因此近年 TFS（tissue fixation system）手术的设计原则，重在根据症状模拟修复等评估设计整体重建，排便障碍相关的修复重点是宫骶韧带、耻骨尿道韧带和会阴体，能更好地实现无张力支撑上述韧带平衡系统，实现盆底功能的整体重建。手术主要经阴道或在腹腔镜下完成。

有关 PFR-C 直肠内脱垂和直肠前突的手术疗法，已分别在前面章节做了详细介绍。本章仅介绍肛提肌板抬高术和经肛吻合器直肠切除术 2 项。

（1）肛提肌板抬高术

1）适应证：肛提肌松弛性便秘患者。

2）麻醉：连续硬膜外麻醉或全身麻醉。

3）体位：截石位。

4）手术步骤：①评估提肌板松弛度。评估时患者最好取直立位，当一示指置入直肠内对着肛提肌板汇合处向下、向后压迫，如果有肛提肌薄弱，很容易被感觉到汇合处向下倾斜。②肛旁做垂直切口，经会骨直肠窝向上暴露倾斜下陷的肛提肌水平部。③在距会阴皮肤 3.5cm 处将倾斜的肛提肌置水平位。④沿肛提肌内侧缘 0.75cm 与肛直肠结合部之间用 0 号丝线做间断横行褥式缝合重建裂孔韧带。

（2）经肛吻合器直肠切除术

1）适应证：①符合罗马Ⅲ慢性便秘诊断标准的患者。②以下症状中至少存在 3 项：排便不尽感，排便梗阻感，排便时间长但排出困难，需要会阴部压迫或采用特殊的姿势排便，需用手指经肛门或阴道辅助排便，只能通过灌肠方能排便。③排粪造影检查至少有 2 项以下表现：直肠黏膜内套叠≥10mm，力排时直肠前突≥3cm，便后前突直肠中钡剂残留。④内科疗效不满意。

2）麻醉：腰麻、硬膜外或静脉麻醉。

3）体位：折刀位、侧卧位或截石位。

4）手术步骤：①麻醉生效后，扩肛，置入并固定透明肛门镜。②在齿状线上 3～5cm 直肠前壁，以 10 号丝线或可吸收缝线做直肠全层半周荷包缝合，必要时可重复缝合。③在扩肛器后方置入脑压板于直肠内，以阻隔防止直肠后壁黏膜滑入吻合器钉仓。④置入第 1 把 PPH 吻合器，荷包线收紧，用线勾将缝线自吻合器侧孔引出。牵拉缝线使直肠前壁牵入钉仓，同时旋紧、击发后退出吻合器，剪断黏膜桥。⑤然后同样方法在直肠后壁做全层半周荷包缝合，以第2把PPH吻合器切除直肠后壁。⑥查吻合口，如有搏动性出血，用2-0薇乔线缝扎止血。

（五）盆底失弛缓型便秘的手术疗法

1. 概述　盆底失弛缓型便秘（constipation caused by pelvic floor anismus，PFA-C）根据最近罗马Ⅲ标准将其命名为功能性排便障碍（functional defecation disorders，FDD）。FDD是盆底动力系统调节紊乱所致，患者排便时，盆底肌呈反常收缩，肛直肠角缩小或变化不大，导致排便困难。但是，患者在非排便时，即在静息状态下盆底肌EMG及各项功能指标均属正常，目前认为，该疾病为一组综合征候群，除了便秘症状外，还可能合并肠易激综合征、排尿困难、肛门直肠痛、帕金森病等多种疾病。

2. 病因　研究表明，影响盆底肌在排便过程中失协调的原因可能有以下几点：①盆底肌超负荷收缩可出现缺血性痉挛和Trp痉挛，造成阴部神经受到牵拉、刺激和水肿。②炎症反应刺激耻骨直肠肌周围感染引起的炎症刺激导致水肿、纤维化，甚至形成瘢痕，使耻骨直肠肌失去正常舒张功能。③精神心理障碍可致大脑兴奋性增高，肌肉收缩反射环路失调，并可使肛管压力升高，内括约肌反射活动增强，从而发生盆底失弛缓。④长期使用泻剂可能导致盆底反射性松弛机制不稳定，使直肠反射敏感性减弱，便意阈值提高，耻骨直肠肌和肛管内外括约肌长期处于收缩甚至痉挛状态。⑤其他，对于功能性胃肠疾病，罗马Ⅲ标准在动力异常的基础上，关注了内脏高敏性的存在，以及肠神经系统和中枢神经系统之间的相互作用，还提及了黏膜炎症和免疫功能异常在功能性胃肠疾病中的相关作用。此外，FDD可能与长期服用精神类药物，或伴发神经肌肉疾病，或痔治疗术不当以及患者的文化程度、社会职业和智力水平相关，可能涉及盆底整体肌群（横纹肌和平滑肌）、周围神经调节（骶副交感神经、阴部神经）、中枢神经调节（中枢、脊髓及多发性神经元损伤及外伤）、发育异常、心理及行为异常、脑-肠轴调节异常等多因素。

3. 发病机制　众所周知，盆底肌的收缩活动是借其运动神经末梢-运动终板释放一种化学物质乙酰胆碱（Ach）作用的结果，Ach 释放量的多寡与盆底肌的收缩强度呈正相关。导致盆底肌失弛缓可能有 2 种机制，即中枢机制和生化机制。

（1）中枢机制：脊髓内有 γ 和 α 两种运动神经元，分别支配Ⅰ型（慢缩）和Ⅱ型（快缩）肌纤维，它们受大脑排便中枢的调控。正常人排便时，大脑下达排便的指令，抑制 γ 神经元的放电活动，Ach 减少，Ⅰ型纤维张力降低。Ⅰ型纤维的本质是肌梭，此时其发出的传入冲动也减少达不到兴奋 α 神经元的放电阈值，因而其支配的Ⅱ型纤维也呈松弛状态，这样有助于排便顺利进行。盆底失弛缓型便秘的患者常伴有精神因素，属中枢调节障碍。当排便时，γ 神经元的电活动不仅未被抑制反而增加，致使Ⅰ型纤维张力升高，肌梭的传入冲动也增加Ⅰ型纤维张力，激发了 α 神经元的放电活动，Ⅱ型纤维即可产生位相性收缩（γ 反射），表现为盆底肌在静息高电位水平上的矛盾运动。

（2）生化机制：实验证明，腹压升高至 125mmHg 时，盆底肌外血管将受到压迫；盆底肌的收缩力随腹压升高而增强，当盆底肌收缩力大约超过肌肉最大自主收缩（MVC）产生的肌内压的 30%时，可以阻断自身动脉血供，导致肌组织缺血收缩的组织可释放出 5-羟色胺、组胺、缓激肽、前列腺素和钾离子，这些高浓度的化学刺激物，能激活肌内化学感受器并使其致敏化；在中枢神经系统内，这些致敏化的感受器与运动神经元之间建立起一个神经环路，这种环路由于肌内化学性物质持续刺激而永久存在，并导致运动神经末梢持续释放 ACh，致使盆底肌持续紧张而不放松。

4. 分类 根据肛管直肠测压观察，直肠推动力是否足够和盆底肌是否有矛盾收缩或不松弛，将 PFA-C 分为以下 3 种类型。

（1）Ⅰ型：患者可产生足够的推动力（腹内压及直肠内压增高），同时存在盆底肌矛盾性收缩。

（2）Ⅱ型：患者不能产生足够的推进力（直肠内压不增高），但盆底肌存在矛盾性收缩。

（3）Ⅲ型：患者可产生足够的推进力（直肠内压增高），但盆底肌松弛不全或不松弛（肌内压不下降）。

5. 治疗原则 PFA-C 的治疗基本原则应首先考虑针对盆底失协调及排便推进力不足两方面。单独应用肠动力剂及泻剂治疗 PFA-C 效果不佳，手术方式主要有闭孔内肌自体移植术、后位内括约肌全束部分切除术。

（1）闭孔内肌自体移植术

1）适应证：盆底失弛缓型便秘。

2）麻醉：低位连续硬膜外阻滞麻醉或鞍麻。

3）体位：折刀位。

4）手术步骤：①切口。距肛缘 1.5cm 处的坐骨直肠窝左、右两侧各做一长 5cm 的切口。②解剖闭孔内肌下缘，切开皮下组织及坐骨直肠窝的脂肪组织。术者左手示指插入直肠，在坐骨结节上 2cm 处即可触摸到闭孔内肌下缘。用拉钩牵拉开坐骨直肠窝内组织，在左手示指的引导下用尖刀切开闭孔内肌筋膜。用锐性和/或钝性相结合的方法游离闭孔内肌的下缘和后下部。③闭孔内肌移植。将游离的闭孔内肌后下部、闭孔内肌筋膜缝合在肛管的每一侧壁，即缝合在耻骨直肠肌、外括约肌深层和浅层之间。每侧缝合 3 针，即前外侧、正外侧、后外侧各缝合

1针。3针缝完后一起打结。④缝合切口检查无活动性出血后，放置橡皮条引流，缝合皮肤。

（2）后位内括约肌全束部分切除术

1）适应证：内括约肌失弛缓症。

2）麻醉：骶管阻滞麻醉或局部浸润麻醉。

3）体位：折刀位或左侧卧位。

4）手术步骤：①充分显露肛门，仔细辨认触摸括约肌间沟。需要注意的是，在麻醉后，内括约肌松弛并向下移动，与原来处于外下方的外括约肌皮下部平齐，甚至越出肛外。此时外括约肌皮下部亦外移约1cm，退居内括约肌的外侧。②切口。于肛门的后正中位括约肌间沟处纵向切开长1～1.5cm的切口。③显露内括约肌。游离缘切开少许皮下组织即可见珠白色光滑的内括约肌游离缘。④游离部分全束内括约肌用组织剪或中弯止血钳沿内括约肌的内侧面潜行游离，深达齿状线上约0.5cm。然后再沿内括约肌的外侧面潜行游离，使宽1～1.5cm、深约3cm、厚约0.5cm的内括约肌充分游离。⑤切除游离的部分全束内括约肌。用止血钳夹已游离的内括约肌部分，钳夹内括约肌时使被切除部分呈倒"V"字形，然后用组织剪沿止血钳内侧将其切除。⑥横行缝合切口。用7号丝线自后正中位齿状线上0.5cm处进针，在切口下缘出针，打结，左右再各缝合1针，去除钳夹内括约肌残端的止血钳，打结。缝合后触及后正中位一凹陷。

二、慢传输型便秘

（一）概述

慢传输型便秘是指由于大肠功能紊乱，传导失常而导致的排便周期延长和排便困难。属慢性、功能性、结肠性和传输缓慢性便秘。其临床特征：①长期便次少，甚至 6~10 天/次，无便意，必须依赖泻药。②肛门指检时无粪便，而肛门外括约肌缩肛和力排能力正常。③全胃肠或结肠通过时间延长。④缺乏出口梗阻型便秘的证据，如球囊排出试验和肛直肠测压显示正常。

（二）病因

目前达成共识的是长期不良的生活习惯，如起居无规律、饮食过于精细、减肥、节食及缺少运动等，均可使肠道受刺激不足，排便动作缺乏，粪便在肠腔内滞留时间过久而形成本病。

（三）病理

现代医学认为其病因病理尚未完全明了，可能与肠神经系统及 Cajal 间质细胞、中枢神经及自主神经系统调节功能障碍、激素水平异常等有关。

结肠内粪便转运能力降低受双重因素的影响：①结肠壁神经节病变：Wedel 等以定量形态测定分析法检测 STC 患者的肌间神经丛和黏膜外神经丛的神经节与神经元细胞明显减少。表明肠壁神经系统数量减少可导致结肠运动功能减退。近期研究发现结肠壁内广泛存在一种"Cajal 细胞"，是肠动力始发细胞或起搏细胞（pacemakerce cell）。Cajal 间质细胞分布和功能异常导致肠动力紊乱，但这种说法，学者们仍存在争议。②肠神经内分泌激素的改变：Salhy 等发现 STC 患者的肠高糖素、5-羟色胺细胞及其分泌指数明显减少，可能是结肠运动减少和导致便秘的原因之一。Tomita 发现一氧化氮可能是非胆碱能-非肾上腺素能（NANC）神经介质，NO 升高时结肠运动减少。

目前，其治疗也无理想的药物（包括 5-HT 受体激动剂）治疗，临床上主要采用不同种类的泻剂治疗，长期服用泻剂会产生泻剂依赖、肠黑变病等严重副作用。在此情况下，利用外科手段解除便秘症状成为另外一种治疗选择。

手术指征包括以下几方面：①符合罗马Ⅲ诊断标准。②反复检查结肠传输试验明显延长（一般大于72小时）。③内科治疗无效，病程在3年以上。④排粪造影或盆腔四重造影能够明确有无合并出口梗阻型便秘。⑤钡灌肠或结肠镜检查排除结直肠器质性疾病。⑥肛肠直肠测压和肛肠肌电图测定，能够明确有无耻骨直肠肌痉挛和先天性巨结肠。⑦严重影响日常生活和工作，患者强烈要求手术。⑧无精神障碍因素。

在手术指征的掌握中，有以下问题需要认真考虑：①结肠传输试验受多种因素影响，应反复检查，方可诊断结肠传输减慢。②病程应3年以上，因为经系统内科治疗大部分患者的症状可减轻。③慢传输型便秘患者如果合并严重的直肠内脱垂和直肠前突可同时手术。④在大多数的慢传输型便秘患者中，很多患者合并精神症状，术前的评估和治疗很重要。

在各种类型的慢性便秘中，慢传输型便秘的手术效果相对较好。有多种手术方式，包括单纯的全部或部分结肠切除，通过缩短肠内容物转运的途径，达到治疗目的；结肠部分切除的同时对直肠进行比较充分的游离，盆底进行重建，同时解决结肠无力和出口梗阻的问题，以及结肠部分切除、直肠后方游离、结肠与远端直肠后方进行吻合等。此类手术解决便秘的效果较好，但创伤大，除了有手术并发症外，另外一个棘手的问题是如何把握结肠切除的长度。切除的长度不足，便秘得不到缓解，手术无效；切除的长度过长，则常常出现顽固性腹泻，患者的生活质量更差。但目前仍没有一个令人满意的预测手段。

全结肠切除、回肠直肠吻合术是国外文献报道最多，也是改善排便困难最有效的式样，术后便秘改善率可达90%~100%，但术后腹泻的发生率高达33.3%。结肠次全切除术、升结肠直肠吻合术是国内医生开展最多的术式，由于保留了末端回肠和回盲瓣，从而保留了吸收水分、胆汁、维生素 B_{12} 和电解质等重要的功能。该术式的关键在于保留合适长度的升结肠和直肠。从我们的临床经验来看，升结肠以保留 5~10cm 为宜，保留过长，术后便秘治疗的效果不佳，过短其降低腹泻发生率的效果不明显。直肠的切除范围以切至直肠中上段为宜，如果过低，升高术后吻合口漏的发生率以及盆腔的自主神经丛损伤的风险。但是，对于慢传输型便秘患者手术治疗目的首先考虑的是改善排便困难的症状，其次考虑腹泻的问题。临床观察发现结肠全切除术后的腹泻症状随着时间推移，腹泻症状随之缓解。

慢传输型便秘的手术方式有以下几种：①全结肠切除、回肠直肠吻合术。②次全结肠切除、盲肠直肠吻合术。③选择性结肠切断、结肠旷置术。

1. 全结肠切除术+回肠直肠吻合术（ileorectal anastomosis，IRA）

（1）麻醉：气管插管全身麻醉。

（2）体位：截石位。

（3）手术步骤：①切口。左侧腹部正中切口，自耻骨联合至脐孔与剑突之中点，左侧绕脐。②进腹后全面探查，确定无可疑病变后，然后决定行全结肠切除。③游离右半结肠及横结肠。切开盲肠外侧及升结肠旁沟后腹膜，一直分至肝曲暴露十二指肠前壁。在游离升结肠至肝曲时应注意辨认十二指肠的腹膜后部分，它常意外地显露出来，用纱布钝性从结肠系膜上将十二指肠分开。④游离脾区及左半结肠。剪开左结肠旁沟后腹膜，下至乙状结肠，上至脾曲，在分离增厚的脾结肠韧带时要特别注意，防止用力过度扯破脾包膜，可能时离开脾下极一些距离切断脾结肠韧带。⑤沿降结肠向上游离到脾曲，再沿胃大弯保留胃网膜血管弓，断离胃结肠韧带，向右游离到结肠肝曲，将整个横结肠游离出，依次切断并结扎回结肠动脉、右结肠动脉、中结肠动脉、左结肠动脉及乙状结肠动脉的属支。⑥在距回盲瓣 5~6cm 处切断回肠，在直肠上段切断直肠，标本自腹部切口移出，可用一次性闭合器闭合，近端回肠置入吻合器蘑菇头，收紧荷包线。⑦回肠、直肠端端吻合。将末端回肠拉下与直肠残端用 1 号丝线做 2 层间断端端吻合，也可用 29 号吻合器吻合。自肛内伸入吻合器，将近端回肠及远端结肠行全层及浆肌层端端吻合。⑧若疑吻合缝合不满意，可自盆腔内灌满生理盐水，经肛门插入粗导尿管，注入空气 100~200ml，若有漏气可加缝几针，保证吻合口无渗漏后，缝闭回肠细膜裂孔。⑨于吻合口处前后分别置橡胶引流管一根，自切口外侧戳孔穿出固定，逐层关腹。

本术式是国外治疗 STC 的经典手术。目前还没有关于 IRA 的随机对照研究，现有文献多为回顾性病例分析。文献报道该手术治疗慢性便秘的效果存在争议，术后效果和患者满意度的评价指标差异很大。Bover 等总结了 39 篇关于 IRA 效果的文献，其中 6 篇没有明确的评价标准，17 篇主要根据患者反馈，8 篇根据术后功能测试，只有 8 篇是功能测试和患者反馈相结合。数据的采集方法也不尽相同，39 篇文献中 15 篇没有提及，15 篇采用问卷方式，9 篇只是术后复诊询问。39 篇文献共 1423 例术后总体满意率约为 86%（39%~100%）。差异较大的原因主要是由于没有统一的评价标准。关于 IRA 术后并发症发生率的文献报道也存在差异。小肠梗阻发生率约为 18%（2%~71%）；腹泻发生率约为 14%（0~46%）；排便失禁发生率约为 15%（0~52%）；术后腹痛的发生率约为 35%（10%~90%），术后再手术率约为 14%（0~50%）。术后平均随访 44.8 个月，每天排便次数 2.8 次；便秘复发率约为 9%（0~33%）；约 5% 的患者（0~28%）最终需要永久造口。从现有文献来看，虽然 IRA 是最常用的术式，但其无论从术后满意率和并发症发生率来看都不甚完美。

2. 全结肠次切除+盲肠直肠吻合术或升结肠直肠吻合术

（1）麻醉：气管插管全身麻醉。

（2）体位：截石位。

（3）手术步骤：①切口。左侧腹部正中切口，自耻骨联合至脐孔与剑突之中点，左侧绕脐。②进腹后，全面探查，确定无可疑病变后，然后决定行全结肠切除。③游离右半结肠及横结肠。切开盲肠外侧及升结肠旁沟后腹膜，一直分至肝曲暴露十二指肠前壁。在游离升结肠至肝曲时应注意辨认十二指肠的腹膜后部分，它常意外地显露出来，用纱布钝性从结肠系膜上将十二指肠分开。④游离脾区及左半结肠。剪开左结肠旁沟后腹膜，下至乙状结肠，上至脾曲，在分离增厚的脾结肠韧带时要特别注意，防止用力过度扯破脾包膜，可能时离开脾下极一些距离切断脾结肠韧带。⑤沿降结肠向上游离到脾曲，再沿胃大弯保留胃网膜血管弓，断离胃结肠韧带，向右游离到结肠肝曲，将整个横结肠游离出，依次切断并结扎回结肠动脉、右结肠动脉、中结肠动脉、左结肠动脉及乙状结肠动脉的属支。⑥保留盲肠或部分升结肠 5~6cm，切断部分升结肠及直肠，注意保留肠系膜上血管，最后移去标本。⑦将盲肠按逆时针方向旋转180°拉下与直肠残端做2层间断端端吻合或用吻合器吻合。⑧若疑吻合缝合不满意，可自盆腔内灌满生理盐水，经肛门插入粗导尿管，注入 100~200ml 空气若有漏气可加缝几针，保证吻合口无渗漏后，缝闭回肠细膜裂孔。⑨于吻合口处前后分别置橡胶引流管一根，自切口外侧戳孔穿出固定，逐层关腹。

本术式适于右结肠无动力障碍的 STC 患者。至少 3 次以上的检查确定为右结肠无动力障碍，术中探查盲肠、升结肠无扩张，肠壁无变薄。保留升结肠 3~5cm 即可，以免术后便秘不缓解。由于保留了回盲瓣，有效地减慢了小肠的排空速度，既有利于营养物质吸收，也减少了术后排便次数。但是保留回盲瓣和盲、升结肠是否导致术后复发率增高，仍存在争议。

3. 选择性结肠切断、结肠旷置术　结肠旷置术应严格掌握适应证，毕竟旷置结肠为盲袢，术后腹胀、腹痛的症状仍然存在，影响了手术效果，有部分患者需要再次手术。对于不能耐受大手术和老年患者可采用结肠旷置术。另外，对于老年、营养不良和合并严重精神障碍的患者，可考虑采用回肠造口或者盲肠造口术，在营养不良和精神症状缓解后再行肠造口还纳。该术式创伤小，并发症少，主要是回肠造口或者盲肠造口术解除排便困难效果明显。当然，也给患者带来诸多问题。

（1）麻醉：气管插管全身麻醉。

（2）体位：仰卧位或截石位。

（3）手术步骤：①切口取下腹部正中切口，长 8~10cm，逐层开腹。②开腹后，首先观察结肠在腹腔内大体位置摆布，再提起结肠逐段探查各段结肠充盈扩张、肠壁厚薄等状况，在结肠慢传输型便秘患者手术中，探查中可以发现病变结肠段充气、扩张明显，管壁薄、透明，刺激（指叩）肠段均蠕动反应不启动或明显蠕动缓慢。③游离回盲部及部分升结肠，使回盲部能下移到盆腔，于升结肠距回盲瓣 5~10cm 处切断肠管及其系膜，先将远端肠管的切口封闭，旷置远端结肠（病变结肠），取吻合器钉座（头端）纳入近端结肠并行荷包缝合。④直乙交界处做适当游离，打开腹膜反折，直肠后在骶前筋膜前间隙内分离，直肠前分离时男性患者注意保护精囊腺及前列腺，女性患者注意保护阴道壁，向下继续分离。⑤扩肛并经肛门置入吻合器器身，尖端自距肛缘约 6cm 处直肠右壁穿出，将近端升结肠及盲肠向内侧翻转，连接钉座与吻合器器身，合拢后收紧至安全刻度，旋紧吻合器时盲肠被牵入盆腔，将保留的回盲部与直肠中段行端侧吻合，从而使结肠成为一个"Y"状结构，旷置的结肠内容物亦可顺利排出。吻合完成后，将吻合口上方盲肠、升结肠与直肠、乙状结肠并行缝合5cm，生理盐水、甲硝唑反复冲洗腹腔，盆腔置入引流管，关闭腹膜创面后逐层关腹。

另有大约52%的STC患者同时伴有近端消化道传输异常（34%伴有胃排空延迟，10%伴有小肠蠕动减慢，有8%同时具有胃蠕动和小肠蠕动减慢），这些患者如果进行结肠切除，术后患者的腹胀、便秘症状往往得不到缓解，效果较差。因此，建议STC患者手术前应当行相关检查，排除上消化道运动功能障碍后方可考虑手术。但是，由于胃或小肠蠕动减慢可能继发于结肠蠕动减慢，而且伴有胃或小肠蠕动减慢的慢传输型便秘的患者症状更重，更需要手术来缓解痛苦。

总之，便秘病情复杂，治疗难度大，许多解剖学以外的因素，包括患者的精神心理状态等对治疗结果也具有较大的影响。目前，手术治疗便秘虽然取得了一些共识，例如，若严格把握适应证，采用合理的手术方式，手术可以提高便秘患者的生活质量；继发性便秘和伴有精神心理异常的患者不宜行手术治疗等，但是具体手术适应证和手术方式的选择仍在不断探索中。

第十一章 便秘的生物反馈治疗

Birk 于 1973 年提出生物反馈疗法的概念,此后,生物反馈疗法治疗慢性便秘也逐步开展起来。据美国应用精神生理学和生物反馈协会的系统评价,盆底生物反馈治疗慢性便秘的有效率为 62.4%。同时,生物反馈疗法治疗慢性便秘还具有安全性高、无痛苦、非创伤、无药物不良反应、价格低等优势。

第一节 生物反馈疗法的概念和机制

生物反馈疗法是根据操作性条件反射原理建立起来的一种治疗方法。它是利用仪器设备将人体某些内在的、正常的或异常的生理现象,用可视或可听的信号形式表现出来,其目的是通过处理这些显示的信号教会个体如何处理自身的这些生理事件。如果不通过信号的形式将这些生理现象予以表达,对于这些正常或异常的生理现象,人体是不自知或感受不到的。这项技术在开放的生物反馈环中插入了人的意志力,因此被给予了生物反馈的名字。生物反馈的主体必须是人类,而且这些人类必须能够为了达到某种目的而主动改变这些信号。

根据传统的理念,生物反馈的理论基础是"可操作式条件反射"或"通过强化来学习"。虽然任何一种行为无论是复杂的还是简单的,随着重复次数的增加最终都会得到加强,但是可操作式条件反射的动机成分不容易评价,原因是主体可能不是人类而是动物,或者因为缺乏诸如肌电图等适宜的信息再现装置，不能进行肌肉电活动的客观评价。而生物反馈的行为主体是有意识的人类，通过肌电生物反馈装置以精确的、呈比例的、连续显示的信号形式显现肌肉的功能活动状态，人类将自己的意志力与训练的目的紧密结合，及时准确地纠正错误动作，很快很好地掌握正确的动作要领。因此可操作式条件反射对运动行为的强化是断续的、滞后的。而有人的意志力参与的生物反馈训练，对其运动的控制表现为一种与运动同步的、连续不间断被强化的效果。信号的量化总是与肌肉力量的大小呈正比。理想状态是，生物反馈信号能够代替不充分的本体感受信号，并且能够比临床医生的语言更准确地用于勾勒出肌肉的反应。这使中枢神经系统有可能在有患者意志力参与下重新建立合适的感觉——运动环路。但是这种电子反馈本身是一种外感受系统，外感受系统最终要参与到身体内部起调节作用的神经网络中，即生物反馈的最终目的是使最初利用电子设备信号被动训练的阶段过渡到脱离仪器设备自觉训练的阶段。管理注意力和动机的冲动来自海马和扣带回，一名优秀的指导者能够通过各种方式充分调动患者的主观能动性，使其尽快脱离仪器实现自我训练。

1938 年雅各布森（Jacobsen）利用采集原始肌电信号的仪器，来控制患者的肌肉紧张程度，这也许是利用肌电来进行反馈治疗最早的记录。Miler 最早提出这种可操作式条件反射可以用来调节躯体自主神经系统的功能，并且应用这种来自各种自主神经系统的反馈信号来"塑造"器官的功能，使之达到既定的方向，如增加或减慢心率或血压。这种"内脏学习"的模式是生物反馈临床应用的开始。最初生物反馈应用于临床心理学领域教会患者学会肌肉的放松和缓解压力，后来也用于调节自主神经系统功能不全，如降血压，改善哮喘患者的肺功能，改善偏头痛患者的血管功能，或是神经肌肉康复的运动功能。最开始研究对象主要集中在动物体上，后来逐渐扩展到人体，随着研究的深入，"生物反馈"作为一种模型和方法，它的概念逐步形成。

1969 年 10 月生物反馈研究协会（Biofeedback Research Society）成立，"生物反馈"被正式命名和承认。1990 年成立了"中华医学会行为医学和生物反馈专业委员会"（后更名为中华医学会行为医学分会）。

第二节　生物反馈疗法治疗便秘的发展历程

生物反馈用于胃肠道功能康复学习见于正常个体学会控制食管下端的括约肌压力、胃动力和胃酸的分泌，用于消化性溃疡的治疗。对于结肠运动功能的调控以及试图改善肠易激综合征的症状方面也进行过生物反馈训练的尝试。初期虽未获成功，但 Emmaneul 和 Kamm 等研究后提出，生物反馈作用机制不仅仅限于盆底，而是更加复杂的。通过生物反馈的行为治疗使患者的心理和社会适应能力得到改善，使大脑的自主神经系统得到调节，肠黏膜微循环得到改善，使肠蠕动增强不仅使得出口梗阻型便秘患者症状得到改善，而且使得慢性传输型便秘患者症状得到改善。排便功能障碍的患者可以用生物反馈疗法来改善其直肠肛门功能。1974 年 Bleijenberg 首先将生物反馈技术应用于临床的便秘治疗。至目前为止，国内外文献对于生物反馈训练能改善直肠肛门动力异常皆持肯定观点。但是高层次的研究工作仍很欠缺，如缺乏科学研究所必需的对照研究，治疗的样本量不足，必要的远期随访研究不足等，而且对于生物反馈适应证的选择方面观点不统一，如便秘的生物反馈治疗，大多数学者倾向于针对出口梗阻型便秘，而结肠慢传输型便秘不适宜此疗法。但是也存在相反的观点，如 Storrie 等提出生物反馈应作为特发性便秘的首选治疗，并强调特发性便秘具有重要的心理因素，指出生物反馈实质上也是一种行为和心理治疗。

便秘的生物反馈治疗目的是通过设备、治疗师和患者之间的理解与配合，使患者感知并能控制盆底肌。目前生物反馈疗法有多种模式，如可采用视觉、语言或听觉反馈等治疗模式让患者学会如何控制肛门肌肉，包括盆底肌自主放松和收缩、肛门直肠感觉功能和协调性的训练等，目前临床主要通过肌电或压力信号作为训练信号。可采用肛管直肠测压传感器、肛门内或会阴表面肌电电极，以压力或肌电信号源经设备放大和处理后在屏幕上显示，供患者理解其错误或正确的动作，重复进行。也可通过球囊扩张产生的充胀感觉（便意）训练肛门感觉功能和盆底肌肉运动的协调性，对于直肠感觉功能减退，便意缺乏的患者，还可让患者鉴别小容量球囊的扩张感，并逐步减少直肠扩张所需的容量训练。近年来由于信号采集、放大、分析加工及显示等多项技术的发展，使得盆底表面肌电 μV 级信号也能得到有效测量，盆底表面肌电信号可直接用于定量诊断和分析病情，并有灵活交互性好的软件设计，将枯燥难懂的原始信号数据采用频谱等分析方法处理成人性化的图像形式，有些进一步设计成直观的训练课程甚至游戏，通过治疗师的讲解，使患者对自身异常信号有较好的认知，从而顺利实现人机互动。

第三节　生物反馈疗法治疗便秘的研究进展

一、生物反馈疗法治疗不同类型便秘的研究

（一）生物反馈疗法治疗出口梗阻型便秘

出口梗阻型便秘又称直肠排空障碍性便秘，是一组肛门直肠出口处有梗阻性因素存在，以排便困难、排便时间延长、肛

门直肠下坠为主诉的症候群。多由直肠前突、直肠内套叠、会阴下降综合征、盆底痉挛综合征、耻骨直肠肌综合征、直肠孤立性溃疡综合征等引起，以出口（肛门、直肠远端）存在梗阻因素为特点。根据盆底动力学检查可将出口梗阻型便秘大致分为盆底失弛缓型、盆底松弛型和混合型，其症状主要为有便意但排便费力、排空不全、合并肛门疼痛和坠胀等，有些还合并泌尿和生殖系统功能异常等。

1. **盆底失弛缓型便秘**　王绍臣等对 42 例耻骨直肠肌失弛缓型便秘的患者采用生物反馈电刺激模式，每次 20 分钟，每天 3 次，每周 15 次，均治疗 2 周。结果显示，随诊 3 个月，患者排便症状改善。其中显效 9 例，有效 27 例，无效 6 例，总有效率为 85.71%。邬斌等对 35 例盆底失弛缓便秘患者分别进行生物反馈和手术治疗，对照治疗前后排便积分和肛管肌电活动状况，结果显示盆底失弛缓患者经生物反馈治疗后，临床症状及肛管肌电活动均得到显著改善（$P<0.01$），而两者在疗效上比较差异无统计学意义（$P>0.05$）。丁曙晴等通过对 70 例盆底失弛缓综合征患者的研究，认为生物反馈疗法优于中医辨证治疗和耻骨直肠肌切开挂线法。

2. **盆底松弛型便秘**　盆底松弛型便秘是多部位、多系统、多脏器松弛性改变，是盆腔脏器及其固定韧带松弛和盆腔腹膜位置下移过低而致。发病时可以一种或多种同时存在的解剖位置异常来表现，而产生以排便困难为主的各种临床表现。曹建葆报道运用生物反馈治疗盆底松弛综合征性便秘患者 21 例，治疗 1 个疗程后盆底表面肌电快速收缩，最大波幅、平均波幅、后基线的变异性得到提高，患者临床症状改善。因盆底松弛综合征的患者除了有便秘的症状外，还合并许多其他脏器松弛的改变。因此目前单用生物反馈治疗此类型的报道很少。

（二）生物反馈疗法治疗慢传输型便秘

慢传输型便秘是由于结直肠功能紊乱，传导失常而导致的排便周期延长和排便困难，约占功能性便秘的 45.5%。临床上表现为较长时间的大便次数减少、无便意或不自主排便，多数患者伴有腹胀、食欲缺乏等。基于对结肠蠕动的神经反射活动的深入认识，胃肠神经-ICC-平滑肌网络功能体失调是 STC 的病理学基础，导致 STC 的不利因素有大脑皮质对肠神经系统的调控、胃肠神经及神经递质的改变、具有可逆特性 ICC 细胞的病变及胃肠道平滑肌细胞的病理变化。以上因素均参与了胃肠蠕动和分泌的神经反射，而生物反馈以反射为基础，故胃肠蠕动和分泌反射活动与 STC 的关系为生物反馈技术运用于 STC 提供了理论依据。

有学者认为生物反馈能提高大脑神经支配的肠活动，很多人认为在治疗慢传输型便秘时，运用生物反馈技术也会取得效果。郝玉霞等对 20 例 STC 患者进行生物反馈治疗，疗程 4~8 周，训练次数 4~20 次。结果发现治疗后患者的 48 小时和 72 小时结肠排出率均有明显增加；同时通过治疗，使肛管平均静息压增大、最大收缩压减少、直肠容量感觉阈值降低、直肠肛门抑制性反射减少、肛管向量容积舒张期减少。熊观瀛等运用生物反馈疗法治疗了 12 例 STC 患者，治疗后 72 小时的结肠排出率较治疗前明显增高，但 48 小时的结肠排出率较治疗前比较差异无统计学意义。肌电图检测显示治疗后腹部和肛门外括约肌的收缩幅度和松弛幅度均增加。Brown 等报道了 4 例单纯慢传输型便秘，而盆底功能正常的患者，均得益于生物反馈而避免手术，并且训练后肠频率、泻剂的运用、生活质量等方面比训练前都有所改善，这种改善能维持在平均 9 个月左右而无需进一步治疗。Battaglia 等观察了 24 例便秘患者，结果显示只有 20% 慢传输型患者有效并只是短期效果。许多研究表明 STC 的发病机制可能与 ENS 病变有关。ENS 能分泌多种神经递质来控制结肠的收缩运动，机体通过脑-肠轴之间的神经内分泌网络的双向环路进行胃肠功能的调节。由于 ENS 的异常引起神经递质释放的异常从而有可能导致便秘的形成。因此，有部分学者认为生物反馈能提高大脑神经支配肠活动，但生物反馈治疗是否提高了脑肠功能之间的调节目前仍无定论。所以，无论国内还是国外均仅有小样本或个案的报道。

(三) 生物反馈疗法治疗混合型便秘

混合型便秘（mixed constipation，MC）同时具有慢传输型便秘、出口梗阻型便秘的症状和体征。有研究认为 MC 可能是 STC 病情进展，引起直肠感觉阈值逐步升高；或者长期出口梗阻型便秘影响结肠排空，继发结肠动力障碍所致。迟玉花等对 33 例混合型便秘的患者进行生物反馈训练，治疗后发现患者的初始感觉阈值、排便窘迫阈值、直肠最大耐受量均较治疗前有所减低。由于 MC 同时兼有 STC 和 OOC 的症状，所以单用生物反馈训练效果不是很明显，因此报道很少。仅见少数医家进行了少例数的报道，如陈艳敏等运用生物反馈治疗 10 例，均有效或显效。李荣等对 12 例 MC 患者采用生物反馈治疗，其中 3 例无效。

二、生物反馈疗法与其他疗法联合治疗便秘

便秘的发生是由多种综合因素导致的，随着对便秘治疗研究的深入，在给予患者生物反馈治疗的同时，联合其他疗法，往往能够取得更好的疗效。近年来研究发现，抑郁和焦虑是慢性便秘发病的两大精神心理因素，功能性便秘患者较正常对照

组的抑郁、焦虑评分明显升高，同时发现心理应对机制的缺陷或无效是功能性便秘的重要病因之一。精神心理因素导致便秘的机制尚不明确，可能与通过大脑皮质影响下丘脑及自主神经系统，从而使肠蠕动和肠管张力减弱有关。对便秘患者的精神心理治疗主要包括心理疏导、认知行为治疗和抗焦虑抑郁药物治疗。在生物反馈治疗便秘患者的过程中，联合精神心理治疗，能够取得良好的效果。李娟等研究发现，功能性便秘患者经过生物反馈联合精神心理治疗后，患者临床症状、焦虑和抑郁量表评分亦较治疗前明显改善，有效率达 83.3%。

针灸是中医的一大特色，慢性便秘已被看作是针灸的一级病谱。与单纯的生物反馈治疗慢性便秘相比，针灸结合生物反馈疗法在某些方面良好地展现了自身的优势。谭嗣伟等采用电针联合生物反馈疗法治疗出口梗阻型便秘，结果显示电针联合生物反馈疗法能明显提高临床治疗效果，改善便秘症状和排便情况，并且无严重不良反应。钱雄杰等将 122 例出口梗阻型便秘患者分为针灸联合生物反馈治疗组和单纯生物反馈治疗组，结果发现生物反馈联合针灸辨证施治对出口梗阻型便秘患者具有更明显的优势，患者临床症状改善幅度明显高于单纯生物反馈治疗组。

中医中药是中华民族的文化瑰宝。虽然便秘的辨证分型目前尚未统一，遣方用药也不尽相同，但通过中医中药对便秘的辨证施治，能够准确把握便秘的病因病机。目前有研究者运用中药配合生物反馈来治疗盆底失弛缓型便秘，临床报道效果均较理想，如孙光军等运用益肠通秘汤合生物反馈治疗盆底失弛缓综合征便秘 60 例，其中痊愈 41 例，显效 10 例，有效 7 例，无效 2 例，总有效率 96.7%。半年后随访，痊愈患者未见复发。徐伟健等研究发现，补中益气丸联合生物反馈能够有效改善老年气虚型便秘患者的临床症状和盆底肌表面肌电峰值。目前关于生物反馈治疗便秘的研究不断深入，新的联合治疗方式将不断地在临床中进行实践和总结，为生物反馈疗法的应用提供更加准确的依据。

第四节 生物反馈疗法治疗便秘流程

一、治疗设备及环境

一台生物反馈治疗仪主要由传感器、放大器、转换器3部分组成。传感器主要是检测患者身体发出的生物信号，放大器则是将传感器检测的生物信号放大，转换器是将生物信号转换为患者可见的或可听到的信号，并以此来衡量自制的动作。视觉反馈通常需要将患者的电生理或运动信号转换至显示屏上。盆底生物反馈治疗训练盆底肌功能技术常需要直肠测压或盆底肌电图协助。在测压法指导的生物反馈疗法中，需要将测压探头和球囊置于直肠和肛管内，将直肠肛管压力活动信号可视化。在肌电图指导的生物反馈疗法中，表面电极最常置于肛内传感器上，也可置于括约肌表面或者直接放于臀部。

生物反馈治疗需要一个封闭的、安静的环境，同时还需要一位受过培训的临床治疗师来为患者提供治疗和帮助。

二、操作步骤

（一）评估和宣教

在治疗前，临床医师需要对患者进行评估，筛选出符合生物反馈疗法适应证的患者，再通过直肠肛管测压或盆底肌电图检测。临床医师根据检测结果和患者症状思考患者可能存在的问题和解决方法，然后制订治疗方案，并做治疗前的相关准备。

在生物反馈治疗的整个过程中都需要宣教。临床医师治疗前需向患者解释生物反馈疗法的目的，盆底肌解剖生理的基本概念。此外，临床医师还需要为患者生活方式提供建议（如饮食习惯、排便习惯），为患者提供排便紊乱的相关信息（如病因、治疗方式和用药）。这些能够提高患者在治疗过程中的依从性。临床医师在治疗过程中起着重要作用，他们必须与患者沟通、协作良好，建立起积极的医患关系。

（二）选择最佳适应证

首先，需要对病情进行全面评估，根据其相关病史和检查排除器质性、继发性、药源性因素；根据肛管直肠测压、排粪造影、盆底表面肌电评估等确定患者的便秘亚型、严重度等，同时还需评估其精神心理状态，认知能力。研究表明出口梗阻型便秘是生物反馈疗法的最佳适应证，然而，同样是出口梗阻型便秘，在临床实践中，治疗效果仍有差异。盆底动力学检查可将出口梗阻型便秘大致分为盆底失弛缓型、盆底松弛型和混合型三大类，这便需要我们根据盆底动力学的多项检查进一步分类。根据肛管直肠测压我们可以得知患者的肛管张力，直肠排便动力是否充分，排便阻力来自横纹肌的矛盾收缩，还是平滑肌的不能放松，还是无法控制肌肉及直肠的感觉（是高敏还是低敏、是否存在抑制反射等）；根据盆底表面肌电图我们可以得知患者Ⅰ型和Ⅱ型横纹肌功能状态；根据盆底诱发电位我们可以判定是阴部神经病变还是中枢传导异常，是感觉通路异常还是运动通路异常；根据排粪造影或磁共振排粪造影可以判定不同状态下肛直角的变化以及是否合并盆腔脏器的脱垂；根据心理测试量表及谈话可以得知患者是否合并焦虑或抑郁症；根据详细的病史采集、体格检查和实验室检查诊断与鉴别诊断，选择最佳适应证患者。

（三）制订合理方案

医师需要根据患者肛管直肠测压和盆底表面肌电等测试的结果制订相应的训练模板阈值，并根据训练目的改变训练难度，同时可采用低频电刺激和触发电刺激训练帮助调节直肠敏感性。指导盆底肌正确收缩（而非腹肌和臀肌）是训练的基础。针对盆底失弛缓型便秘，主要训练盆底肌 I 型肌活动的稳定性；针对盆底松弛型便秘，主要通过收缩训练加强盆底肌收缩力量，提高盆底肌张力及耐疲劳性，同时采用高频电刺激和触发电刺激训练提高患者直肠敏感性。由于缺乏统一的研究方法、随机对照研究、随访和疗效评价标准，限制了生物反馈疗效的评估。Jung 等认为训练括约肌收缩的持续时间比肌力更重要。目前关于生物反馈疗法联合其他疗法治疗便秘的研究日益增多，因此，在制订患者的治疗方案时，亦可根据患者病情联合其他疗法。如对出口梗阻型便秘合并直肠扩张、肠动力障碍、功能性消化不良、肠易激综合征等患者，单纯生物反馈治疗起效慢或疗效不佳，可以结合电刺激针灸、中医中药和肉毒素注射、手术等治疗。

由于医疗保险、患者来源、治疗师背景、设备不同及治疗习惯等差异，近期和远期疗效与疗程的关系还很难定论。每天治疗 3 次，每次 45 分钟，每周 5 天，2 周为 1 个疗程，从上述治疗师指导的短期强化治疗至 3 个月治疗 6 次，每次 1 小时，每 2 周 1 次的长期训练。治疗师根据医院训练情况可详细指导患者通过家用训练器自行训练强化，并定期随访。患者短期在院强化治疗结合长期家庭训练的模式更适合我国国情。

（四）治疗操作

以 Myo Trac Pro 生物反馈治疗仪为例，介绍便秘生物反馈治疗操作步骤。我们一般采用肌电触发电刺激、凯格尔（Kegel）模板训练和放松训练进行生物反馈治疗（图11-1）。

1. 治疗前给予肛门收缩及放松教育，将生物反馈治疗的机制和目的告知患者。取斜躺120°，双脚外展60°体位，患者自觉最舒适为好。

2. 用液状石蜡润滑治疗电极后，插入患者的肛门内，将治疗仪与电脑连接，检查接口连接良好。

3. 医师位于患者左侧，患者面对治疗仪和治疗师，打开盆底生物反馈操作程序，根据患者目录打开文件。

4. 首先触发电刺激治疗，根据患者的感受调整电刺激的电流，以患者有肌肉跳动（微胀、微麻）、无疼痛为度，然后进入触发电刺激治疗阶段，治疗过程中耐心向患者解释屏幕上的盆底肌电图线，指导其了解自己盆底肌的肌电变化，指出其不准确的肌肉舒缩动作，通过多次锻炼，加强对盆底肌肉收缩、放松感觉的记忆。触发电刺激时间为10分钟。

5. 其次，进入模板式的Kegel训练，根据第1个步骤中的盆底肌电图，选择不同阈值的模板给患者，指导患者根据模板图形进行正确的、有规律的收缩、放松。这一过程持续15分钟。

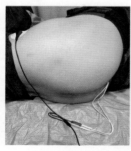 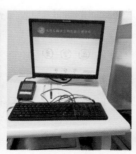 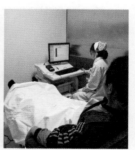

将体内外电接好　　　选择治疗模式　　　配合语音及治
　　　　　　　　　　调整电刺激量　　　疗师进行操作

图 11-1　生物反馈操作流程

6. 最后，进入放松训练阶段，选择一种多媒体放松模板，以静息值的 80% 为第 1 次的阈值，告知患者肛门盆底肌放松，逐渐降低阈值直至 2~4μV。

7. 若仪器发出好听的声音和出现动感的图像，说明患者有正确的活动，此时应给予鼓励。此过程持续 5 分钟。

8. 全部结束后，取出电极。整个治疗过程中，对患者要多加鼓励，耐心进行有效的沟通交流。

三、提高患者治疗依从性

生物反馈训练是一个不断学习、认识自我和改变自我的过程。患者心理状况、主观能动性和对治疗的依从性均是影响疗效的关键因素。生物反馈治疗不同于单纯物理治疗，需要患者与治疗师互动和参与。因为患者的复杂性，所以对治疗师的基本要求是有强烈的责任心、持久的耐心、良好的沟通技巧和对治疗的热情。此外，严格的培训必不可少，需要治疗师完成盆底解剖和生理学、盆底疾病行为疗法、生物反馈治疗的原则与实践、各种盆底功能障碍性疾病的诊断及鉴别诊断、治疗现状和肛管直肠测压及盆底肌电检测评估、精神心理学等相关课程的培训。

治疗前可采取幻灯片方式，用患者容易理解的语言向其讲解疾病原因、盆底肌肉功能、各项检查结果的意义、机器使用方法、治疗目的和治疗时间等，使患者对自身病情充分了解并能积极配合治疗，而且治疗师与患者进行充分交流也是一种心理治疗，容易建立良好的医患关系。在治疗过程中，治疗师要以患者为核心，最大程度地让患者理解反馈信号，鼓励其学习建立新的条件反射。治疗师需要充分了解盆底生理和病理特点，熟悉行为疗法、心理治疗及各种评估技术，这样才能根据患者的情况建立个体化指导，提高患者治疗的依从性。采用让患者填写排便日记的方法了解其训练后症状的改善，及时给予鼓励。对于伴有严重抑郁或焦虑症的患者需要配合心理治疗、抗抑郁或抗焦虑药物或先行药物治疗 1~2 个月后开始生物反馈治疗。否则，患者常常因起效缓慢而失去信心，放弃治疗。对于接受生物反馈治疗的患者，为了获得较好的长期疗效，需要定期随访患者，了解患者病情，并给予相应指导。

四、疗效评价

较为合理的便秘疗效评价是结合临床症状、生活质量、精神心理状态、结肠传输时间、肛门直肠功能等主客观指标的综合评价体系。目前研究多以便秘症状改善作为疗效标准，仅对便次减少、排便费力、排便梗阻感等几个症状做独立评价，缺乏明确的主、次要指标，易升高假阳性率，且研究较少评价患者生活质量以及精神心理状态。研究表明，慢性便秘严重影响患者的生活质量和精神心理状态，后两者亦会进一步加重慢性便秘症状。因此，忽视生物反馈对患者生活质量和精神心理的影响，易造成对生物反馈疗效评价的偏倚，甚至夸大生物反馈疗效。

五、巩固治疗

当患者有足够的自信能够控制排便相关的肌肉时，生物反馈治疗的频率应当逐步缩减。生物反馈治疗方案具有较大的差异性。每位患者根据其自身需求，治疗的次数、频率、强度和时间都不尽相同。在患者完成治疗周期之后的 6 周、3 个月、6 个月和 12 个月，分别予以周期性巩固治疗，能够有效提高治疗效果，并改善患者的长期排便功能。

六、禁忌证及注意事项

生物反馈治疗禁忌证：盆底急性感染；盆底金属装置（骶神经调节器等精密仪器、盆底手术金属设备、金属的节育环）。对于精密仪器严禁电刺激；对于手术金属装置及金属节育器，视患者的耐受程度，如产生突发强烈刺激感，建议不要做电刺激；孕期避免电刺激；盆底有伤口、月经期间、癌症患者不宜电刺激；有些患者可能由于电的刺激及传导引起皮肤过敏，应降低刺激强度或改变电极的放置；靠近心脏使用电刺激器时会增加心脏疾病的危险。

生物反馈治疗其他注意事项：不要长时间对患者进行连续治疗，一般治疗 1 次时间在 20～30 分钟为宜；在使用所有设备进行反馈治疗和刺激时，引起疼痛及不适应立即停止治疗；建议电极片专人专用，防止交叉感染；推荐阴道电极专人专用，如必须重复使用，推荐使用戊二醛、环氧乙烷、低温等离子消毒，严禁高压高温消毒。

第十二章 便秘的其他疗法

第一节 一般疗法

合理的膳食、多饮水、运动以及建立良好的排便习惯对早期轻度的便秘有较好的疗效，同时也是慢性便秘患者采用其他治疗前的基础治疗。

一、饮食调整

（一）增加膳食纤维的含量

纤维素能提高粪便的含水量，促进肠内细菌的增殖，增加粪便的容积从而改善便秘症状，每增加 1g 的量，大便约增加 2.7g。WHO 的建议是饮食中应注意"三低一高"：低盐低糖低脂高膳食纤维。每日推荐摄入的膳食纤维含量为 25～35g。其中世界粮农组织提出膳食纤维日摄入量的最低警戒线为 27g，中国营养学会提出膳食纤维日摄入量为 25～30g，美国癌症协会提出的膳食纤维日摄入量为 20～35g。含有膳食纤维比较高的食物主要有 4 类：未碾臼的谷类、红薯、豆类等非水溶性膳食纤维含量多的食品，大麦与小麦的全粒粉、糙米或玉米片、燕麦片等含有丰富谷类胚芽或麦糠的食品；蔬菜水果；裙带菜或羊栖菜等含有大量藻朊酸的海藻类，其作用与谷类、蔬菜类的膳食纤维不同；果仁类，如芝麻、核桃、杏仁和花生等。

（二）增加水的摄入

水分的摄入量也决定了粪便的质地和重量，每日饮水量至少要在 1.5 ~ 2.0L。包括食物中的水分、清水、果汁和各种汤类。

二、适度运动

久坐少动、喜静是一些人常有的习惯，但也是引起肠道蠕动减少和减缓的原因。

指导患者增加活动量，运动的内容及方法应根据性别和体力等综合情况而定。适宜的体育锻炼，如散步、练太极拳、气功、腹式呼吸等能使肛提肌、腹肌收缩力加强，帮助排便，有利于便秘的治疗；对久病卧床、运动量少的老年患者更为有益。体弱或久病卧床者的体育锻炼方式可以从小运动量开始逐渐增加。

三、建立良好的排便习惯

建立定时排便的习惯，由于结肠活动在晨醒和餐后时最为活跃，建议患者在晨起或餐后 2 小时内尝试排便，并以早餐后为最佳。无论有无便意，到时间都应坚持排便，一般每日如厕10~20 分钟，持续时间视个人身体情况而定，避免久蹲久坐及强努而导致盆底及肛门肌肉的过度疲劳。排便时集中注意力，不宜听音乐、吸烟或看报纸杂志，尽量减少外界因素的干扰，平时如有便意就应该及时如厕，不要忽视便意，更不能因为工作、学习原因强忍不便。只有建立良好的排便习惯，才能真正完全解决便秘的问题。

神经调节： 近年来随着神经胃肠病学发展及脑影像技术的

应用，逐步揭示了脑肠相互作用的机制，解释了其对肠道肌电兴奋、舒缩功能的影响及对动力障碍、疼痛的调节机制。这类疾病主要包括功能性便秘、肠易激综合征、胃食管反流疾病、慢性腹痛等。因此神经调节现在也是功能性便秘的常用治疗方法。由于神经系统对胃肠运动的调控通过中枢神经系统、自主神经系统和肠神经系统 3 个层次来实现，因此也就有了骶神经刺激（sacral nerve stimulation，SNS）和经皮神经刺激等多种神经调节治疗方法。

四、骶神经刺激

Takeshi Hirabayashi 等首次实验通过安装在狗体内的压力传感器观察骶神经电刺激时的结肠和直肠反应。实验中发现在排便时有起源于结肠的大蠕动波向肛门方向推进。这种高频幅的蠕动波在人类结肠的压力性研究中早已被发现，被称为"集团蠕动"。在研究中还发现在自然排便过程中，这一系列的肠活动方式是通过结直肠和肛门内括约肌的协同运动产生的。通过对人类、狗和大鼠的研究还表明远端结肠、直肠和肛门内括约肌受到来自于骶及骨盆神经系统的丰富的外源性神经支配。当骶神经受到电刺激时，肛门内括约肌出现放松。在研究急性神经刺激和慢性神经切断术的实验中也证明了骶副交感神经系统参与了结肠的蠕动。这些研究发现表明了结肠的肠神经系统控制的排便活动模式很可能是通过骶神经激发的。

（一）试验刺激（PNE）

测试的关键在于找准最佳的穿刺刺激点，主要依据骶骨骨性标志定位（图 12-1），结合 X 线定位。患者取俯位，通常腰骶关节与骶尾关节连线的中点为 S_3 水平，旁开 1 横指即为左右

S_3 骶孔，再上下各旁开 1 横指分别为 S_2、S_4；或两坐骨切迹连线与中线交叉处为 S_3 水平。将绝缘针经皮穿入 S_3 或 S_4 骶神经孔，电刺激以试验感觉和运动神经根的应答，应答反应见表 12-1。当获得典型的应答后，将一根绝缘导丝经穿刺针插入骶神经孔作为临时电极，拔除穿刺针，固定导丝与外部刺激器相连接。刺激参数为频率 2.88Hz，振幅 2.8V（1 ~ 6V），强度 0.5 ~ 2mA。患者可以回家，自行调节刺激强度，以舒适为度，同时记录排便日记 1 周。试验刺激操作完成后应立即行 X 线检查以确定电极导丝的位置。1 周后拔除导丝，并继续记录排便日记 1 周，确定患者是否重新回到治疗前的状态。比较患者试验刺激前后的排便日记，如果有大于 50% 的客观指标改善以及主观症状明显改善，可以考虑永久性植入电刺激器。

表 12-1 骶神经刺激应答反应表

骶神经	盆底反应	腿/足反应	感 觉
S_2	钳夹样收缩	腿/臀部旋转，踝关节跖弯，腓肠肌收缩	通常无
S_3	风箱样收缩	大踇趾弯曲，其他趾有时也弯曲	直肠牵拉，向阴囊或阴唇延伸
S_4	风箱样收缩	无	直肠牵拉

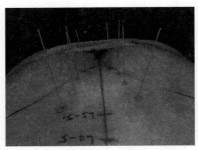

图 12-1 骶孔定位

（二）永久性电极植入

手术在局麻或全麻下完成，患者取俯卧位，经骶中线切开皮肤，在恰当的骶神经孔刺入一根绝缘针，给予刺激并观察应答反应，确定最佳的骶神经孔刺激点。将含 4 个电极的永久电极头插入骶神经孔，并固定于骨膜以防止电极移位。再次给予刺激并观察，在 4 个电极中至少确保 3 个电极能获得良好的应答反应。在髂嵴下后方上臀部另取一肌层上，皮下深层的囊袋，放置永久电刺激器通过皮下隧道穿入连接线，将电极与刺激器连接固定妥当。患者出院前应再行 X 线摄片检查，1 周后启动神经刺激器，调整相关参数直至达到最满意的疗效。

（三）疗效评价

研究表明 80% 以上接受试验刺激治疗的患者适合进一步永久植入电极治疗，治疗排便障碍疗效显著。治疗前后通过直肠肛管生理检测证实，肛管最大收缩压、最大静息压增高，产生便意及排便急迫感的直肠感觉阈值降低，直肠顺应性、高压区长度并无明显改善。但患者的主观症状改善明显，生活质量评分提高，缩小了患者与正常人之间包括生理和心理 2 个方面的差距，而且该治疗是安全和可逆的。

（四）并发症

试验性刺激是非常安全的，尚无神经损伤的报道，在试验刺激过程中出现的主要问题是电极移位，发生率约为 15%。永久性植入术存在着一定的并发症，其中一些需要通过外科途径纠正。术后 1 年常见的并发症是刺激器部位疼痛（15.3%）、新出现的疼痛（9%）、电极移位（8.4%）、感染（6.1%）、一过性电休克（5%）、电极部位疼痛（5.4%）、肠道功能改变

（3%）。

大多数副作用或并发症可以经对症治疗缓解，仅 5.7% 的患者因感染和皮肤刺激导致刺激器取出。目前尚没有 SNS 植入术导致永久性神经损伤或明显的神经创伤的报道。

五、磁刺激

磁刺激（magnetic stimulation，MS）是利用时变电流流入线圈，产生时变磁场，从而在组织内感应出电流，使某些可兴奋组织产生兴奋的一种无创的诊断和治疗技术。目前磁刺激主要应用于便秘发病机制的研究。经颅磁刺激（transcranial magnetic stimulation，TMS）测定运动诱发电位（motor evoked potential，MEP）是无创性检测神经系统运动通路功能和运动皮质兴奋性的重要手段。

Pelliccioni 和 Hamdy 等学者先后报道了经颅磁刺激运动诱发电位（TMS-CMEP）对正常人肛门外括约肌作用机制的研究。倪敏等通过 TMS-CMEP 和经腰磁刺激运动诱发电位（magnetic stimulation-lumbar motor evoked potentials，MS-LMEP）的研究揭示了皮质-腰骶-肛门直肠神经通路的传导障碍可能是 FC 患者发病的潜在神经生理学机制。

磁刺激在临床上治疗便秘的报道较少。目前已知的治疗机制是磁刺激对中枢神经和周围神经均有良好的兴奋作用，且有促进神经生长和神经突触形成的作用。孙秀巧等报道了骶部磁刺激治疗帕金森综合征二便障碍的临床研究。该研究将磁刺激线圈置于骶部，直接刺激骶神经根来调节骶神经的功能。研究结果表明磁刺激与植入性电刺激治疗效果相似，对尿频、尿急、急迫性尿失禁、夜尿增多、便秘的疗效好，症状改善快，但是对尿潴留无效。

六、胃肠电刺激（gastrointestinal electrical stimulation，GIES）

胃肠道平滑肌可以发出类似于心脏节律性的起搏，具有自发、节律性蠕动的特性。大量的动物实验和人体实验均能证实胃肠平滑肌收缩的过程会伴随着胃肠生物电活动变化，即胃肠的蠕动是由于平滑肌的电活动激活的。平滑肌在收缩活动中的收缩节律有慢波控制，慢波也称作基本点节律波，可以控制平滑肌收缩的兴奋阈值。因此，慢波可以决定胃肠的蠕动方向、节律和速度，是胃肠活动的基础。

Ambach 等首次发现慢波电节律控制小肠收缩活动，并发现慢波的产生与存在和肠道平滑肌间的 ICC 有关。ICC 不仅发放节律性慢波，并且能通过 ICC 网络结构及平滑肌细胞完成慢波的传播。可以支持 ICC 为胃肠道起搏细胞的证据有以下 2 条：①采用膜片钳技术对 ICC 研究显示，离体的或培养的 ICC 属于兴奋型细胞，在膜电位水平时即发生自发性电压振荡，表明 ICC 为胃肠基本电节律的发生器。②通过对胚胎期和出生后的小鼠胃肠 ICC 和慢波的研究发现，在 ICC 网络结构形成后才出现胃肠节律性慢波，这个可以作为胃肠起搏的形态学基础。临床研究证明，外加电流可以驱动位于胃肠道的各个起搏点的电振荡节律活动。通过电子技术模拟生物电信号作用与胃肠道内的起搏点可以使起搏点的电振荡节律产生"跟随谐振"效应，从而调节胃肠道的蠕动规律，以达到治疗功能性胃肠疾病的目的。

胃肠起搏器主要用于治疗胃轻瘫、病态性肥胖症、病因不明的顽固性恶心呕吐、手术后胃功能紊乱、肠易激综合征、功能性消化不良（functional dyspepsia，FD）和慢性假性肠梗阻。最近的研究已经证明，肠电刺激可以纠正异常的肠电活动，调节肠道的传输时间，并且对全胃肠道动力障碍症状可能也有改善作用。但目前胃肠起搏器尚无单独用于治疗功能性便秘的报道。

七、体表电刺激（transcutaneous electric stimulation，TES）

按刺激方式又可分为电针刺激（electroacupuncture，EA）与经皮电神经刺激疗法（transcutaneous electrical nerve stimulation，TENS）。电针刺激治疗是电刺激与针灸结合，除中医针刺及行针过程产生调节经络的作用，还借助不同频率的电流对神经及肌肉起作用。经皮电神经刺激疗法是电刺激仪器借助透皮贴等将固定参数的电流附加在特定穴位或者对结肠运动起调节的相应的体表脊神经节段的一种治疗。因其可根据治疗需求调节电流模式刺激频率等参数，操作简便无创伤从而扩大了临床应用范围，更适应个体化治疗。部分国内学者将这种于中医穴位结合的经皮电刺激疗法称为"Han's acupoint nerve stimulation（HANS）"。

第二节　电刺激治疗便秘可能的机制

1. 改变神经的兴奋状态　动物实验可发现电针足三里可以通过调节骶副交感神经传出通路而增加结肠传输。我们前期对45例患者进行 TENS 随机对照治疗发现 TENS 可以增加迷走神经活动。Liu 等对20例健康志愿者的研究发现，通过扩张直肠的方法诱导的上腹部及下腹部的症状及异常的胃慢波均可通过电针 ST-36 得到改善，这种作用可能是借助迷走神经功能起作用的。

2. 调节激素水平　王渊等对便秘模型大鼠进行电针刺激治

疗发现血清兴奋性胃肠激素 P 物质增多，抑制性激素生长抑素减少，部分前期研究还发现 TENS 治疗能降低便秘患者血清血管活性肠肽及胰多肽水平。

3. 修复受损的 ICC 细胞及肠神经元 Xu 等通过电针刺激糖尿病大鼠足三里观察到 EA 对受损的结肠 ICC 细胞有修复作用。

4. 调节肠道平滑肌收缩 Xu 等通过高频及低频电针刺激糖尿病大鼠足三里观察到结肠肌条收缩增强。可见电刺激促进肠动力的机制是复杂的，可能涉及多种因素的共同作用，其具体机制仍需深入研究。

与药物相比，TENS 在改善便秘的有效率、排便频率、便质等指标的评价中优于枸橼酸莫沙必利。枸橼酸莫沙必利是选择性 5-羟色胺 4 受体激动剂，能够加快结肠的运动，从而改善患者便秘症状，而 TENS 在便秘主观症状改善的各项指标评价中与福松（聚乙二醇）相当，但在加快结肠转运方面优于福松。聚乙二醇粘剂（福松）属于渗透性泻药，是各便秘指南的推荐药物（Ⅰ级推荐水平，A 级证据），与刺激性泻药相比，枸橼酸莫沙必利、福松的不良反应小，安全性高，疗效肯定。TENS 的刺激点基本采用中医治疗便秘的穴位，包括腹部的天枢、腹结，背部的大肠俞、脾俞，下肢的足三里、三阴交，上肢的内关以及骶尾部的下髎。其中应用最多的是足三里穴，足三里是胃的下合穴，可益气健脾胃，润肠通下消滞，是针灸治疗便秘极为常用的穴位。其他一些研究，如针刺足三里可以明显加快结肠传输，这种作用可能是通过胆碱能通路和氮能神经通路共同介导。

近年来，胫骨神经刺激点开始被应用于便秘的治疗，并取得了很好的疗效。胫骨神经刺激点位于足内踝上方，其纤维束起源于骶尾神经根，可对直肠、盆底肌起到调节作用，相关研究显示，刺激胫骨神经还可以改善肛门直肠抑制反射和直肠容量感觉阈值。临床上有不少文献指出 TENS 治疗功能性便秘有一定效果，经皮神经电刺激治疗功能性便秘的初步研究显示近期疗效良好，相对于药物和普通电针有一定的优势。经皮神经电刺激可以改善功能性便秘患者的便秘相关症状指标，加快结肠转运，改善焦虑、抑郁情绪，提高患者生活质量。

总体来说，体表电刺激对慢性功能性便秘患者，尤其是对常规药物治疗无效的慢传输型便秘患者具有良好的临床应用前景。

第三节　肠道微生态治疗

肠道微生态是指在肠道这个特殊微生态环境内寄居的全部微生物，包括细菌、真菌、原生动物，它们互相制约、互相依存，同时对宿主人体的物质代谢、消化吸收和免疫防御都产生影响，最后形成一个相对稳定的生态平衡，是全身生理学系统不可分割的组成部分。

肠道微生态改变与多种疾病发展密切相关，如小肠细菌过长导致的肠易激综合征、炎性肠病（inflammatory bowel disease，IBD）、艰难梭菌相关性腹泻；细菌缺失引起的自身免疫病；异常的细菌代谢引起的肥胖、糖尿病、肝硬化、精神心理疾病等。目前越来越多的研究表明便秘患者肠道菌群异常，肠道菌群异常又会加重便秘，而且菌群失调作为二次性的病因又会引起其他疾病。

基于传统粪便培养方法，Khalif 等研究表明，成人慢性便秘患者较健康人群粪便中双歧杆菌属、乳酸杆菌属、拟杆菌属、粪链球菌属、梭菌属等优势菌群数量显著下降，同时大肠埃希菌、金黄色葡萄球菌、肠杆菌科（柠檬酸杆菌、克雷伯杆菌等）及真菌等潜在致病菌数量显著增加，且这一趋势与便秘的严重程度相关。国内有学者研究老年便秘患者的肠道菌群，发现老年便秘患者肠道中肠杆菌、肠球菌、乳酸杆菌、双歧杆菌、类杆菌、梭杆菌的数量与非便秘人群相比较差异有统计学意义，提示老年便秘患者存在肠道菌群紊乱。

动物实验研究报道肠道菌群与胃肠动力密切相关，相较于正常菌群的小鼠，无菌鼠表现为明显的胃排空延迟和肠道传输时间延长；而在无菌鼠中引入单个典型肠道菌种（如乳酸菌或双歧杆菌）则会观察到肠道传输时间的改善。

肠道微生态可能参与便秘的发生和发展，但是确切的机制并不十分清楚。研究表明双歧杆菌能酵解寡糖等产生醋酸和乳肠酸，促进肠道运动，使粪便连续不断地推向肛门，最后排出体外，不致引起便秘。当某些因素作用于机体，破坏了肠道微生物群，双歧杆菌等常住厌氧菌数量减少时，有许多难消化的寡糖在大肠中堆积，缺少双歧杆菌还会加重酵解，患者就会出现腹胀、腹痛、便秘等症状。

第四节　益生菌在便秘治疗中的应用

有多个随机对照研究表明口服益生菌可改变结肠内的代谢环境，改变生理活性物质浓度，促进结肠的动力和分泌功能，提高便秘患者的排便频率，改善粪便形状。一项纳入 266 例患者的系统综述显示，3 种益生菌株，即乳酸双歧杆菌、干酪乳杆菌和大肠埃希菌，可能对成人便秘患者有治疗作用，但还需要进一步临床试验证实。国外有研究表明慢性便秘患者服用益生菌 4 周后，大便次数及性状明显改善，差异具有统计学意义。我国《2013 年慢性便秘诊治指南》中提出益生菌的治疗方案，但尚需更多的循证医学证据。一项北京女性便秘患者的随机对照研究中，试验组饮用含 3 种益生菌的牛奶 2 周后，出现排便次数增加，大便性状及便秘评分显著改善。以上研究均说明益生菌能有效缓解便秘症状，但详细机制尚待进一步深入研究。

現存证据倾向于支持益生菌制剂有助于改善患者大便性状，缓解便秘症状。但对相关文献进行系统评价发现，各研究间未得出一致结论，2~4 周的益生菌制剂摄入似乎未对便秘相关症状产生明确的影响。摄入益生菌制剂后，部分菌体可到达结肠并定植，长期作用可抑制有害菌生长，平衡便秘患者的肠道生态，纠正菌群失调。另外，益生菌在肠内定植可产生多种代谢产物，其中一些种类的短链脂肪酸可以降低结肠内 pH，刺激肠道蠕动，从而缩短结肠通过时间，改善便秘。因此与其他治疗便秘的措施不同，益生菌作用于肠道微生态的结果，需要一定的时间才能发挥疗效，一般我们建议的使用时间是 6~8 周。

第五节　抗生素在便秘治疗中的应用

早在 1995 年 Celik 等进行的交叉设计临床研究中，使用万古霉素 250mg，3 次/日，连续服用 14 天，虽然没有改变日均排便量和结肠传输时间，但可以显著减少便秘次数、粪便性状以及减轻排便困难。这提示了干预肠道菌群有可能成为便秘治疗的有效靶点。一项双盲随机对照研究显示，新霉素 500mg，2次/日，连续服用 10 天可以清除便秘型 IBS 患者肠道产甲烷者产生的甲烷，并改善这一部分患者的便秘症状。然而抗生素干预肠道菌群有可能导致耐药性发生和新的肠道菌群失调，其利弊有待进一步探讨。

第六节　结肠水疗

结肠水疗又称大肠水疗，是通过结肠水疗仪经肛门向肠内注入净化处理过的温水，对整个结肠进行清洁灌洗而达到帮助粪便排出，并可向结肠内灌注药物达到治疗便秘的目的。

（一）结肠水疗可能的作用机制

1. 结肠水疗有助于激活排便生理反射。结肠水疗时反复多次大量温水刺激可推动肛门周围肌群并刺激结肠周围的收缩反应，有助于激活排便生理反射；同时水压对肠壁的充胀刺激，经排便的低级中枢上传至大脑刺激产生排便反射。

2. 结肠水疗时用的净化水，既不会产生依赖性，也不会改变菌群，而且清洁的环境更有利于有益菌生长，使大肠内菌群更趋于平衡。

3. 定时结肠水疗能使患者建立意识性排便反射，即经肛门注入一定量的水，使直肠压力达到阈值后引起"便意反射"，当患者产生便意时将水排出，这样反复灌入温水，使直肠上的牵张感受器逐渐得到刺激，同时使大脑皮质便意刺激型号得以加强。

4. 水疗具有多种刺激因素，其对感觉末梢具有良好的刺激作用，反复多次的灌入和排便，有利于直肠感知功能锻炼。

5. 水疗可以清除结肠、直肠中的有害物质，有助于恢复结肠、直肠内部黏液的正常分泌，起到保护肠黏膜、润肠通便、刺激肠蠕动的目的。

6. 结肠水疗可及时排出代谢产物及毒素，减轻其对肠壁的刺激，从而减轻肠壁的炎症反应，并促进黏膜下环肌表面、肌间丛以及环肌层的 Cajal 间质细胞的恢复。通过结肠逆行进水的冲击力，有规律地刺激肠道，反射性地引起 ICC 的电活动，引发结肠慢波运动，恢复其自主节律，重建生理排便反射。

（二）结肠水疗的实施方法

患者坐于马桶上，尽量保持上身竖直，操作护士将出水温度调节至 37℃，然后在患者肛周涂液状石蜡，使其充分润滑，将水疗仪探头（额定工作水压 0.03～0.15MPa）抵住肛门，轻提肛门，恒温净化水缓缓注入，进水时可轻度按摩患者腹部（逆时针方向），每次灌入液量为 300～600ml，当患者感到腹胀而无法忍受时，暂停进水。使水在体内保留 2～3 分钟，让患者轻度按摩腹部（顺时针方向），患者自然排便。每次治疗反复 3～5 次的灌注过程，可以清洗深度结肠，直到排出清水便。结肠水疗时间 20～30 分钟/次，1 次/天，7 天为一疗程。

赵阿红等的研究表明与传统灌肠对比，结肠水疗治疗的有效率更高，并且在停止治疗后便秘症状改善的持续时间更长。黄萍等在研究中发现针刺联合结肠水疗可以改善 STC 患者临床症状，降低空腹血浆血管活性肠肽及血清一氧化氮合酶水平。刘翠等的研究通过治疗前后便秘主要症状积分比较、心理症状自评量表（SCL-90）及便秘患者生存质量问卷积分比较发现结肠水疗患者治疗后便秘症状缓解，其中粪便性质、费力程度、排便频率有明显改善；患者生理、心理症状有明显改善，生活满意度提高。

第七节　精神心理治疗

精神心理因素是影响胃肠道功能的重要因素之一，近年来研究显示，精神心理异常与胃肠功能性疾病相关已是不争的事实。随着 Engel 生物-心理-社会医学模式的提出，精神心理社会因素在疾病中的作用越发受到重视，并使临床医生将生物和心理社会因素结合起来，提供了一些新的诊疗思路和方法。精神心理因素在功能性便秘中作用机制复杂，越来越多的研究试图从脑肠互动（brain-gut interaction）高度认识心理社会因素的作用。

第八节　精神因素导致便秘的可能机制

长期的社会因素影响与个体的心理应对方式交互作用可促使患者处于慢性应激状态，导致皮质下功能被抑制，位于边缘系统和下丘脑的情感中枢、自主神经中枢及神经内分泌中枢的功能降低。情感中枢功能降低时，其对不良情感的调节能力下降，从而形成一个恶性循环。当自主神经中枢对自主神经系统的调节功能降低，交感神经兴奋时，使括约肌收缩、胃肠道运动受抑制，而出现便秘症状；当神经内分泌中枢调节功能降低，肾上腺髓质激素分泌增加时，使括约肌收缩、胃肠道运动受抑制，而出现便秘症状。自主神经系统和神经内分泌系统中枢，与情感中枢的皮质下整合中心位于同一解剖部位。胃肠道功能的障碍，会引起同一部位的情感中枢所控制的各种情绪障碍，从而形成一个恶性循环。已有学者经实验证实情绪或应激可以改变结肠和小肠的运动，并且可以提高胃肠道的内脏感觉的敏感性，在功能性胃肠病发病机制中起重要作用。Gue 等给予大鼠心理应激后，其结肠平滑肌电活动显著增加，于侧脑室注入促肾上腺皮质激素释放因子（CRF）得到相同的结果，其作用均可被 CRF 受体拮抗剂 α 螺旋 CRF9-41 阻断，提示在应激状态下，中枢神经系统释放 CRF 影响结肠运动。临床实践也表明，功能性肠病患者多伴有抑郁和焦虑情绪，而抑郁症和焦虑障碍的患者也常常伴有胃肠功能障碍。何红艳等的研究结果表明便秘患者存在精神心理异常，FC 患者与对照组相比具有明显的神经质个性，其神经质个性特征与焦虑、抑郁状态以及所经历的负性生活事件刺激量有一定关系，该研究结果进一步佐证了国内外有关 FC 与某些特征性的心理因素相关的研究报道。多项临床研究证实了便秘患者存在肛肠的动力学障碍和精神心理障碍，二者呈正相关。

　　消化系运动受自主神经和内分泌系统的影响，该系统中枢与情感中枢的皮质下整合中心位于同一解剖部位，容易受精神心理因素的影响，与精神心理因素有关的慢性便秘的发病机制尚不十分清楚，可能与通过大脑皮质影响下丘脑及自主神经系统，从而使肠蠕动和肠管张力减弱有关。精神心理因素尤其抑郁和焦虑是慢性便秘发病的两大精神心理因素，应引起高度重视。Emmanuel 等研究提示，生物反馈可能通过调整患者中枢自主神经通路，改善患者的肠道功能及心理状态，且反复多次的训练可使下丘脑和大脑皮质局部神经和体液发生变化，调整患者神经反射，纠正异常的生理活动，逐渐形成新的反馈通路，达到治疗目的。

　　心理治疗：肠胃疾病与许多心理因素有关，如童年不幸、慢性压力、抑郁和焦虑等均可能导致肠胃功能失调甚至更为严重的疾病。主要分为以下几类：①许多社会心理因素与肠胃疾病（尤其是功能性胃肠病）的发生和加剧相关。②得益于行为干预和脑-肠轴方面的研究进展，心理肠胃学正逐渐被用于肠胃疾病的临床实践，针对患者的压力/焦虑等不适应症状，用脑-肠心理疗法进行管理，改善消化道症状。③与此互补的是积极心理学方法，基于患者的长处（如与下丘脑-垂体-肾上腺轴等相关的心理弹性、乐观和自我调节）进行早期干预，以减少由心理因素导致的疾病不良后果。心理治疗指应用心理学的原则和方法，通过治疗者与患者的相互作用关系，治疗患者的心理、情绪、认知行为等问题。针对不同精神心理异常，采取不同治疗方法，包括心理疏导、认知行为治疗、抗焦虑抑郁药物治疗等，具体如下。①心理疏导：医生应用心理学知识和方法，采取启发、劝导、支持、同情、保证等方式，帮助和指导患者分析和认识当前所面临的问题，使患者发挥自己的最大潜力和优势，正确面对各种困难及心理压力，从而达到治疗目的。②认知行为治疗：向患者及家属解释功能性便秘的相关知识，主要有功能性便秘的病因、临床表现、发病机制、治疗方法和注意事项等。帮助患者找出对功能性便秘的不良想法、感觉和行为，让患者认识不良想法、感觉及行为，了解应激、情绪、症状的相关性，改善自身异常的心理和行为，向更为合适、理性的方向发展。③抗焦虑抑郁药物治疗：对焦虑或抑郁评分较高的患者，进行抗焦虑抑郁药物治疗，如氟哌噻吨-美利曲辛、帕罗西汀或氟西汀等。

1. 支持治疗　又称一般心理治疗，是以指导、劝解、安慰、鼓励、支持、保证为主要内容，支持患者应对感情困难和心理问题。临床医生应与患者建立良好的医患关系，取得患者信任，帮助患者恢复信心。陶华清等采用心理支持疗法治疗 56 例老年 FC 患者，结果显示疗效满意。

2. 认知行为治疗　即让患者认识和找出不良想法、感觉和行为，充分了解应激、情绪、症状三者间的关系，逐渐改善自身异常的心理和行为，使之向更合适、理性的方向发展。指导患者多饮水、进食富含纤维的食物、多运动、养成定时排便习惯等，均是 FC 认知行为治疗的内容。Drossman 等对 431 例成年女性中-重度功能性肠病（包括 FC）患者进行认知行为疗法和教育疗法的比较，结果显示认知行为疗法的疗效显著高于教育疗法。认知行为疗法系由专业治疗师对患者进行较长时间的认知教育，使患者对自己有正确的评价、了解自身疾病病因及其对疾病的影响，旨在帮助患者建立有效的应对机制；而教育治疗仅让患者自己学习疾病相关知识，然后再与专业治疗师接触。

3. 生物反馈治疗　该疗法是松弛疗法与生物反馈技术的结合，是在行为疗法基础上发展起来的一种新的心理治疗技术。生物反馈治疗对各型便秘均有效。近年来 Rao 等对 77 例 FC 患者的随机对照研究（疗程 3 个月）显示，生物反馈除对症状、排便次数、大便性状、肛直肠测压、球囊排出试验等主客观参数的疗效明显优于传统疗法组（饮食、运动和缓泻剂）和假生物反馈组（放松技术），在结肠转运时间（colontransittime，CTT）和满意度方面亦优于传统疗法组和假生物反馈组。Mason 等对 31 例顽固性便秘患者进行 4~6 次生物反馈治疗，同时以一般健康问卷（GHQ-28）和健康调查简表（SF-36）量表进行心理和生活质量测评，结果发现治疗后 22 例患者便秘症状明显改善，同时患者的抑郁、焦虑和躯体化症状积分显著下降，总体健康和活力积分升高，提示生物反馈治疗可改善患者心理状态，提高其生活质量。

4. 药物治疗　上述治疗无效时，应考虑相关的药物治疗，以抗抑郁和抗焦虑药物为主。抗抑郁药物主要有以下几种：①三环类抗抑郁药，如阿米替林、丙米嗪、多塞平等。②选择性 5-羟色胺再摄取抑制剂，如帕罗西汀、氟西汀等。③选择性 5-羟色胺和去甲肾上腺素双重再摄取抑制剂，如文拉法辛。Clouse 等总结了抗抑郁药在功能性胃肠病中的应用，提出使用该类药物应以改善患者的心理状态、生活质量为目的，不应期望改善患者的胃肠动力。为减少药物不良反应，避免加重便秘，North 等建议功能性胃肠病患者服用三环类抗抑郁药时应从低剂量开始，如 25~50mg/d，有躯体化症状的患者剂量甚至更低（如 10mg/d），逐步加量（每 5~7 天增加 10~15mg/d）直至有效。抗焦虑药物具有作用迅速、有效等特点，常见有嗜睡、共济失调等不良反应，建议从低剂量开始服用，逐步加量，同时观察临床不良反应。注意避免选择多靶点作用的抗抑郁和抗焦虑药物，注意个体敏感性和耐受性的差异。

第十三章　肠道菌群在治疗便秘中的作用

人体肠道内聚集大量的微生物群，共同形成稳定的生物群落，称之为肠道菌群。肠道菌群是由结构简单的个体组成的复杂群落。不同菌群主要以细胞壁、细胞膜和细胞质等为主要组成成分。某些特殊菌群也会有荚膜、鞭毛、菌毛、芽胞等特殊结构，这些菌群的形态与结构奠定了其在宿主体内的功能基础。菌群含有以 C、H、O、N、P 等为主的多种化学元素，以此为基础合成构建组织的有机物。大分子主要以糖类、脂类、蛋白质、水、无机盐等组成。肠道菌群的作用主要体现于群落内部和群落外部的作用。

一、肠道菌群的内部作用

（一）菌群相互拮抗作用

肠道菌群群落之间存在相互拮抗的作用，主要通过营养物质竞争、宿主寄生竞争以及代谢产物等拮抗作用，维系菌群内部相对稳定。肠道菌群与肠黏膜组织、细胞等黏膜免疫系统组成结构，也存在相互拮抗作用。肠黏膜上组织、细胞等维系黏膜屏障的完整性，通过拮抗作用抵抗肠道菌群或外来病原微生物穿过黏膜屏障，维系机体健康。研究发现，当肠道菌群穿过黏膜上皮屏障，侵入黏膜免疫系统，造成免疫应答机制异常，会导致炎症反应，严重时会导致机体疾病。

（二）菌群互相营养作用

肠道菌群具有参与物质代谢，维持机体物质能量转化的作用。肠道菌群内部群落的营养需要肠道菌群代谢产生，肠道菌群代谢的物质与能量可以保持肠道菌群内部群落的生理功能稳定，促进生物群落的相对稳定。有研究表明，肠道菌群可代谢短链脂肪酸等，维持肠道菌群的生理功能稳定。

二、肠道菌群的外部作用

随着近年来测序技术的发展，肠道菌群的相关研究不断深入，肠道菌群的作用逐渐明了。研究发现，肠道菌群具有免疫调节、神经调节、内分泌调节、消化代谢、炎症反应、细胞增殖等作用。

（一）免疫调节作用

免疫调节作用是肠道菌群与肠黏膜免疫系统的沟通桥梁。肠道菌群附着于黏膜表面，与黏膜免疫系统互相作用。肠黏膜免疫系统的生长、发育和成熟需要肠道菌群的协助。当肠道菌群大量繁殖或者异常时，黏膜免疫系统也会产生免疫应答，调控肠道菌群的稳定。研究表明，肠黏膜免疫系统可产生免疫物质、细胞因子等，作用于肠道菌群，维持肠道菌群动态平衡。也有研究表明菌群变化可以引起黏膜免疫产生应答，黏膜组织分泌 sIgA、白介素等，进而调控机体。

研究发现，肠道菌群与宿主免疫关系密切。Science 报道，IgA 既可帮助清除病原体保护肠道屏障，也有助于某些细菌在肠道黏膜定殖。肠道菌群——脆弱拟杆菌在结肠上皮黏膜成群聚集，附着于上皮细胞，可激活宿主的适应性免疫，诱导分泌

IgA，使其在肠道黏膜稳定定殖和聚集。当人体缺乏与肠道菌群结合的 IgA 时，会导致肠道菌群轻度失调，促炎性分类群增多、抗炎性分类群减少。肠道上皮作为物理屏障及细菌与免疫细胞间免疫防御的协调中枢，是维持肠道内稳态的关键。肠道上皮由肠上皮细胞、杯状细胞、潘氏细胞、丛细胞、肠内分泌细胞等组成的单层细胞结构，肠道上皮通过表达 Toll 样受体，识别微生物和代谢产物，触发细胞特异性炎症体的激活，辅助黏膜免疫防御。

肠道菌群对肿瘤免疫治疗也会产生影响，肠道菌群调节局部肠道黏膜、引流肠系膜淋巴结以及调节全身免疫系统，从而影响免疫治疗的疗效和毒性，而免疫系统也可反作用于肠道菌群。

（二）神经调节作用

肠道菌群的神经调节作用在宿主中发挥重要的作用，肠道菌群与神经系统互相作用。肠道菌群与中枢神经系统间可双向沟通，对神经系统的健康产生多方面的影响。

研究发现肠道菌群影响神经疾病的信号通路，肠道菌群可通过诱导消化道细胞生成神经递质和激素、刺激迷走神经和产生具有神经活性的代谢物等方式，对情绪、行为、神经炎症等产生影响。神经系统疾病可通过传出神经和下丘脑-垂体-肾上腺轴作为双向调节的通路，作用于肠道菌群的功能和构成，这种相互作用在许多神经疾病中（焦虑、抑郁、自闭症和帕金森病等）都有重要的体现。

有研究发现，肠道内的胰高血糖素样肽-1（GLP-1）通过肠道神经系统，促进一氧化氮的产生，并且发现鉴定出一组特异性的回肠细菌，可使 GLP-1 活化的控制胰岛素分泌及胃排空的肠-脑轴受损，从而导致 GLP-1 耐药性，通过研究发现胰岛素分泌及胃排空需要肠道神经系统中的功能性 GLP-1 受体及神经型一氧化氮合酶以及合适的肠道菌群环境。因此，研究认为 2 型糖尿病小鼠的特异性肠道菌群失调通过肠道内一氧化氮依赖性的肠-脑轴产生对 GLP-1 的耐药性。

有研究通过生酮饮食干预健康幼年小鼠，发现其可以增强脑神经血管功能，改善肠道菌群，降低阿尔茨海默病风险，小鼠脑血流量显著增加，血脑屏障上的 P-糖蛋白转运体增加，促进 β 淀粉样蛋白清除，并通过相关性分析认为神经血管活性增强与西罗莫司靶蛋白表达降低、内皮一氧化氮合酶蛋白表达增加有关。生酮饮食降低血糖、体重，升高血酮水平可能与肠道有益菌群（Akk 菌和乳酸菌）的相对丰度增加、促炎菌（脱硫弧菌和 Turicibacter）的相对丰度降低有关，并得出结论，生酮饮食通过改变肠道菌群增强小鼠神经血管功能。

有学者聚焦粪菌移植对帕金森病小鼠的神经作用，将帕金森病小鼠的粪便菌群移植给正常小鼠后，后者产生运动障碍以及纹状体神经递质减少，肠道菌群失调，短链脂肪酸（SCFA）增加；帕金森病小鼠移植正常小鼠的粪便菌群后，可缓解肠道菌群失调和肢体障碍，降低 SCFA 含量，增加纹状体多巴胺和 5-羟色胺含量，抑制小鼠黑质中的小胶质细胞和星形胶质细胞的激活，抑制肠道和大脑中 TLR4/TNF-α 信号通路组分的表达。

（三）内分泌调节作用

肠道菌群通过内分泌调节宿主代谢，维系肠道菌群微环境的相对稳定。有研究表明褪黑素缓解小鼠断奶压力的机制与肠道菌群息息相关。研究者在给断奶小鼠补充褪黑素后，小鼠体重增加，且肠道形态、隐窝深度等得到改善，补充褪黑素增加了肠道菌群的丰度，并增加乳杆菌属的丰度，显著改变肠道菌群的氨基酸及药物代谢，肠道菌群可能介导褪黑素而发挥作用。

潘氏细胞向肠腔内分泌大量抗微生物肽（包括溶菌酶），在维持肠道稳态中有重要作用。潘氏细胞中，Rip2 定位于致密核心囊泡（DCV），需要肠道菌群的存在，且依赖于 Nod2 和 LRRK2，缺失 Rip2 的小鼠中，潘氏细胞中的溶菌酶被溶酶体降解，定位于致密核心囊泡（DCV）的 Rab2a 减少。

L 细胞等内分泌细胞能产生大量的受体，作为肠道内"化学传感器"，产生代谢产物和营养物，并通过分泌激素向宿主传递信号。肠道菌群、食物基质、内分泌细胞产生的 GLP-1 等激素的功能具有差异。肠道菌群代谢产物，不仅是肠内细胞信号分子，也是更远端器官信号分子，肠道菌群与 L 细胞通过内分泌信号分子相互作用并对宿主产生影响。

肠道菌群可以对胆汁酸进行调节，胆汁酸是一种内分泌信号分子，可以通过激活胆汁酸受体（如 FXR 和 TGR5）对宿主代谢产生作用。胆汁酸与菌群通过 FXR 和 TGR5 的相互作用是机体代谢的基础。

有研究通过聚焦肠道菌群调控宿主对饮食脂质消化吸收的研究发现，肠道菌群通过促进小肠中脂肪酶活性、系统性调控肠内分泌信号和影响局部脂肪酸转运等机制，调控肠道上皮对脂质的消化和吸收，并发现双酶梭菌（C. bifermentans）等及其活性代谢物可增加肠道与脂质吸收相关的 Dgat2 基因表达。有研究发现，肠道表达多种已知和潜在的菌群代谢物受体 GPCR，可感知 SCFA、次级胆汁酸等多种代谢物和 GLP-1 在内的胃肠激素。

（四）消化代谢作用

肠道菌群附属于消化道黏膜，对机体有消化代谢的作用。有研究对脾阳虚证患者的综合代谢和微生物进行了分析，结果显示脾阳虚证患者菌群中厚壁菌门增多、拟杆菌门减少，菌群组成有显著变化，血浆和尿液中多个代谢通路被影响，聚焦菌群与代谢物，筛选肠道菌群与宿主黏膜完整性、胆汁酸代谢和多糖分解相关。

有研究表明肠道菌群与慢性胰腺炎的发病机制相关，通过胰脂肪酶处理后的小鼠，肠道菌群显著改变，两种益生菌——Akk 菌及罗伊乳杆菌的丰度显著增加；补充胰腺消化酶能改变小鼠的肠道菌群组成。再者，有研究表明发酵绿茶提取物调节肠道菌群，通过降低仓鼠厚壁菌门的比例，抑制胰脂酶和促进能量消耗从而降低血脂。

研究发现，肠道菌群在药物代谢过程中发挥重要作用，药物可影响肠道菌群的组成结构；肠道菌群可直接参与药物代谢，影响药物效力和毒性，遗传和饮食影响肠道菌群和药物代谢，结合药物基因组学和药物微生物组学的特色，可用于预测个体药物反应，或改变菌群以改善药效，促进个性化医疗。

光可靶向肿瘤并表达一氧化氮合成酶的大肠杆菌 MG1655 进行修饰，使其表面结合氮化碳（C_3N_4），氮化碳产生的光电子可转移至大肠杆菌中，促进酶促还原反应，将内源性硝酸根离子转化为细胞毒性一氧化氮，同时发现光控细菌代谢产物可抑制 80% 的肿瘤生长。

有学者利用两种高粱酿造黄酒，比较发酵过程中的菌群结构及功能动态变化，发现双歧杆菌属及普氏菌属等 5 个菌属与风味产生最相关，酿造的黄酒中可检测到更多的酯及酯产生相关的菌群。

（五）炎症反应作用

肠道菌群具有调节炎症反应作用。有研究通过选取城市（无宠物）和乡村（接触动物）长大的健康年轻男性各 20 名，进行特里尔社会应激测试（TSST），与乡村受试者相比，城市受试者的外周血单核细胞（PBMC）和血浆 IL-6 的增幅更高，且

ConA 刺激时 PBMC 分泌更多 IL-6，而抗炎性 IL-10 的分泌被抑制；结果显示经历急性社会压力后，城市居民的炎症消退更差，或与儿时缺乏动物接触有关。

　　有学者通过对 15 名健康杂食者进行为期 3 个月的蛋奶素食饮食干预，研究发现长期素食者 T 细胞多样性和 IgE 表达水平较低，肠道菌群中炎症相关基因大量减少，饮食成分和持续时间或可影响肠道菌群和免疫系统中促/抗炎因子的平衡。在一项随机双盲对照试验中，49 例轻度高脂血症的超重肥胖者每日服用石榴提取物或安慰剂，持续 3 周，之后 PE 组和安慰剂组交换，间隔 3 周洗脱期；提取物使受试者血浆脂多糖结合蛋白（LBP）和超敏 C 反应蛋白，肠道菌群中拟杆菌属、栖粪杆菌属、臭气杆菌属和 Butyricimonas 增加，减少促炎症的小单胞菌属、甲烷短杆菌属和甲烷球形菌属，并且发现血浆 LBP 与栖粪杆菌属和臭气杆菌属的增加及小单胞菌属的减少显著相关。该研究表明服用石榴提取物通过调节肠道菌群降低内毒素血症标志物脂多糖结合蛋白。有学者通过观察链脲霉素诱导的糖尿病大鼠及正常大鼠口服 Akk 菌的变化，糖尿病大鼠口服活性或巴氏杀菌后的 Akk 菌，血清中的 TNF-α、脂多糖（LPS）降低，发现 Akk 菌科减少糖尿病大鼠的糖毒性/脂毒性，抑制炎症，恢复正常的肠道菌群，从而缓解 2 型糖尿病。有研究将小鼠随机分成对照饮食组和高盐饮食（HSD）组，干预 4 周，发现 HSD 组粪便菌群组成和功能发生改变，乳酸菌相对丰度和丁酸产量降低，通过增强促炎基因、抑制某些细胞因子，粪菌移植实验表明，HSD 通过肠道菌群相关机制加剧慢性炎症疾病，对 IBD 等炎症患者的膳食干预具有指导意义。

　　Yang 等研究发现，反复低度感染食源性病菌，可逐渐削弱小鼠对共生菌的耐受，引发炎性肠病；十二指肠分泌的肠碱性磷酸酶（IAP），可使菌群产生的 LPS 脱毒，维持肠道健康；反复感染可经 TLR4 增加 Neu3 表达，导致 IAP 分泌不足，伴随肠杆菌增殖和炎症。肠道菌群诱导的 IFN-γ 可引发基础水平的潘氏细胞自噬，维持肠道内环境稳定，当小鼠肠道潘氏细胞缺失自噬蛋白 Atg5 时，能引起严重的肠道炎症反应，当潘氏细胞自噬功能丧失的小鼠感染弓形虫后，TNF 敏感度和肠道通透性增加，引发由肠道菌群和 IFN-γ 介导的严重的肠道损伤。肠道菌群分泌的脂多糖在肥胖个体的脂肪组织炎症中发挥重要的作用。在肥胖个体中，肠道菌群衍生物脂多糖随乳糜微粒移位进入循环系统，运送到脂肪组织，细胞内 LPS 达到一定浓度并在脂滴膜聚集，从而诱导脂肪细胞焦亡（炎性坏死）。

（六）细胞增殖作用

肠道菌群具有促进细胞增殖的作用。有研究发现，在小鼠伤口局部施用，可促进伤口处表皮细胞和巨噬细胞增殖，并增加后者的 TGF-β 表达，改善伤口愈合，并且转化的罗伊乳杆菌产生的乳酸降低局部 pH，抑制了肽酶的作用，在人类皮肤模型中，该方法也能促进伤口愈合，且安全性良好，影响仅限于伤口部位而不会进入循环系统，目前是治疗伤口愈合的新思路。研究发现，乳酸杆菌具有调节细胞因子保护肠黏膜完整性的作用，该研究通过建立肠道类器官和固有层淋巴细胞的共培养系统，发现罗伊乳杆菌 D8（D8）可促进肠上皮细胞增殖等情况，D8 增加肠隐窝中潘氏细胞的数量，刺激肠道干细胞再生，其代谢物吲哚-3-乙醛经芳香烃受体刺激 LPL 生成 IL-22，进而诱导肠上皮细胞 STAT3 磷酸化，加速细胞增殖，促进损伤的肠黏膜恢复，得出 D8 或可保护肠道屏障、激活肠道上皮增殖的结论。有学者聚焦可发酵纤维（菊粉）如何在小鼠模型中保护肠道健康及其屏障功能，发现菊粉可重塑肠道菌群，促进肠上皮细胞增殖及抗菌基因的表达，且菊粉的益生作用依赖于肠道菌群的调控作用。有研究通过观察普通及无菌小鼠灌喂结肠直肠癌（carcinoma of colon and rectum，CRC）患者或健康人的粪便，CRC组的无菌小鼠细胞增殖多，两种小鼠的粪便菌群丰度均下降且菌群组成发生变化，参与细胞增殖的基因上调。肠道菌群通过其代谢产物对细胞增殖产生影响。

（七）其他作用

随着国内外学者对肠道菌群作用机制的深入研究，肠道菌群的作用被逐渐认识。越来越多的研究证实，肠道菌群还与能量供给和衰老等有关。有研究发现健康结肠中的厌氧生活环境驱动肠道菌群的组成偏向于以专性厌氧菌为主，菌群失调与变形菌门的丰度升高相关，在肠道菌群平衡状态下，菌群产生的丁酸盐的 β-氧化造成结肠上皮缺氧，在肠道失调状态下，表面的结肠上皮细胞通过无氧糖酵解获得能量。同时，有研究证实快速老化小鼠和肠道菌群密切相关。该研究通过观察黄芩素对老年痴呆小鼠模型 SAMP8 的衰老和认知功能的影响，发现肠道菌群中 6 个菌属的含量明显改变，黄芩素对 SAMP8 小鼠衰老和认知的改善，或与抑制皮质中促炎细胞因子和调节肠道菌群有关。

三、肠道菌群与疾病

肠道菌群与多种疾病息息相关。随着研究的深入，肠道菌群在疾病的发生、发展以及防治中的作用越来越明确。

（一）肠道菌群与消化系统疾病

肠道菌群在艰难梭菌感染中具有复杂的互作网络。非肽合成的阳离子固醇 CSA13 将艰难梭菌毒素活性降低一半，减轻

CDI 小鼠的上皮损伤、中性粒细胞浸润及结肠 TNF-α 的表达，降低 CDI 小鼠的死亡率。CSA13 能够降低肠道菌群中艰难梭菌载量，增加梭状芽胞杆菌的丰度。加拿大 3 个医学中心纳入 116 例成年复发性艰难梭菌感染患者，其中 105 例完成试验，57 例口服 FMT 胶囊，59 例经肠镜行常规 FMT，仅 1 次治疗后 12 周内，两组都只有 2 例复发，有效率达 96.2%。肝脏是距离肠道最近的器官，许多肝病（包括酒精性及非酒精性肝病）与肠道菌群改变相关。肠道菌群失调可通过与宿主免疫系统及其他细胞的互作，影响肝性脂肪变性、炎症及纤维化的程度，某些肝病的并发症（如肝性脑病）可通过益生菌、益生元及抗生素得到有效治疗。有研究纳入 41 例非酒精性脂肪性肝病（NAFLD）相关肝硬化患者，其中 21 例患有肝细胞癌（hepatic cell carcinoma，HCC），以及 20 例健康人，相比于健康人，肝硬化患者的粪便菌群中肠杆菌科、链球菌属丰度增加，Akk 菌减少；HCC 患者的拟杆菌属及疣微菌科增加，双歧杆菌属减少，结果显示，肝细胞癌与肠道菌群谱及非酒精性脂肪性肝病中的炎症相关。一项前瞻性、双盲、安慰剂对照、随机试验中，遵循无麸质饮食却仍有肠易激综合征类症状的乳糜泻（celiac disease，CD）患者，使用含 5 个菌株的混合益生菌（54 例）或安慰剂（55 例）治疗 6 周并随访 6 周，益生菌组患者的 IBS 和胃肠症状显著缓解，治疗成功率显著高于安慰剂组（分别为 15.3% 和 3.8%），无不良反应，益生菌组患者肠道菌群中，乳酸菌、葡萄球菌属和双歧杆菌属增加，或与症状改善相关。

（二）肠道菌群与免疫系统疾病

肠道菌群与免疫系统疾病也有密切关系。有研究聚焦系统性红斑狼疮（systemic lupus erythematosus，SLE）患者和狼疮小鼠模型的肠道菌群，采用菌群采样、16S rRNA 分析和宏基因组预测，研究 NZB/WF1 小鼠模型和 SLE 患者的肠道菌群，采用地塞米松干预 SLE 样症状，肠道内乳酸杆菌丰度高，与严重的疾病状态可能相关，活动性 SLE 患者肠道菌群的改变包括细菌种类的变化、多样性下降、革兰阴性菌增加。近年来，有很多研究关于系统性红斑狼疮与肠道菌群的相关性，研究也发现 SLE 患者硬壁菌/拟杆菌门比值低于空白对照组。也有研究表明，肠道微生物菌群与类风湿关节炎的发病有关。肠道微生物是微生物的主要来源，可能对人体健康产生有益和致病的作用。早期类风湿关节炎患者的微生物群区别于健康人，类风湿关节炎患者疾病特征细菌群的扩大和/或减少。肠道生态失调与类风湿关节炎发展密切相关。

（三）肠道菌群与心血管疾病

肠道菌群在心血管健康和疾病中发挥重要的作用。肠道菌群不仅为宿主提供营养和能量，还可将代谢产物作为信号分子维持健康或诱发心血管疾病。研究表明，肠道菌群介导代谢产物对宿主心血管产生作用。动物性膳食和氨基酸衍生的三甲基胺氧化物和尿毒素，肠道菌群失调引起肠道渗透性增加，导致脂多糖进入血循环可增加患病风险，胆汁酸通过降低循环胆固醇和甘油三酯水平、调节肠道菌群可防治心血管疾病。肠道菌群作为心血管功能和疾病的新调节因子正在普遍受到关注。有研究指出，肠道菌群失调改变短链脂肪酸生成，并通过黄素单加氧酶增加 N-氧化三甲胺（TMAO）的生成，促进肠道通透性及脂多糖与肽聚糖（TG）的易位，LPS 与 TG 分别通过 TLR4 受体及 NOD 蛋白引起炎症反应，肠道菌群失调通过法尼醇 X 受体（FXR）及 G 蛋白偶联胆汁酸受体（TGR5）影响胆汁酸信号，都可引起的氧化应激及炎症反应可能促进心血管疾病的发展。

有研究分析接受抗逆转录病毒治疗后的 HIV 感染者的肠道

菌群多样性，HIV 感染者的肠道菌群多样性降低、致病菌过度生长、代谢通路紊乱、肠道免疫受损、发生细菌易位及系统性炎症；HIV 感染者的肠道菌群失调与心血管疾病的风险增加相关，可能通过增加氧化三甲胺的水平，认为肠道菌群可作为预防心血管疾病的关键靶点。

（四）肠道菌群与神经系统疾病

肠道菌群与神经系统疾病具有相关性。有研究发现自闭症患者的淋巴母细胞系（LCL）存在线粒体功能障碍（AD-A）和正常（AD-N）两个类群，丙酸可显著激活自闭症患者的 AD-A 型 LCL 的免疫相关基因，该结果提示肠道菌代谢产物可激活代谢异常的 LCL 的肠道菌群代谢产物丙酸调节自闭症型和神经型淋巴母细胞系的免疫通路。有研究者发现孕鼠中分节丝状菌等细菌的存在，促进幼鼠行为异常，并在小鼠上做研究，揭示孕期女性肠道细菌与儿童自闭症的相关性。

18 名被诊断出患有自闭症谱系障碍的儿童患者接受 2 周抗生素治疗及肠道清除后进行粪菌移植，自闭症谱系障碍的行为症状也得到了显著改善，且在治疗 8 周后依然能持续改善，测序分析表明供体的部分菌群被成功移植，肠道环境中细菌多样性和双歧杆菌、普氏菌和脱磷弧菌属的丰度得以提升，且持续 8 周后依然保持。

脑-肠菌群轴被认为可能是从肠道菌群治疗神经系统疾病的基础，益生菌制剂、益生元或合生元等治疗为焦虑症和抑郁症提供了新疗法。

（五）肠道菌群与其他疾病

肠道菌群还与结石、糖尿病等其他疾病有关。有学者纳入 52 例特发性钙结石患者（SF）和 48 例正常对照，分析粪菌组成、饮食习惯、24 小时尿草酸排泄（UOE）等特征，发现 SF 粪菌多样性降低，栖粪杆菌属、肠杆菌属、多尔菌属含量显著降低，Defluv II taleaceae UCG-011、Catabacter、厌氧细线菌属、萨特菌属、消化球菌属的丰度与 UOE 显著相关。有研究观察泻心汤通过调节肠道菌群改善 2 型糖尿病大鼠的作用，发现泻心汤能增加肠道菌群多样性，显著提高变形菌门和放线菌门的丰度，并能使脂代谢异常标志菌 Adlercreutzia 和 Blautia 丰度显著降低，增加 Alloprevotella 和 Barnesiella 等抗炎性和产生短链脂肪酸的细菌丰度。

第一节　肠道菌群和便秘的相关性

肠道菌群在机体中发挥重要作用，随着人体的微生物组的发展，肠道菌群已被证实与多种疾病相关。有研究通过观察慢性便秘患儿的粪便菌群特征，发现慢性便秘与相关的肠道菌群失调相关。肠道菌群调控便秘的机制尚未明确。目前的研究认为，肠道菌群调控便秘的作用机制主要通过免疫、神经以及内分泌等系统发挥作用。

（一）肠道菌群介导免疫系统调控便秘

肠道菌群对机体免疫功能具有调节作用，免疫功能的紊乱也会导致便秘，肠道菌群可能介导免疫系统调控便秘。有研究选取 60 例顽固性功能性便秘患者探讨顽固性功能性便秘患者免疫功能的变化，便秘患者 IgG 和 IgM、TNF-α 和 IL-6 的浓度明显高表达，出现明显的免疫功能紊乱和免疫炎症反应状态。有研究探讨四磨汤口服液对脾虚便秘的疗效机制，证实四磨汤口服液能增强脾虚便秘小鼠的非特异性免疫功能。有学者探究小儿七星茶的作用机制，发现小儿七星茶具有调节免疫，缓解便秘的作用。

因此，肠道菌群介导免疫系统调控便秘可能是肠道菌群调控便秘的机制之一。

（二）肠道菌群介导神经系统调控便秘

便秘与神经系统密切相关，肠道菌群可能通过介导神经系统调控便秘。有研究基于大肠主津理论探讨自拟增液汤对津亏肠燥证便秘患者临床疗效及肠神经递质的影响，采用自拟增液汤治疗津亏肠燥证便秘患者，可有效改善患者的临床症状，提高临床疗效，其作用机制可能与其能降低 NPY、NO 水平，调节机体代谢相关。有学者通过比较手针、电针和艾灸对功能性便秘大鼠结肠组织肠神经活动相关蛋白降钙素基因相关肽（CGRP）、瞬时感受器电位香草素受体 1（TRPV1）、蛋白酶激活受体-4（PAR-4）表达的影响，发现 3 种刺灸方法对功能性便秘大鼠结肠组织 CGRP、TRPV1、PAR-4 蛋白及 mRNA 表达均有不同程度的降低作用。有学者研究白术七物颗粒对结肠慢传输便秘大鼠结肠组织多巴胺 D2 受体（Drd2）、抑制性神经递质血管活性肠肽及兴奋性神经递质 P 物质的影响，初步探讨白术七物颗粒对 STC 的治疗作用及作用机制，发现白术七物颗粒能有效治疗 STC，其作用可能与降低结肠组织 Drd2 的表达水平、降低抑制性神经递质血管活性肠肽、增加兴奋性神经递质 P 物质的含量有关。现代研究表明，针灸与中药能通过肠道菌群发挥作用。且有学者研究双歧杆菌 BB-12 对便秘大鼠的通便作用及对相关神经递质的调节，结果显示双歧杆菌 BB-12 能显著增加便秘大鼠的每日排便粒数，提高小肠炭末推进率，促进雌、雄大鼠体内乙酰胆碱的分泌，增加雌性大鼠体内 5-羟色胺的分泌，表明双歧杆菌 BB-12 对便秘大鼠具有通便作用，其作用机制与其调节神经递质的分泌有关。

因此，肠道菌群介导的神经系统可能是肠道菌群调控便秘的作用机制之一。

（三）肠道菌群介导内分泌系统调控便秘（代谢产物）

肠道菌群可产生大量的代谢产物，进而发挥调控机体的作用，其通过介导内分泌系统调控便秘可能是其作用机制。有研究者探究微生态制剂对便秘肠道菌群结构的调节能力，发现肠道疾病状态的人群服用微生态制剂后，肠道菌群结构向正常人群的状态调整，菌群多样性和 SCFAs 表达水平提高，表现出持续抑制肠道有害细菌生长，促进有益菌的增殖，以维持肠道菌群结构的稳态。有研究认为调节肠神经-内分泌系统进而改善 STC 模型小鼠结肠动力障碍是电针治疗 STC 模型小鼠的主要作用机制。有研究者通过分析水通道蛋白在便秘小鼠结肠黏膜中的表达，便秘小鼠结肠黏膜中水通道蛋白表达的上调或下调将会直接影响肠道水分的分泌与吸收，在便秘发生、发展中扮演着重要的角色。有研究探讨养阴润肠方对便秘小鼠结肠水通道蛋白 3（AQP3）和水通道蛋白 9（AQP9）表达的影响，发现便秘大鼠粪便含水量明显下降（$P < 0.01$），AQP3 表达增加（$P < 0.01$），AQP3 的 mRNA 和蛋白表达均增加（$P < 0.05$），AQP9 表达减少，AQP9 的 mRNA 和蛋白表达亦均下降，养阴润肠方可以增加便秘小鼠粪便含水量，其机制可能与降低结肠组织中 AQP3 和增加 AQP9 的表达有关。有研究者研究电针不同穴位对功能性便秘大鼠结肠黏膜 SERT 蛋白及 SERT mRNA 表达水平影响及作用机制。电针上巨虚具有促进大鼠肠动力的作用，其作用机制可能是通过降低大鼠结肠黏膜 SERT 蛋白和 SERT mRNA 的表达水平，进而减少位于结肠肠神经元突触间隙内的 5-HT 摄取量，使减弱的肠道神经信号传导得以增强，达到增强结肠蠕动和分泌功能的目的。有研究认为肠道菌群可以通过调

节鹅去氧胆酸（CDCA）来治疗便秘。

随着现代研究的发展，便秘与肠道菌群的关系逐渐明确，肠道菌群在一定程度上能影响便秘的发生发展以及防治，而便秘也会对肠道菌群产生调节作用。便秘与肠道菌群的相关性也会随着现代研究的发展而逐渐清晰。随着肠道菌群近年来成为研究热点之一，脑-肠轴（brain-gut axis）的内涵越来越广泛。脑-肠轴是通过神经内分泌、肠神经系统和免疫系统将肠道菌群-脑联系起来的双向通路。研究也表明，脑-肠轴也与便秘的发生密切相关，进而佐证了肠道菌群与便秘的相关性。故肠道菌群与便秘具有相关性，并且可能通过介导免疫、神经以及内分泌等发挥作用。当然，具体的作用机制还有待进一步研究。

第二节　粪菌移植在便秘临床领域的研究

一、粪菌移植

粪菌移植（fecal microbiota transplantation，FMT）也被称之为"Fecal bacteriotherapy（粪菌治疗）"或"Intestinal microbiota transplantation（肠微生菌移植）"。粪菌移植的定义是，将健康人粪便中的功能菌群，移植到患者胃肠道内，重建具有正常功能的肠道菌群，实现肠道及肠道外疾病的诊疗。目前 FMT 主要用于难辨梭状芽胞杆菌感染（clostridium difficileinfection，CDI）的治疗。

从 20 世纪 50 年代起，澳洲、欧洲和美洲的医生已将粪菌移植发展到前所未有的高度。目前，粪菌移植已被视为一种特殊的器官移植，用于治疗难辨梭状芽胞杆菌感染、炎性肠病、肠易激综合征、代谢综合征、神经发育不良与神经退行性疾病、自身免疫性肠病、肠道食物过敏以及慢性便秘等。

其实，早在 1700 多年前的中国就有"粪菌移植"的先例。东晋时期（公元 300 ~ 400 年）的葛洪，在其所著《肘后备急方》中，记载了当时用粪清治疗食物中毒和严重腹泻，"绞粪汁，饮数合至一二升，谓之黄龙汤，陈久者佳"，还记载了用动物粪便治疗疾病，如"驴矢，绞取汁五六合，及热顿服，立定"。16 世纪，中国明代李时珍在《本草纲目》中记载了口服粪水治疗严重腹泻、发热、呕吐和便秘等疾病。

1989 年，Borody 医生报道了首次通过肠镜 FMT 治疗 55 例肠易激综合征和慢性便秘患者，其中 20 例治愈，FMT 的治愈率达到 36%。在另一份系列病案报告中，45 例慢性便秘的病例通过结肠镜行 FMT 治疗后，40 例（89%）患者的排便、腹胀和腹痛立刻缓解，对其中的 30 例进行随访后发现，18 例在 9 ~ 18 个月后仍能在不需要泻药的帮助下正常排便。田宏亮等对 20 例 STC 患者进行 FMT 治疗的研究表明，与治疗前比较，FMT 治疗后第 8 周 STC 患者排便次数明显增加，Wexner 便秘评分明显下降，胃肠道生活质量指数（GIQLI）评分升高。随访期间疗效稳定，至第 8 周，共 12 例患者获得临床改善，7 例患者获得临床治愈。20 例 STC 患者在 FMT 治疗后及 8 周随访期间均未发生严重不良反应；FMT 后第 1 周有 6 例患者排气增多，其中 4 例在第 4 周时上述不适症状消失，另 2 例至第 8 周完全改善；有 2 例患者出现腹胀和腹泻，FMT 后第 4 周症状消失。至随访第 8 周时，无任何不良反应报告。

二、FMT 流程

1. 明确 FMT 适应证　FMT 可用于治疗难治性 CDI、IBD、腹泻型和便秘型 IBS。FMT 对疲劳综合征、胰岛素抵抗的 2 型糖尿病、特发性血小板减少性紫癜和多发性硬化症、肠道免疫缺陷和过敏、肥胖、非酒精性脂肪肝、帕金森病和儿童自闭症等也具有一定疗效。目前主要用于激素抵抗型而且伴有菌群失调的顽固性溃疡性结肠炎和克罗恩病患者。

2. 取得粪便供体和受体的知情同意　一般选用患者健康后代粪便作为供体，既避免了许多伦理学问题，又容易取得粪便供体和受体同意。

3. 粪便供体筛查　供体纳入标准：无任何已知的传染病；最近 3 个月内未使用抗菌药物；最近 3 个月未使用导致肠道微生态紊乱的药物；无胃肠道肿瘤、IBD、IBS、便秘等消化系统疾病和消化系统症状；无其他系统恶性肿瘤病史和抗肿瘤药物应用病史；无免疫系统疾病史及使用任何免疫抑制剂病史；最近 6 个月内未到地方流行性腹泻地区旅行；无其他相关危险因素，如静脉内药物滥用（吸毒）、高危性行为和犯罪史等。多选用患者健康后代作为粪便供体。

供体排除标准：消化系统手术史；糖尿病和代谢综合征等代谢性疾病；自身免疫病；特异反应性疾病，如湿疹、哮喘和胃肠道嗜酸性粒细胞相关疾病等；神经精神性疾病；慢性疲劳综合征。

供体血清学筛查项目：血常规；血生化；肝炎病毒，人类免疫缺陷病毒，人类 T 淋巴细胞病毒，巨细胞病毒、EB 病毒和梅毒等病毒学检测；苍白密螺旋体和幽门螺杆菌等致病微生物检测。供体粪便样本通过各种分子生物学、培养和显微镜检等方法检测各类致病微生物，包括 CDI 毒素、沙门菌属、志贺菌属、弯曲杆菌属、金黄色葡萄球菌属、耶尔森菌属、副溶血性弧菌、霍乱弧菌、白色念珠菌、贾第虫属、轮状病毒属、隐孢子虫属、大肠杆菌 O157：H7、环孢子虫、卵子、包囊和寄生虫等。

4. 移植前准备　受体准备：移植前 3 天停用抗菌类药物；

无论接受何种移植途径，均需进行肠道清洁准备；如通过鼻胃管或鼻空肠管途径，FMT 前天晚上和 FMT 当天早上给予质子泵抑制剂；FMT 移植时给予抗运动功能药物便于粪菌液的肠道保留。

供体准备：移植前 1 周避免进食对患者可能造成过敏的食物；报告任何感染的症状和体征；移植前 1 晚口服渗透性缓泻剂。

5. 粪菌液制备

（1）初步搅拌：将 50~60g 供体粪便样本（一般采用 2 小时内的新鲜粪便样本）置于搅拌器中，加入 250ml 无菌 0.9%的 NaCl 溶液进行初步均质加工。

（2）初步过滤：将粪便浆体经不锈钢滤网过滤去除其中的大颗粒物质。

（3）转运：冰上转运至实验室并在采集后 2 小时内进行处理。

（4）称重、匀浆：将样本在氮气生物工程厨内进行称重并在匀浆器中进一步匀质处理。

（5）逐级过滤或多次滤过：浆体逐级经过直径 2.0mm、1.0mm、0.5mm 和 0.25mm 的不锈钢滤网过滤；或经过 0.25mm 的不锈钢滤网 2~3 次。

（6）离心、悬浮：将再次过滤的样本以 6000 转/分的速率离心 15 分钟，并将沉淀再悬浮于 0.9%的 NaCl 溶液中，得几乎无色无味的粪菌液（量≥500ml）。

（7）存放：获得的新鲜粪菌液可存放于 50ml 注射器中置于室温立即进行移植；也可加入无菌甘油后置于零下 80℃作为冷冻样本保存 1~8 周。

6. FMT 途径

（1）上消化道途径：将鼻胃管、鼻空肠管或内窥镜插入上消化道，用注射器抽取 25~50ml 粪菌悬浮液推注，并用 25ml 生理盐水进行冲洗，管道拔出后患者即可正常饮食。

（2）结肠镜途径：采用注射器将粪菌液（约 20ml）从结肠镜活检孔道注入，从回肠末端和盲肠开始，边喷洒边缓慢退镜（每退镜 5~10cm 灌注 1 次），直至粪菌液遍布全结直肠（嘱患者在 FMT 后 0.5 小时内尽量避免排便）。

（3）保留灌肠：每 3~5 天需灌注 1 次。

迄今为止，FMT 的发展尚处于起步阶段，其具体作用机制尚不清楚。目前普遍被接受的观点认为，FMT 主要是功能菌群移植，利用健康人群的肠道菌群重建肠道微生态环境的稳态，以达到治病的目的。不过最近有新的观点认为，FMT 的作用机制可能是一种冲击治疗，通过一次性大量植入外源性健康菌群，冲击患者肠道内紊乱菌群，在供体健康菌群的诱导下，促进受体肠道菌群恢复正常。Petrof 等从健康人粪便分离出的 33 种细菌，培养后制成细菌混合物，利用常规 FMT 途径成功治愈 2 例复发性 CDI 患者，揭示用粪人工组合菌群移植（synthetic microbiotatransplantation，SMT）代替 FMT 的可能性。如果可以通过人工培养特定的细菌，并组合成最佳比例和数量级的菌群，实现标准化 SMT，不但可以确保细菌来源的安全性和可控性，进行有效质控，减少供体筛查环节，同时还可以将人工组合菌群制成冻干粉，以特殊医学用途配方食品或处方药的形式直接口服或经内镜直接输入肠道。因此，SMT 将是 FMT 或者肠道菌群干预治疗的重要发展方向。

第三节　肠道菌群在便秘领域的实验研究

有研究者为了探讨慢传输型便秘患者的粪便菌群调节胃肠蠕动的潜在作用，从经粪菌移植进行有效治疗的便秘捐赠者的粪便中提取并分析了微生物，将其移植到无菌小鼠中，评估胃肠动力；研究发现接受移植的便秘患者肠道菌群的 OTU、物种丰富度和 α 多样性远远高于健康志愿者；接种菌群的小鼠具有较低的粪粒频率和含水量、较小的粪粒尺寸、延迟的胃肠道通过时间和较弱的结肠平滑肌，短链脂肪酸和次级胆汁酸在接种菌群的小鼠中减少，研究表明，调节肠道菌群环境可能是便秘的新型治疗策略。

有学者进行了一项双盲安慰剂对照研究含有乳酸乳球菌亚种 cremoris FC 发酵乳对健康年轻日本女性排便的影响。研究将 31 名健康女性（18~31 岁）随机分为 2 组，试验组服用含有乳酸菌 cremoris FC（FC）的酸奶，安慰剂组服用未发酵的凝胶奶。结果显示服用含有 FC 的酸奶后，排便次数和粪便体积显著增加；在轻度便秘患者中也发现这些影响。在轻度便秘的受试者中，酸奶组中的粪便氨浓度在 4 周后显著低于安慰剂组。说明服用含有 FC 的发酵乳有助于通便，促进肠道健康。

有研究者为了对比不同剂量的各种低聚糖对便秘小鼠的肠道菌群组成和短链脂肪酸组成的影响，将便秘小鼠每日灌胃高、中、低剂量的低聚果糖（FOS95），低聚半乳糖（GOS90）和低聚麦芽糖（IMO90），结果显示连续灌胃 17 天后，所有小鼠粪便水分和小肠转运率增加；研究发现，小鼠粪便乙酸比例增加，丙酸和丁酸比例下降；乳酸杆菌和双歧杆菌数量增加，Odoribacter、Alistipes 和拟杆菌属数量降低。研究表明了低聚糖可增加便秘小鼠粪便水分和短链脂肪酸含量，缩短肠转运时间，调节肠道菌群。有研究在洛哌丁胺诱发的小鼠便秘中比较 3 株青春双歧杆菌菌株（CCFM626，667，669）的缓解便秘的能力，发现 CCFM 669 及 667 通过黏附于肠道上皮细胞、增加丙酸及丁酸浓度缓解便秘症状，CCFM 669 及 667 可改变肠道菌群的组成，如厚壁菌门/拟杆菌门比值升高，乳酸杆菌的升高及梭菌属含量的降低，并使粪便中短链脂肪酸升高，在缓解便秘能力上表现出的菌株特异性，主要原因是菌株的生长特性不同，黏附能力的强弱以及对菌群及微环境的影响能力不同。

临床研究发现80%以上的帕金森病（PD）患者伴随有便秘的症状，这种症状与共核蛋白对造成肠道渗透性和完整性的破坏有关，也有证据表明便秘是由PD造成肠道神经系统紊乱所致的。有学者对120位分别服用含益生元、益生菌的发酵奶和安慰剂1个月的PD患者的排便进行双盲随机对照试验（RCT），并以完整排便（CBM）作为观察指标。研究结果表明益生菌益生元可缓解帕金森病患者便秘。

低纤维饮食与慢性便秘及相关的肠道菌群失调相关，有研究将79例36月龄至6岁的儿童分为病例组（39例慢性便秘儿童）和对照组（40例非便秘儿童）2组。慢性便秘患儿食用更多的乳制品、多数通过剖宫产、更早断奶，研究发现慢性便秘儿童每毫克粪便中的乳酸杆菌浓度比对照组儿童少。

便秘不仅在人类中常见，在猪中也常见，猪也易患便秘，尤其是在妊娠后期。猪肠道微生物群，在维持肠道健康中发挥了至关重要的作用。因此，在怀孕期间进行微生物调控防治便秘具有重要意义。有研究对猪肠道微生物进行研究发现谷酰胺（Gln）具有补充改善肠道功能，缓解便秘，调节肠道微生物群。

针灸在便秘的临床治疗中发挥重要的作用，但其作用机制尚未完全明确。有研究通过观察电针刺激（EA）对便秘大鼠模型的作用，研究发现电针对血清素具有调节作用，认为血清素在结肠蠕动中扮演重要的角色。

韩国仙人掌富含果胶、酚类、类黄酮和矿物质，如钙和磷，且具有抗氧化作用，但其对便秘的影响并没有得到充分的研究。有研究通过观察仙人掌对洛哌丁胺（2mg/kg）皮下注射大鼠诱发便秘模型的作用，实验发现口服摄入仙人掌汁显著增加肠道转运率，显著增加粪便的乙、丙、丁、戊酸这几种短链脂肪酸的浓度。研究结果表明，韩国仙人掌具有减轻便秘的作用。

　　综上所述，随着测序技术的发展，肠道菌群相关研究越来越多，其相关便秘的作用机制亦逐渐明确。

参 考 文 献

［1］吴勉华. 中医内科学［M］. 北京：中国中医药出版社，2012：93-97.

［2］王垂杰. 功能性便秘诊疗指南［J］. 中国中医药现代远程教育，2011，9（17）：127-128.

［3］张声生，李乾构，时昭红. 慢性便秘中医诊疗共识意见（2009，深圳）［J］. 中国中西医结合消化杂志，2010，18（2）：136-139.

［4］梅全喜，毕焕新. 现代中药药理手册［M］. 北京：中国中医药出版社，1998：379.

［5］于天蔚. 车前子不同炮制方法治疗慢性功能性便秘临床研究［J］. 河南中医，2015，35（5）：1064-1065.

［6］国家药典委员会. 中华人民共和国药典：一部［S］. 北京：中国医药科技出版社，2010：85.

［7］范亚楠，黄玉秋，贾天柱，等. 肉苁蓉炮制前后对便秘大鼠的通便作用［J］. 中成药，2016，38（12）：2684-2687.

［8］Brancati SB，Zádori ZS，Németh J，et al. Substance P induces gastric mucosal protection at supraspinal level via increasing the level of endomorphin-2 in rats［J］. Brain Res Bull，2013，91：38-45.

［9］甘陈菲. 王付教授运用白术治疗便秘经验［J］. 中医研究，2013，26（5）：55-56.

［10］侯毅，朱秉宜，谷云飞，等. 大剂量生白术配伍枳实治疗成人功能性便秘疗效及安全性评价［J］. 世界华人消化杂志 .2015，23（4）：694-700.

［11］次苗苗，王文革，刘兴，等. 生白术、生地及其不同比例配比对"泻剂结肠"大鼠胃肠动力的影响［J］. 世界华人消化杂志，2015，23（10）：1621-1626.

［12］陆琴. 白术治疗便秘临床运用研究［J］. 黑龙江中医药，2012，41

（2）：8-10.

[13] 李伟，文红梅，崔小兵，等. 白术健脾有效成分研究[J]. 南京中医药大学学报，2006，22（6）：366.

[14] 陈镇，夏泉，黄赵刚，等. 白术挥发油对大鼠胃肠功能的影响[J]. 中国实验方剂学杂志，2009，15（8）：66-68.

[15] Madrid AM, Defilippi C. Disturbances of small intestinal motility in patients with chronic constipation[J]. Rev Med Chil, 2006, 134（2）: 181-186.

[16] 张印，曹科. 不同剂量生白术对小鼠小肠推进功能的影响[J]. 中国医药导刊，2010，12（5）：847.

[17] 陈嘉屿，刘德科，吴红梅. 低压缺氧环境对大鼠胃肠运动影响机制及生白术的干预作用[J]. 中国中西医结合消化杂志，2015，23（2）：79-82.

[18] 王渊，刘智斌，牛文民，等. 电针不同穴位对功能性便秘大鼠血清和组织中 GAS，VI 的影响[J]. 时珍国医国药，2013，24（1）：242-244.

[19] 迟昆萍，唐晓丹，张会华，等. 白术生地颗粒对慢通过型便秘的作用及神经递质变化的实验研究[J]. 国际中医中药杂志，2007，29（1）：23-26.

[20] 卢敏，郑晨，果金纯. 复方白术汤对慢传输型便秘大鼠肠道肌间神经丛 NOS 的影响[J]. 北京中医药，2009，28（1）：58-60.

[21] 郁伟伦，王帅帅，任霞. 白术对小鼠肠道菌群调节作用的实验研究[J]. 山东中医杂志，2011，30（6）：417-419.

[22] 李国旺，苗志国，赵恒章. 板蓝根等 10 种中草药对沙门氏菌的体外抑菌试验[J]. 贵州农业科学，2010，38（2）：142-144.

[23] 刘春红. 不同剂量白术治疗肛肠病术后便秘的临床观察[J]. 中国现代药物应用，2009，3（5）：101-102.

[24] 汤亚明. 生白术为主治疗慢传输型便秘 55 例[J]. 辽宁中医药大学学报，2007，9（6）：103.

[25] 次苗苗，王文革，刘兴，等. 生白术、生地及其不同比例配比对"泻剂结肠"大鼠胃肠动力的影响[J]. 世界华人消化杂志，2015，

23（10）：1621-1626.

[26] 徐斌，王东宏，刘洁. 生白术理气润肠合剂治疗慢传输型便秘（STC）3例临床观察[J]. 新疆中医药，2011，29（3）：13-14.

[27] 谭蕊. 白术七物颗粒结合针灸治疗慢性功能型便秘30例临床观察[J]. 湖南中医杂志，2015，31（54）：48-49.

[28] 何永恒，林仁敬，李正兴，等. 白术七物颗粒治疗结肠慢传输型便秘的多中心临床研究[J]. 上海中医药杂志，2013，47（2）：45-47.

[29] 程时平. 枳术汤加减治疗慢性功能型便秘临床研究[J]. 中医学报，2012，28（8）：1023-1024.

[30] 张国民，黄志芳，刘慧萍，等. 不同剂量生山药煎液对脾虚便秘模型小鼠的胃肠道影响[J]. 中华中医药学刊，2015，33（2）：272-275.

[31] 陶春虹. 枳实对慢传输型便秘大鼠肠神经递质 SP、VIP 含量的影响[J]. 中医药信息，2012，28（4）：14-15.

[32] 贺梅娟，杨晋翔，魏玥，等. 枳实挥发油对慢传输型便秘大鼠的影响[J]. 中华中医药杂志（原中国医药学报），2013，28（5）：1487-1491.

[33] 杨伟峰，王建，刘丽娜，等. 生远志及其总皂苷与蜜远志对胃肠 Cajal 间质细胞的影响[J]. 中药材，2011，34（1）：33-35.

[34] 李丽娜，陈萌，张冬梅，等. 济川煎及其拆方对 STC 模型大鼠血清 SP VIP 水平的影响[J]. 中华中医药学刊，2008，26（12）：2567-2568.

[35] 时乐. 生白术提取物治疗慢传输型便秘的作用及机理研究[D]. 江苏：扬州大学，2007.

[36] 朱纪明. 缩泉丸加减治疗习惯性便秘[J]. 江苏中医. 2000，21（2）：46.

[37] 中华医学会消化病学分会胃肠动力学组. 我国慢性便秘的诊治指南（草案）[J]. 中华消化杂志，2002，22（11）：684-687.

[38] 赖崇杰. 芍药甘草汤及其加减治疗习惯性便秘50例[J]. 新中医，2001，33（5）：61.

[39] 李佩文. 三子三仁汤治老年习惯性便秘[J]. 中国中医药报，2014，

5：1.

[40] 徐少连. 甘麦大枣汤治疗功能性便秘 10 例［J］. 中医函授通讯. 1998, 17（3）：46.

[41] 闫伟, 陆金根, 曹永清. 慢传输型便秘中医药治疗特色与优势［J］. 江西中医药, 2010, 41（9）：21.

[42] Lies B, Beck K, Keppler J, et al. Nitrergic signalling via interstitial cells of Cajal regulates motor activity in murine colon［J］. J Physiol, 2015, 593（20）：4589-4601.

[43] Huizinga JD, Chen JH. Interstitial cells of Cajal：update on basic and clinical science［J］. Curr Gastroenterol Rep, 2014, 16（1）：363.

[44] Tan YY, Ji ZL, Zhao G, et al. Decreased SCF/c-kit signaling pathway contributes to loss of interstitial cells of Cajal in gallstone disease［J］. Int J Clin Exp Med. 2014, 7（11）：4099-4106.

[45] 霍明东, 丁曙晴, 丁义江, 等. SCF/c-Kit 信号通路在"泻剂结肠"发病机制中的作用［J］. 世界华人消化杂志, 2013, 21（9）：809-813.

[46] 冯硕. 益气润肠方对慢传输型便秘大鼠结肠 ICC 及 SCF/c-Kit 信号通路影响的研究［D］. 北京：中国中医科学院, 2014：21-39.

[47] 朱飞叶. 芍药甘草汤对慢传输型便秘大鼠的作用及其对肠神经递质及 SCF/c-kit 信号途径的作用机制研究［D］. 杭州：浙江中医药大学, 2014.

[48] Zhao JS, Tong WD. Pathophysiology of slow transit constipation［J］. Zhonghua Wei Chang Wai Ke Za Zhi, 2012, 15（7）：758-760.

[49] Yamanaka R, Shindo Y, Hotta K, et al. NO/cGMP/PKG signaling pathway induces magnesium release mediated by mitoKATP channel opening in rat hippocampal neurons［J］. FEBS Lett, 2013, 587（16）：2643-2648.

[50] 董艳, 何春梅, 陆金根. 益气开秘方调控肠道 Cajal 细胞 NO-cGMP-PKG 通路的实验研究［J］. 上海中医药大学学报, 2013, 27（3）：82-86.

[51] Barrenschee M, Bttner M, Hellwig I, et al. Site-specific gene expression

and localization of growth factor ligand receptors RET, GFRα1 and GFRα2 in human adult colon[J]. Cell Tissue Res, 2013, 354 (2): 371-380.

[52] 金曼, 范一宏, 张高松, 等. 慢传输型便秘大鼠结肠组织 GFRα1、RET、NCAM 的表达以及外源性 GDNF 的影响[J]. 胃肠病学, 2011, 16 (11): 658-661.

[53] Fan YH, Xu GP, Feng W. Effects of zhizhu tongbian decoction on the colon ink propelling rate, GDNF, and NOS mRNA expression in rats with slow transit constipation[J]. Zhongguo Zhong Xi Yi Jie He Za Zhi, 2012, 32 (4): 486-489.

[54] Yu J, Yao H, Gao X, et al. The role of nitric oxide and oxidative stress in intestinal damage induced by selenium deficiency in chickens[J]. Biol Trace Elem RES, 2015, 163 (1-2): 144-153.

[55] 李旻昊, 张国志, 袁梅, 等. 慢传输型便秘大鼠胃肠组织中 PI3K/AKT/eNOS 信号通路相关标志物的表达变化及意义[J]. 山东医药, 2015, 55 (19): 27-29.

[56] 吴劲松, 刘宝华, 童卫东, 等. 阿片受体信号调节相关蛋白 RSG4 及 β-arrestin2 在泻剂结肠大鼠结肠中的表达变化[J]. 第三军医大大学学报, 2013, 35 (21): 2274-2277.

[57] 杜文菲, 于璐, 严兴科, 等. 针灸治疗便秘随机对照临床研究文献 Meta 分析[J]. 中国针灸, 2012, 32 (1): 92-96.

[58] 常晓波, 樊小农, 王舒, 等. 补泻手法与针刺量的关系研究[J]. 中华中医药杂志, 2014, 29 (8): 2412-2415.

[59] 邱学梅, 杜帅, 陈少宗. 针灸治疗便秘取穴规律文献分析[J]. 山东中医药大学学报, 2014, 38 (2): 113-115.

[60] 张琳珊, 施茵. 天枢穴在针灸治疗肠腑病症中的应用[J]. 江西中医药, 2004, 35 (12): 53-56.

[61] 杨德莉, 刘志顺. 深刺天枢治疗功能性便秘疗效观察[J]. 北京中医药, 2010, 29 (5): 366-368.

[62] 段锦绣, 彭唯娜, 刘志顺, 等. 深刺天枢穴改善结肠慢传输型便秘临床观察[J]. 上海针灸杂志, 2010, 29 (10): 631-633.

[63] 顾一煌，万兴，王玲玲. 天枢穴浅、深 2 种刺法治疗功能性便秘的临床研究[J]. 南京中医药大学学报，2010，26（6）：415-417.

[64] 张智龙，吉学群，赵淑华，等. 电针支沟穴治疗便秘之气秘多中心随机对照研究[J]. 中国针灸，2007，7：475-478.

[65] 李健. 电针"大肠俞"穴治疗单纯性便秘 53 例[J]. 贵阳中医学院学报，2010，32（4）：58.

[66] 马天安，徐增坤. 调气针刺法治疗习惯性便秘 48 例疗效观察[J]. 中原医刊，2005，16：29-30.

[67] 任珍，吴清明，李丹丹，等. 调气通腑针刺法治疗中风后便秘[J]. 中国针灸，2013，33（10）：893-896.

[68] 高效祥. 针药结合治疗气血两虚型便秘 68 例疗效观察[J]. 新中医，2006，1：68-69.

[69] 吴玉敏，吴雪梅，丁文涛，等. 头针配合温针灸天枢、关元穴治疗中风后便秘的临床观察[J]. 中国医药指南，2012，10（21）：230-231.

[70] 张亚娟，袁萍，东贵荣. 头针足运感区配合五脏俞治疗中风后便秘[J]. 针灸临床杂志，2008，1：20-21.

[71] 姜军作，衣运玲，王玲玲. 针灸对慢传输型便秘患者结肠动力的影响[J]. 中医药临床杂志，2013，25（9）：787-788.

[72] 贾菲，李国栋. 电针八髎穴及承山穴治疗慢传输型便秘疗效观察[J]. 现代中西医结合杂志，2015，24（10）：1055-1057.

[73] 陈增，冼庆林，刘晓艳，等. 针刺夹脊穴治疗脊髓损伤便秘临床研究[J]. 辽宁中医药大学学报，2014，16（1）：189-190.

[74] 金洵，丁义江，王玲玲，等. 针刺治疗慢性功能性便秘疗效观察[J]. 中国针灸，2010，30（2）：97-101.

[75] 任晓明，董晓勤，王翀，等. 俞穴、募穴相配通腑导滞法针刺治疗便秘临床疗效观察[J]. 中华中医药学刊，2016，34（2）：356-358.

[76] 李影，吴雪兰，王丽娟，等. 艾灸对老年性便秘改善作用的观察[J]. 中医药临床杂志，2013，25（1）：50-51.

[77] 王丽娟，王玲玲. 麦粒灸结合针刺治疗慢性功能性便秘随机对照研究[J]. 中国针灸，2011，31（4）：320-324.

[78] 宁余音，刘春强，韦衡秋，等. 天灸疗法治疗老年功能性便秘的随机对照研究[J]. 实用老年医学，2016，30（1）：34-36+40.

[79] 王贞芳. 温针灸治疗功能性便秘的研究概况[J]. 光明中医，2014，29（8）：1698-1699.

[80] 李瑛，刘绍云，华宇. 温针灸治疗老年功能性便秘疗效观察[J]. 上海针灸杂志，2013，32（4）：270-271.

[81] 任亚东. 温针灸治疗慢性功能性便秘的临床疗效观察[J]. 成都中医药大学学报，2013，36（2）：60-62.

[82] 佟媛媛. 温针灸治疗气虚型功能性便秘 68 例[J]. 上海针灸杂志，2014，33（1）：57-58.

[83] 黄静国，祁露霞. 耳穴压丸治疗习惯性便秘 74 例[J]. 长治医学院学报，1995，9（1）：64-65.

[84] 张雯. 耳压法治疗习惯性便秘 80 例[J]. 针灸临床杂志，2004，20（6）：48.

[85] 万廷信. 茂术地黄汤加耳穴贴压法治疗老年性便秘 132 例[J]. 四川中医，1995，13（7）：26.

[86] 林忆平，李琪薇. 辨证耳压治疗老年性便秘 58 例[J]. 中国针灸，2000，5：33.

[87] 胡学明，杨洪青，白爱芹. 耳穴按压法治疗便秘 230 例[J]. 中国民间疗法，2003，4：20-21.

[88] 张玉国，蒲蔚荣，任丽曼，等. 辨证论治配合耳穴贴压治疗糖尿病性便秘 40 例[J]. 陕西中医，2008，8：986-987.

[89] 徐秀菊. 耳穴压豆治疗中风便秘 62 例体会[J]. 甘肃中医，2003，11：34.

[90] 王平祥，李晓梅，张丽. 腹部走罐治疗功能性便秘[J]. 中国针灸，2012，32（8）：712.

[91] 古爱群，赖婷姗，姚丽媚. 腹部按摩配合背部走罐治疗老年功能性便秘疗效观察[J]. 新中医，2015，47（3）：273-274.

[92] 邹铁刚. 穴位埋线配合走罐治疗慢传输型便秘 55 例[J]. 长春中医药大学学报，2010，26（5）：710-711.

[93] 刘颖，王岗，蒲丹，等. 神阙八阵穴闪罐治疗老年习惯性便秘体会

［J］. 实用中医药杂志，2014，30（12）：1158.

［94］毛改，张永臣. 针刺结合拔罐治疗气虚型便秘49例［J］. 河南中医，2015，35（2）：409-410.

［95］徐运瑜. 针刺天枢穴配合背部走罐治疗功能性便秘61例［J］. 浙江中医药大学学报，2014，38（6）：803-804.

［96］丁曙晴，丁义江，王小峰，等. 针灸治疗结肠慢传输性便秘30例［J］. 中国中西医结合杂志，2009，29（11）：1031-1034.

［97］王晓燕. 大肠俞放血拔罐配合耳穴贴压治疗便秘1例［J］. 吉林中医药，2010，30（11）：984.

［98］王东奎，崔春玲. 17例便秘患者动态排粪造影分析［J］. 哈尔滨医科大学学报，2011，45（5）：468-469+473.

［99］方秀才. 肠道动力和肛门直肠功能检测在慢性便秘诊治中的应用［J］. 临床消化病杂志，2013，25（4）：243-244.

［100］黄嫣然. 超声内镜检测肛门内括约肌对功能性便秘的临床意义［D］. 广西：广西医科大学，2015.

［101］肖元宏，刘洲禄，刘贵麟，等. 成人盆底痉挛综合征型便秘的分型及其病理生理机制［J］. 世界华人消化杂志，2007，7：767-771.

［102］方仕文. 出口梗阻性便秘病人盆底形态影像学诊断进展［J］. 中国医学影像技术，2002，8：839-840.

［103］丁俞江，谢禹昌，赵振国，等. 改良单纯排粪造影对出口梗阻型便秘的鉴别价值［J］. 实用放射学杂志，2013，29（11）：1783-1786.

［104］林细州，陈艳，陆小锋，等. 高分辨率肛门直肠测压与生物反馈治疗在出口梗阻型便秘患者中的应用［J］. 实用医学杂志，2015，31（17）：2851-2854.

［105］费春娟. 结肠传输功能试验对慢性功能性便秘的诊断作用分析［J］. 基层医学论坛，2016，20（1）：55-56.

［106］黄虹，刘劲松. 结肠功能性疾病罗马Ⅱ与罗马Ⅲ标准在临床应用中的比较［J］. 中华消化杂志，2009，29（10）：695-696.

［107］汪志杰，喻德洪. 结肠运输试验的价值、诊断标准及临床应用［J］. 大肠肛门病外科杂志，2003，2：79-82.

［108］侯文华. 结肠运输试验及排粪造影对便秘的诊断研究［J］. 世界最新

医学信息文摘（连续型电子期刊），2015，40：36-37.

[109] 高玲，江滨，丁曙琴，等. 联合静态与动态磁共振排粪造影在排便障碍性疾病中的应用[J]. 中国 CT 和 MRI 杂志，2014，7：71-74.

[110] 于向阳，邹常林，杨强，等. 慢性功能性便秘肛管直肠动力学的临床研究[J]. 中国中西医结合外科杂志，2008，14（3）：191-193.

[111] 张波，王凡，陈文平. 盆底肌电图在出口梗阻性便秘中的诊断价值[J]. 结直肠肛门外科，2007，13（2）：68-70.

[112] 张波，王凡，朱萍萍，等. 盆底肌反常收缩 284 例肌电图分析[J]. 中国厂矿医学，2009，22（5）：608-609.

[113] 何瑾，于鹏，鲁明良. 三维肛管直肠腔内超声对出口梗阻性便秘患者的诊断意义[J]. 浙江临床医学，2012，11：1319-1321.

[114] 韩煦，张玲，林寒，等. 三维高分辨率肛门直肠测压在成人功能性便秘中的应用[J]. 胃肠病学和肝病学杂志，2013，22（10）：1017-1020.

[115] 石以，李炜. 探讨三维动态超声诊断盆底失弛缓综合征的可行性[J]. 中国继续医学教育，2016，8（7）：45-46.

[116] 吴改玲，蓝宇，王玘，等. 胃运动和感觉功能在符合罗马Ⅲ标准的功能性消化不良患者中的特点[J]. 世界华人消化杂志，2011，19（7）：734-738.

[117] 薛雅红，丁曙晴，丁义江，等. 应用受试者工作曲线评价盆底表面肌电对盆底失弛缓综合征的诊断价值[J]. 实用医学杂志，2014，22：3586-3588.

[118] 中华医学会消化病学分会胃肠动力学组，中华医学会外科学分会结直肠肛门外科学组. 中国慢性便秘诊治指南（2013，武汉）[J]. 胃肠病学，2013，18（10）：605-612.

[119] 李家泰. 临床药理学[M]. 第 2 版. 北京：人民卫生出版社，1998：1166-1174.

[120] 姜勇，陈代云，李俸媛，等. 结肠黑变病 30 例临床病理分析[J]. 诊断病理学杂志，2001，8（1）：20.

[121] 王化虹. 正确使用芦荟治疗功能性便秘[J]. 中国医药导报，2003，5（2）：100.

[122] 杨藻宸，江明性. 医用药理学[M]. 第3版. 北京：人民卫生出版社，1997：617.

[123] 周丽雅，夏志伟，林三仁，等. 聚乙二醇4000治疗成人慢性功能性便秘的多中心随机对照临床试验研究[J]. 中国临床药理学杂志，2001，17（1）：7.

[124] 方秀才，柯美云，罗金燕，等. 中国慢性便秘的诊治指南（2007，扬州）[J]. 中华消化杂志，2007，27（9）：619-622.

[125] 詹丽杏，李兆申，邹多武，等. 匹维溴铵治疗肠易激综合征的临床疗效及改变肛门直肠动力和内脏敏感性研究[J]. 中华消化杂志，2002，22（8）：477.

[126] Yang J，Wang HP，Zhou L，et al. Effect of dietary fiber on constipation：a meta analysis [J]. World J Gastroenterol，2012，18（48）：7378-7383.

[127] Müller-Lissner S. Pharmacokinetic and pharmacodynamics considerations for the current chronic constipation treatments [J]. Expert Opin Drug Metab Toxicol，2013，9（4）：391-401.

[128] 林海飞，郑郸鄯，黄丽娜. 提壶揭盖法合增水行舟法治疗癌痛用阿片药致阴亏燥热型便秘的临床观察[J]. 中华中医药学刊，2015，33（3）：705-707.

[129] Chen SL，Cai SR，Deng L，et al. Efficacy and complications of polyethylene glycols for treatment of constipation in children：a meta-analysis [J]. Medicine（Baltimore），2014，93（16）：e65.

[130] Choi CH，Chang SK. Alteration of gut microbiota and efficacy of probiotics in functional constipation [J]. J Neurogastroenterol Motil，2015，21（1）：4-7.

[131] 杜鹏强，陈明月，王雪，等. 慢性便秘的治疗药物现状与新进展[J]. 食品与药品，2016，18（4）：296-299.

[132] Yamana T，Takahashi T，I wadare J. Clinical and physiologic outcomes after transvaginal rectocele repair [J]. Dis Colon Rectum，2006，49（5）：661.

[133] 刘宝华，方世文，张连阳，等. 直肠内脱垂手术疗效分析[J]. 中华

普通外科杂志，2004，19（3）：141.

[134] 谭书锦，别君. PPH 治疗直肠前突所致出口梗阻性便秘的近远期疗效评估[J]. 中国医药导刊，2014，16（2）：193-196.

[135] 陆雅波. 闭孔内肌移植术治疗耻骨直肠肌综合征的体会[J]. 大肠肛门病外科杂志，2004，4（3）：85.

[136] 张东铭. 盆底肛直肠外科理论与临床[M]. 第 2 版. 北京：人民军医出版社，2011：21-29.

[137] 傅传刚，金黑鹰. 慢传输型便秘的术式选择[J]. 中国实用外科杂志，2002，22（12）：760-762.

[138] Bover A, Bellini M, Battaglia E, et al. Consensus statement AI-GO/SICCR diagnosis and treatment chronic constipation and ob-structed defecation[J]. World J Gastro, 2012, 18（36）：4994-5013.

[139] Feng Y, Jianjiang L. Functional outcomes of two types of subtotal colectomy for slow-transit constipation：ileosigmoidal anastomosis and cecorectal anastomosis[J]. Am J Surg, 2008, 195（1）：73-77.

[140] 郭晓峰，柯美云，潘国宗，等. 北京地区成年人慢性便秘流行病学调查及其相关因素分析[J]. 基础医学与临床，2001，21（z1）：106-107.

[141] 于普林，李增金，郑宏，等. 老年人便秘流行病学特点的初步分析[J]. 中华老年医学杂志，2001，20（2）：132-134.

[142] Heymen S, Jones KR, Scarlett Y. Biofeedback treatment of constipation：a critical review[J]. Dis Colon Rectum, 2003, 46（9）：1208-1217.

[143] 王绍臣，何桦波，徐静芳. 多部位生物反馈疗法治疗耻骨直肠肌失弛缓型便秘的临床疗效观察[J]. 中国肛肠病杂志，2011，31（12）：46-49.

[144] 邬斌，丁义江，丁曙晴，等. 生物反馈疗法对盆底失弛缓所致便秘的影响[J]. 南京军医学院学报，2002，24（4）：238-240.

[145] 丁曙晴，丁义江，余苏萍. 盆底失弛缓综合征 70 例临床分析[J]. 江苏医药，2001，27（7）：515-516.

[146] 郝玉霞，王俊平，李红霞，等. 生物反馈治疗对慢传输型便秘患者

肠功能调节作用的研究[J]. 中国药物与临床，2012，12（1）：20-22.

[147] 熊观瀛，赵志泉，张红杰，等. 生物反馈训练对不同类型功能性便秘的疗效研究[J]. 徐州医学院学报，2004，24（1）：51-55.

[148] Brown SR, Donati O, Seowchoen F, et al. Biofeedback avoids surgery in patients with slow-transit constipation：report of four cases[J]. Dis Colon Recturn, 2001, 44（5）：737-740.

[149] 臧凯丽，江岩，孙勇，等. 微生态制剂调节便秘、腹泻人群肠道菌群结构与产短链脂肪酸关键菌属的相关性[J]. 食品科学，2018，39（5）：155-165.

[150] 吴本升，陈玉根. 慢性传输性便秘病理基础研究[J]. 长春中医药大学学报，2012，28（5）：824-825.

[151] 迟玉花，赵刚，邸爱婷，等. 不同分型功能性便秘直肠感觉功能障碍及生物反馈治疗[J]. 中国中西医结合消化杂志，2012，20（10）：453-455.

[152] 张庆，张庆霞，左绪艳，等. 便秘型肠易激综合征与功能性便秘患者精神心理的比较[J]. 世界华人消化杂志，2014，22（36）：5615-5622.

[153] 李娟，陈银芸，陈钢，等. 生物反馈联合精神心理治疗对功能性便秘的临床疗效[J]. 中国现代医学杂志，2016，3：141-144.

[154] 谭嗣伟，冯丽鹏，曲牟文，等. 出口梗阻型便秘患者应用电针联合生物反馈治疗的临床疗效分析[J]. 中医临床研究，2017，9（17）：54-56.

[155] 钱雄杰，张金炎，曹洪波. 针灸联合生物反馈治疗出口梗阻型便秘的临床研究[J]. 中国中西医结合消化杂志，2015，3（19）：214-217.

[156] 孙光军，林爱珍. 益肠通秘汤合生物反馈治疗盆底失弛缓综合征便秘60例[J]. 浙江中西医结合杂志，2010，20（2）：91-92.

[157] 徐伟健，吴建忠，胡国金，等. 补中益气丸联合生物反馈技术治疗气虚型便秘的临床研究[J]. 实用老年医学，2012，26（2）：127-130.

[158] 丁曙晴，丁义江. 盆底表面肌电生物反馈在出口梗阻性便秘诊治中的应用[J]. 中华物理医学与康复杂志，2009，31（5）：349-350.

[159] Jung KW, Yang DH, Yoon IJ, et al. Electrical Stimulation Therapy in Chronic Functional Constipation：Five Years′ Experience in Patients Refractory to Biofeedback Therapy and With Rectal Hyposensitivity [J]. Gastroenterology，2013，134（4）：366-373.

[160] 金洵，丁义江，王玲玲，等. 针刺治疗慢性功能性便秘疗效观察[J]. 世界针灸杂志，2011，30（1）：97-101.

[161] 乔清理，王明时，田心. 磁刺激人体可兴奋组织的建模及其感应电场的三维分析[J]. 北京生物医学工程，2000，19（3）：143-147.

[162] 香钰婷，梅林. 炎症性肠病发病机制中肠道菌群作用的研究进展[J]. 生理科学进展，2013，44（4）：247-252.

[163] Khalif IL, Quigley EM, Konovitch EA, et al. Alterations in the colonic flora and intestinal permeability and evidence of immune activation in chronic constipation[J]. Digestive and Liver Disease，2005，37（11）：838-849.

[164] 谭彬. 益生菌对老年功能性便秘患者的临床研究[J]. 中外医学研究，2014，12（20）：136-137.

[165] 田宏亮，丁超，龚剑锋，等. 粪菌移植治疗慢传输型便秘20例临床研究[J]. 中国实用外科杂志，2015，35（8）：873-875.

[166] 丁义江. 丁氏肛肠病学[M]. 北京：人民卫生出版社，2006：347.

[167] 盛光，郑凯，徐敏，等. 经肛结肠水疗治疗功能性便秘40例分析[J]. 山西医药杂志，2008，37（8）：736-738.

[168] 何剑琴，夏韶华，陈小华，等. 结肠水疗仪治疗功能性便秘的疗效观察[J]. 现代消化及介入诊疗，2008，13（4）：284-286.

[169] 沈文龙，张彤，李元龙，等. 结肠水疗治疗慢传输型便秘50例[J]. 中国肛肠病杂志，2009，29（1）：37.

[170] 曹林峰. 结肠水疗治疗慢传输性便秘的临床研究[D]. 山东：山东中医药大学，2005.

[171] 邓艳玲，肖新云，李丹丹，等. 四磨汤口服液对脾虚便秘小鼠非特异性免疫功能的影响[J]. 中国微生态学杂志，2015，27（12）：

1373-1375.

［172］杨新庆，田波. 全国便秘诊治新进展学术研讨会（99'潍坊）会议纪要［J］. 大肠肛门病外科杂志，1993，4：1-3.

［173］赵文召，高春芳，郭建平. 排粪造影对出口梗阻型便秘手术的指导［J］. 实用医药杂志，2005，7：610.

［174］尚克中. 中华影像医学消化系统卷［M］. 北京：人民卫生出版社，2006：15-17.

［175］刘谦民. 肠易激综合征的诊断与治疗［M］. 北京：中国学术期刊（光盘版）电子杂志社，2018：34-40.

［176］孟欣颖，朱有玲，王学勤，等. 便秘型肠易激综合征肛门直肠动力学的临床研究［J］. 中华消化杂志，2003，9：59-60.

［177］彭丽华. 肠易激综合征模型建立及其肠道致敏机制的研究［D］. 北京：中国人民解放军军医进修学院，2003.

［178］罗金燕. 慢性便秘的病因学. 病理生理机制和诊断［J］. 胃肠病学，2004，5：297-300.

［179］Tillisch，K. Sex specific alterations in autoromic function among patients with irritable bowel syndrome［J］. Gut，2005，54（10）：1396-1401.

［180］Charlotte Stendal. Gastrointestinal motility manual［M］. America：Blackwell，Science Asia，1992：238-242.

［181］Farthing MJG，Lenrard JE. Sensibility of the rectum to distension and the anorectal distension reflex in ulceratire colitis［J］. Gut，1978，19（1），64-93.

［182］王智凤，柯美云，孙晓红，等. 功能性便秘患者肛门直肠动力学和感觉功能测定及其临床意义［J］. 中华消化杂志，2004，9：17-20.

［183］于向阳，邹常林，杨强，等. 慢性功能性便秘肛管直肠动力学的临床研究［J］. 中国中西医结合外科杂志，2008，3：191-193.

［184］周立平，郭丽，何敏静，等. 肛管直肠测压技术在功能性便秘患者中的应用［J］. 实用医学杂志，2011，13：2467-2469.

［185］韩煦，张玲，林寒，等. 三维高分辨率肛门直肠测压在成人功能性便秘中的应用［J］. 胃肠病学和肝病学杂志，2013，10：1017-1020.

［186］卢任华. 盆底痉挛综合征的 X 线诊断［J］. 第二军医大学学报，

1990, 4: 337.

[187] 吴德红, 杨松, 傅秋明, 等. 功能性慢性便秘的影像学检查与诊断 [J]. 实用医学杂志, 2007, 5: 689-690.

[188] 祝洪福. 排粪造影对出口梗阻性便秘的诊断[J]. 中华全科医学, 2008, 11: 1193-1194.

[189] Brandao A, lauezp, Silva A D, et al. Dynamio Magnetic Resonauce Defecography (DMRD) in closed magnet unit[J]. European Corgress of Radiology, 2014.

[190] 宋维亮, 王振军, 郑毅, 等. 动态 MRI 联合排粪造影在出口梗阻型便秘诊治中的应用[J]. 中华外科杂志, 2009, 47 (24): 1843-1845.

[191] Pilkington SA, Nugent KP, Brenner J, et al. Barium Proctography versus wagnetic resonance proctography for pelrio floordisorders: A comparative study[J]. Colorectal Disease, 2012, 14 (10): 1224-1230.

[192] 练延帮, 苏丹, 曹务腾, 等. 出口梗阻型便秘: 动态磁共振排粪造影和 X 线排粪造影对比研究[J]. 影像诊断与介入放射学, 2015, (1): 40-46.

[193] 张波, 王凡, 朱萍萍, 等. 盆底肌反常收缩 284 例肌电图分析[J]. 中国厂矿医学, 2009, 5: 608-609.

[194] 张波, 王凡, 陈文平. 盆底肌电图在出口梗阻性便秘中的诊断价值 [J]. 结直肠肛门外科, 2007, 2: 68-70.

[195] Tajika M, Niwa Y, Bhatia, et al. Can mosapride citrate reduce the volume of larage solution for colonoscopy preparation?[J]. World Journal of Gastroenterology, 2013, 19 (5): 727-735.